トライアングルモデルで身につける
感染症診療の考え型

編 佐田竜一
（亀田総合病院総合内科／内科合同プログラム）

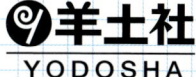

謹告

　本書に記載されている診断法・治療法に関しては，発行時点における最新の情報に基づき，正確を期するよう，著者ならびに出版社はそれぞれ最善の努力を払っております．しかし，医学，医療の進歩により，記載された内容が正確かつ完全ではなくなる場合もございます．

　したがって，実際の診断法・治療法で，熟知していない，あるいは汎用されていない新薬をはじめとする医薬品の使用，検査の実施および判読にあたっては，まず医薬品添付文書や機器および試薬の説明書で確認され，また診療技術に関しては十分考慮されたうえで，常に細心の注意を払われるようお願いいたします．

　本書記載の診断法・治療法・医薬品・検査法・疾患への適応などが，その後の医学研究ならびに医療の進歩により本書発行後に変更された場合，その診断法・治療法・医薬品・検査法・疾患への適応などによる不測の事故に対して，著者ならびに出版社はその責を負いかねますのでご了承ください．

序

感染症診療に携わる研修医の皆さんにむけて
——特に，感染症専門科のない病院で研修される皆さんへ

●感染症診療の原則を把握し，文化を育む

　感染症診療に関連した本は数多くありますが，本書は「感染症診療って何だかむずかしい」「発熱したら抗菌薬を発作的に使用することが多い」という皆様にこそ読んでいただきたい本です．感染症診療は学べば学ぶほどに奥が深く，いろいろなセッティング別に理解しなければならないことが多いことは事実です．2009年におけるH1N1インフルエンザのパンデミック[1]，2014年の関東でのデング熱流行[2]，2015年に東京都で起きた梅毒患者報告数の倍増[3]，数年ごとに起こる風疹やパルボウイルス感染の流行[4,5]などなど，日本各地で年次ごとに各種感染症の流行が報告されています．感染症診療に造詣を深めるとともに，地域の最新流行疾患に対してもアンテナを張り，普段から知識を深めておく必要があります．しかしながら，われわれが把握すべき感染症診療の原則はとてもシンプルで，その原則に従えば必ず妥当な診療方針を決定できます．

　本書は特に「感染症診療を学びたいけど，近くに感染症専門医がいないから教えてもらえない」という悩みをもっていらっしゃる方にぜひ読んでいただきたいと思っています．私自身も研修医時代に感染症診療の基本が理解できず，必死になって各書籍を読み漁った日々を思い出します．そういった方々に本書が少しでもお役に立てば幸いです．

●どんな医師でも必ず携わる！　感染症診療の重要性

　初期研修中のどのローテーションの期間でも，そしてどの臨床診療科でも，感染症診療は皆さんが必ず経験することです．

① 日本人の死亡原因は肺炎が第3位であり，その割合は経年的に増加している[6]．
② 日本の糖尿病患者の死亡原因も第3位が感染症である[7]．
③ 日本の慢性透析患者の死亡原因第1位が感染症である[8]．
④ 外科領域では手術部位感染症が2〜5％の患者に発生し，7〜10日間の入院期間延長，2〜11倍の死亡率上昇に関連する[9]．
⑤ ICUにおいて感染症が起きた場合，死亡率は感染症を起こしていない患者の2倍以上になり，ICU入室期間も4倍程度になる[10]．

　これらの情報からも，多くの患者が感染症により死亡し，感染症の発症が入院期間延長に寄与することは明らかです．臨床医を志すすべての医師は，感染症診療から離れることはできません．そのため，一般的な診察技術・コミュニケーションスキル・プロフェッショナリズムを形成していくほかに，「一般感染症診療について学ぶこと」が必須だと考えます．

●常に基本に忠実に，そしてくり返すことで目標は達成される

　本書では，以下の3つの目標のもと，「感染症トライアングルモデルに基づいた感染症診療フローチャート」を作成しました．

① 臨床的にしばしば経験する症例をもとに，感染症についての一般的な思考過程を把握できる
② 各種感染症を想起したときのpitfallを意識できるようになる
③「患者背景」「対象臓器」「原因微生物」を意識した適切な抗菌薬を選択できる

　この3つの目標はとても基本的なものですが，これが達成できてはじめて感染症診療の第一歩を踏み出すことができます．逆に言えば，いくら枝葉末節の専門的知識を積みあげても，上記の目標が達成できなければいずれ患者さんのマネジメントに重大な不具合が生じるでしょう．感染症診療に携わる際に，常にこの「トライアングルモデル」を頭に浮かべながら診療すれば，必ず上記の目標を達成することができます．本書は臨床的に頻度の高い感染症をもとに構成していますので，皆さんが救急外来や病棟で働けば必ずこの本の内容にぶつかるはずです．もちろんどんな習慣も一朝一夕には習得できません．毎回毎回忘れずに，手を抜かず，愚直にやりつづけることで「感染症診療についての基礎体力」を得ることができるはずです．そしてこの基礎体力は，あなたにとってかけがえのないものになるでしょう．

●謝　辞

　本書は，私が日頃からさまざまな場面で大変お世話になっている新進気鋭の若手～中堅医師の方々の感染症診療への迸る愛情によって構成されています．実は，本書を執筆している先生はすべて日本の研修病院で臨床研修を積まれています．日本の感染症診療における多くの先人の教育活動のおかげで，日本の感染症診療の質が過去よりも向上していることを示す本として，この拙書があればと感じています．珠玉の原稿を作成していただいた先生方の熱意と，感染症診療への溢れんばかりの愛情に対して，敬意と感謝の意を表したいと思います．みんな，いつもいつも助けてくださってありがとうございます．ホントに．

2016年3月

佐田竜一

文　献

1) The 2009 H1N1 Pandemic: Summary Highlights, April 2009–April 2010.
　 (http://www.cdc.gov/h1n1flu/cdcresponse.htm)
2) Kutsuna S, et al：Autochthonous dengue fever, Tokyo, Japan, 2014. Emerg Infect Dis, 21：517-520, 2015
3) 東京都感染症情報センター：梅毒の流行状況（東京都　2016年）.
　 (http://idsc.tokyo-eiken.go.jp/diseases/syphilis/syphilis/)
4) 国立感染症研究所：風疹とは.
　 (http://www.nih.go.jp/niid/ja/kansennohanashi/430-rubella-intro.html)
5) 国立感染症研究所：伝染性紅斑（ヒトパルボウイルスB19感染症）.
　 (http://www.nih.go.jp/niid/ja/id/642-disease-based/ta/5th-disease/idsc/iasr-topic/6213-tpc431-j.html)
6) 厚生労働省：平成26年人口動態統計月報年計（概数）の概況.
　 (http://www.mhlw.go.jp/toukei/saikin/hw/jinkou/geppo/nengai14/index.html)
7) 堀田　饒，他：アンケート調査による日本人糖尿病の死因：1991-2000年の10年間，18,385名での検討．糖尿病, 50：47-61, 2007
8) 日本透析医学会ホームページ：図説　わが国の慢性透析療法の現況
　 (http://docs.jsdt.or.jp/overview/pdf2015/p021.pdf)
9) Anderson DJ, et al：Strategies to prevent surgical site infections in acute care hospitals. Infect Control Hosp Epidemiol, 29：S51-S61, 2008
10) Vincent JL, et al：International study of the prevalence and outcomes of infection in intensive care units. JAMA, 302：2323-2329, 2009

トライアングルモデルで身につける
感染症診療の考え「型」

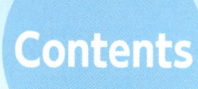

序 .... 佐田竜一 　3

序 章　「感染症トライアングルモデル」の使用マニュアル　　佐田竜一　10

第1章　感染症トライアングルモデル

1　「肺炎」のトライアングルモデル　　片岡裕貴　16
- 症例 ❶ 若年者の肺炎
- ❷ 高齢者の肺炎

2　「尿路感染症」のトライアングルモデル　　長野広之，石丸裕康　26
- 症例 ❶ 若年女性の尿路感染症
- ❷ 入院中の高齢患者の尿路感染症

3　「皮膚軟部組織感染症」のトライアングルモデル　　忽那賢志　35
- 症例 ❶ よく遭遇する皮膚軟部組織感染症
- ❷ 免疫不全患者の皮膚軟部組織感染症
- ❸ 動物咬傷による創部感染症

4　「髄膜炎」のトライアングルモデル〜腰椎穿刺をためらうな！　　井村春樹　45
- 症例 ❶ 健康な成人の髄膜炎
- ❷ 免疫抑制患者の髄膜炎
- ❸ 小児の髄膜炎
- ❹ 脳外科術後の髄膜炎（VPシャント関連感染を中心に）

5　「膿瘍」のトライアングルモデル　　與語 葵，佐田竜一　61
- 症例 ❶ 腸腰筋膿瘍：50歳代男性
- ❷ 肝膿瘍：50歳代男性

6 「胆嚢炎・胆管炎」のトライアングルモデル ……… 羽田野義郎　68
症例 ❶ 外来患者の胆嚢炎
❷ 入院患者の胆管炎

7 「急性下痢症」のトライアングルモデル ……… 北　和也　77
症例 ❶ 外来における生来健康な成人の急性下痢症
❷ 入院中の高齢患者の急性下痢症：特にCDIについて

8 「上気道感染症・深頸部感染症」のトライアングルモデル
……… 髙増英輔, 綿貫　聡　88
症例 ❶ 若年男性の急性咽頭炎
❷ 高齢者の深頸部感染症

9 「化膿性関節炎・脊椎炎」のトライアングルモデル ……… 井藤英之　99
症例 ❶ 急性の単関節炎
❷ 化膿性脊椎炎

10 「手術部位感染症」のトライアングルモデル ……… 伊東直哉　109
症例 ❶ 表層切開創のSSI
❷ 臓器・体腔のSSI

11 「カテーテル関連血流感染症」のトライアングルモデル
……… 清水彰彦, 細川直登　123
症例 ❶ 透析用カテーテルのCRBSI
❷ 中心静脈栄養カテーテルのCRBSI

12 「性感染症」のトライアングルモデル ……… 坪井基行　131
症例 ❶ 成人男性における尿道炎
❷ Fitz-Hugh Curtis症候群

13 「感染性心内膜炎」のトライアングルモデル ……… 木村武司　139
症例 ❶ 自然弁の感染性心内膜炎
❷ 人工弁の感染性心内膜炎

Contents

第2章 Dr. 佐田と実践！感染症トライアングルモデル!! 　　佐田竜一

1. 60歳代男性．主訴：悪寒戦慄，右下肢発赤・疼痛 ……… 152
2. 60歳代男性．主訴：発熱，咳，右上腹部痛 ……… 158
3. 70歳代男性．主訴：発熱，咳・痰，意識障害 ……… 165
4. 70歳代女性．主訴：発熱，右背部痛 ……… 171
5. 50歳代女性．主訴：発熱，腰背部痛，背部の隆起 ……… 177
6. 40歳代女性．主訴：発熱，下痢 ……… 185

微生物索引 ……… 192
用語索引 ……… 193
執筆者一覧 ……… 196

+α Lecture

- 日本で高齢者に対して使用可能な肺炎球菌ワクチンのpros/cons：何を予防し，何を予防しないのか？ ……… 22
- 腎盂腎炎の適正治療期間とは？ ……… 33
- 膿瘍穿刺後にガタガタブルブル…穿刺後の菌血症について ……… 65
- 「虫垂炎のトライアングルモデル」はどうなる？ ……… 75
- 旅行者下痢症について ……… 86
- 伝染性単核球症と伝染性単核球症様疾患について ……… 96
- 化膿性脊椎炎の治療期間の検討 ……… 106
- SSIのリスクファクター，予防に必要なこと ……… 120
- CRBSIの診断に必要なこと ……… 129
- 性感染症の病歴聴取における5つの「P」 ……… 136
- blood culture-negative infective endocarditis（BCNIE） ……… 148
- *V. vulnificus* とは ……… 157
- 結核性胸膜炎の概論：主に診断について ……… 163
- 誤嚥性肺炎の予防策 ……… 169
- 化膿性肝膿瘍のリスク因子 ……… 176
- 感染性心内膜炎のperipheral signとは？ ……… 183
- toxic shock syndrome（TSS）とは ……… 190

序章

「感染症トライアングルモデル」の使用マニュアル

序章

「感染症トライアングルモデル」の使用マニュアル

佐田竜一

はじめに

　感染症診療には「決まった診療の型」があり，それを常に意識することが質の高い感染症診療を行う必須条件の1つである．感染症診療における重要なキーワードは，この10年あまりの間に出版された多くの書籍がすでに答えてくれている[1〜4]が，私自身は下記のように考えている．

【感染症診療における重要なキーワード】
① 感染症には必ず「敵（＝微生物）」が存在する
② 患者背景や対象臓器が決まれば，想定すべき敵は自ずと決まる
③ 意気込んで診断・治療する前に，常にPitfallに気を配る
④ トライアングルモデルに基づき，適切な抗菌薬を選択する
⑤ 抗菌薬以外の適切な治療法や，疾患の予防を行う

　これらの重要なキーワードをすべて網羅するために，**「感染症トライアングルモデル」**を作成した（図1）．これを用いることで，どのような感染症の診療に携わるときでも一連の「型」にそって診療することができ，くり返すことで感染症診療の基本を体得することができる．本稿では，総論としてこの「感染症トライアングルモデル」の使い方についてまとめる．各

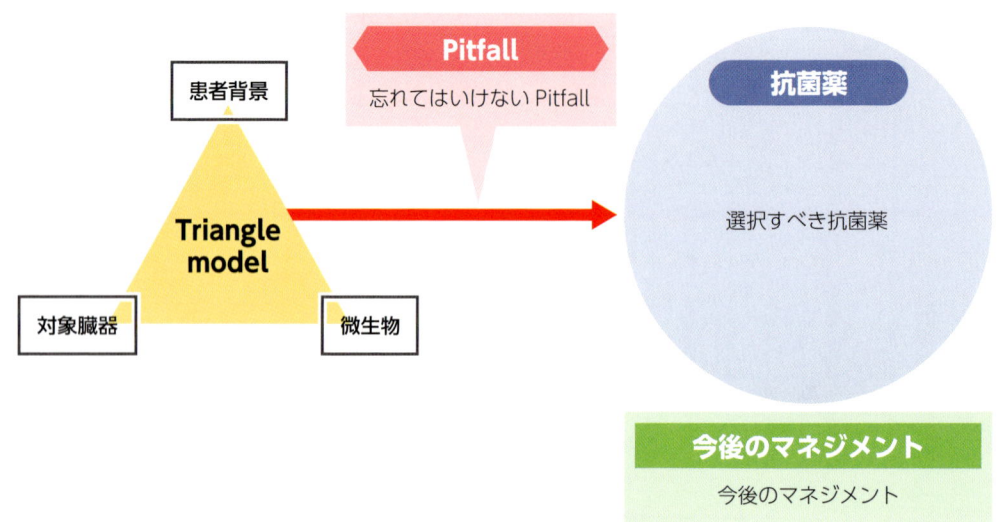

図1　感染症トライアングルモデル

論では，各臓器別感染症における重要なポイントを網羅した珠玉の文章があるため，ぜひ熟読いただきたい．

1 「感染症トライアングルモデル」の構成成分[5]

①患者背景

年齢，性別，現病歴，既往歴，内服歴，社会歴，アレルギー歴など，患者情報を漏れなく集めることが基本である．また，ポイントが1つ変化することで，感染臓器や想起すべき微生物，選択すべき抗菌薬が変化することがある．

1）年齢

総じて高齢であるほど重症度は増し，症状が出づらくなるため診断が難しくなる．
また，年齢に応じて対象微生物が変化する感染症もある（例：肺炎，髄膜炎など）．

2）性別

性別によって臓器が異なり，罹患しやすい感染症も異なることは当然だがとても重要である．

> （例）・男性の尿路感染であれば，前立腺炎や精巣上体炎の合併を疑い診察することは必須
> ・産褥婦が発熱すれば乳腺炎や尿路感染，子宮内感染症を考慮する

3）現病歴・既往歴

手術歴があれば，その手術に関連した感染症の存在を疑うべきである．最近の抗菌薬治療歴や入院歴があれば，微生物の対象を耐性菌にまで広げることも必要となる．

> （例）・交通事故で脾臓摘出の既往がある患者がショックバイタルと意識障害で搬送され，侵襲性髄膜炎菌感染症であることが判明した
> ・2カ月前に肺炎で入院歴のある60歳代女性が，発熱と排尿時痛を起こし，血液・尿培養から緑膿菌を検出した

4）内服歴

ステロイドや免疫抑制薬内服中の患者は，細胞性免疫不全を有しているため対象となる微生物が大きく変化する．

5）社会歴

社会歴は患者個人の生活状況を想像するためのツールであるため，最も多岐に渡る病歴聴取内容が必要である．また，情報により鑑別疾患の焦点が大きく変化することもあるため，網羅的な情報収集が必須である．例えば最近の海外渡航歴があれば想起すべき感染症は劇的に変化する．またcommercial sex workerとの接触がある場合，不特定多数の方との性的交渉がある場合にはHIV感染を含む性感染症のリスクが上昇する．こういった病歴聴取も，必要があればプライバシーに配慮しながら行う．そのほか，周囲の流行疾患や小児との接触歴，動物曝露歴などの確認なども重要である．

6）アレルギー歴

抗菌薬アレルギーがあれば，治療により患者に害を与える契機になる可能性があるため，確実に聴取する．

②対象臓器

得られた病歴聴取・診察・各種検査結果から，感染を起こした対象臓器を同定する．ただし，同じ尿路感染であっても，「腎盂腎炎」と「前立腺炎」では使用すべき抗菌薬や治療期間は異なる．また同じ呼吸器感染であっても「肺炎」と「膿胸」では抗菌薬以外の治療方針に大きな違いが生じる．対象臓器はできるだけ正確に表現する．

③対象微生物

患者背景と対象臓器が決定されれば，対象微生物は自ずと決定される．本書を読み，各種臓器感染症ごとの「対象微生物リスト」を想像できれば，感染症診療における重大な武器になるだろう．

④忘れてはいけないPitfall

臨床現場では，「細菌性肺炎と思いきや結核だった！」「蜂窩織炎だと思いきや壊死性筋膜炎だった！」などの診断エラーの危険が数多く存在する．このようなエラーに嵌らないために「忘れてはいけないPitfall」の欄をつくり，各種感染症を想起したときに考えておくべきほかの鑑別診断や重症な病態を網羅した．「この感染症で間違いない！」と思ったときほど，Pitfallを振り返り，自分の診断が本当に正しいのかどうかを振り返るべきである．

⑤選択すべき抗菌薬

「患者背景」「対象臓器」「対象微生物」が決まれば，適切な抗菌薬の種類，適切な分量，適切な投与期間を決定することができる．この部分は各論をご参照いただきたい．

⑥今後のマネジメント

抗菌薬治療以外に必要な治療や，予防策などについてまとめた．感染症診療では抗菌薬を使用するだけでは片手落ちであり，それ以外の重要な治療法やワクチンなどの予防について管理することではじめて「治療した」といえる．

2 感染症トライアングルモデルを用いる前に

①禁忌事項

トライアングルモデルを用いる前に，絶対に陥ってはならない診療行為について記載する．モデルを使って感染症診療を理解することは重要だが，その前の基本的な心得がなければ意味がない．

1）発熱＝抗菌薬という思考モデルに陥らない

「発熱したら抗菌薬を使用する」という思考過程に陥る研修医は恐らく日本にはいないと信じたいが，未だにそういった診療行為を目撃することがある．"発熱＝（細菌による）感染症→だから抗菌薬！"という直線的な思考モデルには**絶対に嵌ってはいけない**（図2）．もしもこの思考モデルを用いれば，「何の感染症を起こしているのか？」「どの微生物と戦っているのか？」「どの抗菌薬を使うべきなのか？」という基本的な構造がわからないまま抗菌薬を

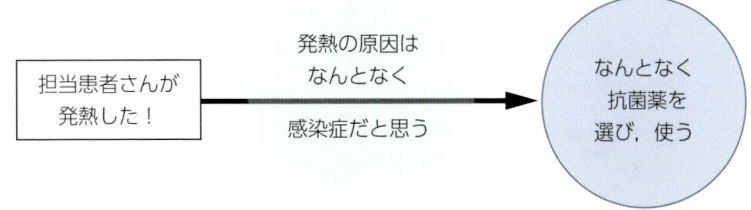

図2 陥ってはならない「発熱→感染症→抗菌薬」の直線思考モデル

選ぶことになり，患者さんに確実な利益をもたらすことができない．また，入院中に起こる発熱の25％は非感染症であるという報告もあり，抗菌薬が不要，かつ別の治療が必要であることもしばしばある[6]．感染症を疑うことは重要だが，発熱に対して「なんとなく感染症」と診断し「なんとなく抗菌薬」を投与しないでいただきたい．

2）発熱の原因を突き詰める努力（＝病歴聴取・診察）を怠らない

発熱した患者に対して病歴聴取を駆使して患者情報を集めるのはあなた自身であり，診察によって対象臓器を同定するのもあなた自身である．このモデルは「診断のヒントとなる有用な情報を患者から得る」という基本的行為に対しては完全に無力である．発熱のfocusは，患者さんが必ず教えてくれる，という気持ちで病歴聴取・診察に取り組んでいただきたい．

3）「なんとなく」である部分を常に自覚しておく

例えば高齢者の発熱では，病歴聴取や診察所見が得づらいことから，「（むせているから）なんとなく誤嚥性肺炎」や「（尿混濁しているから）なんとなく尿路感染」という診断をして，トライアングルモデルに基づいた抗菌薬を選択することがしばしばある．ここで重要なことは，「『なんとなく』はダメ！」という金科玉条のダメ出しではない．「『自分の現時点での診断根拠が乏しい』という点に対して自覚的か？」という問いかけである．診断根拠が乏しければ，鑑別診断をrule-in/rule-outするためにさらなる情報収集をするだろう．また，臨床的には診断根拠が乏しくても治療に踏み切らなければならないケースも多い．そのようなときに「実は診断が違うかもしれないから治療経過を厳重に把握しよう！」と思うか，「診断は多分あっているからあとは抗菌薬が効くのを待つだけ！」と思うかで，その後の患者マネジメントに大きな差が生じるだろう．今の自分の診断が「なんとなく（根拠が弱い）」であることに自覚的になることが大切である．

②トライアングルモデルの限界

1）診断の捉え違い（モデルの見当違い）には対応できない

当然だが，このモデルに当てはめるまでのclinical judgmentを改善することはできないので，そもそも診断が間違っていたらマネジメントがあらぬ方向へ進んでしまう．そのためにモデル内の「忘れてはいけないPitfall」を把握してエラーを防ぐことが重要ではあるものの，前述の基本的な心得をもとに，自分の診断精度が高いか否かを常に振り返る思考過程が必要である．

2）各地域ごとのアンチバイオグラムや耐性菌の流行に対応できない

地域ごとの抗菌薬使用状況などにより，細菌の耐性度は大きく変化する．そのため，各菌種別の抗菌薬感受性を表すアンチバイオグラムを把握しなければならない．できることなら

自分の所属施設のアンチバイオグラムを把握することが望ましい．

また地域によって耐性菌の流行は異なる．例えば成人の市中発症蜂窩織炎において日本ではcommunity-acquired methicillin-resistant *Staphylococcus aureus*（CA-MRSA：市中感染型MRSA）を考慮する必要は少ないと思われるが，米国ならCA-MRSAを最初から疑って治療する必要が出てくる[7]．このような地域ごとの細菌の特徴を捉えて治療にあたるべきである．

3）抗菌薬投与の調整に必要な患者固有の情報を考慮していない（臓器不全，体格など）

抗菌薬を選択するうえで，腎不全・肝不全などの臓器不全の有無に応じた抗菌薬の選択や投与量の調節はとても重要だが，このモデルではその部分は省略している．このような場合にはSanford guide[8]やJohns Hopkins ABX Guide[9]を用いて抗菌薬選択や投与量調節を行うことを推奨する．また，極度の肥満患者に対して抗菌薬の投与量を増量すべきかどうかなどについても悩ましい部分である[10]が，そういった患者固有の情報については踏み込めていない．

さいごに

さあ，準備は整った．あとはこの「感染症トライアングルモデル」を用いて各臓器別感染症を把握するだけである．ぜひ各論を読み，感染症診療の一連の流れを感じとっていただきたい．そして，日常診療においてこのモデルを有効活用し「一般感染症診療の型」を体得していただきたい．

■ 文　献

1）「レジデントのための感染症診療マニュアル 第3版」（青木　眞/著），医学書院，2015
2）「感染症診療のロジック－患者さんのモンダイを解決するキホンとアプローチ法」（大曲貴夫/著），南山堂，2010
3）「抗菌薬の考え方，使い方 Ver.3」（岩田健太郎，宮入　烈/著），中外医学社，2012
4）「感染症レジデントマニュアル 第2版」（藤本卓司/著），医学書院，2013
5）Leekha S, et al：General principles of antimicrobial therapy. Mayo Clin Proc, 86：156-167, 2011
6）Trivalle C, et al：Nosocomial febrile illness in the elderly：frequency, causes, and risk factors. Arch Intern Med, 158：1560-1565, 1998
7）Stevens DL, et al：Practice guidelines for the diagnosis and management of skin and soft tissue infections：2014 update by the Infectious Diseases Society of America. Clin Infect Dis, 59：e10-52, 2014
8）Sanford guide.（http://www.sanfordguide.com/）
9）Johns Hopkins ABX Guide.（http://www.hopkinsguides.com/hopkins/ub）
10）Falagas ME & Karageorgopoulos DE：Adjustment of dosing of antimicrobial agents for bodyweight in adults. Lancet, 375：248-251, 2010

第1章
感染症トライアングルモデル

第1章 感染症トライアングルモデル

1 「肺炎」のトライアングルモデル

片岡裕貴

Point
- 市中肺炎での非定型菌は追加でカバーする
- 高齢者の肺炎では併存症に注意する
- いつも結核を忘れない

はじめに

日本における肺炎での死亡者数は，2011年より脳血管疾患を抜いて第3位と増加の一途である[1]．この背景として，社会の高齢化によって高齢者の肺炎死亡が増えていることが指摘されている．

肺炎と一口に言っても，患者の年齢や背景情報によってバリエーションがあるものの，感染症として考えるための基本軸は同じである．本稿の目標は，若年者の肺炎，高齢者の肺炎の2症例を通じて，肺炎治療の基本的な考え方を身につけることである．

症例❶ 若年者の肺炎（図1）

【症　例】30歳代女性．
【主　訴】発熱，湿性咳嗽．
【現病歴】生来健康．来院2週間前から咳嗽が出現した．2日前から胸痛，39℃の発熱あり．咳が気になり外来受診．鼻汁，咽頭痛なし．喀痰少量．経口摂取はできている．
【身体所見】意識清明，体温37.3℃，血圧107/68 mmHg，心拍数90回/分，呼吸数20回/分，SpO$_2$ 94%（room air），JCS 0
咽頭発赤なし・白苔なし，頸部リンパ節触知せず．
【心　音】整，S1→S2→S3－S4－，no murmur．

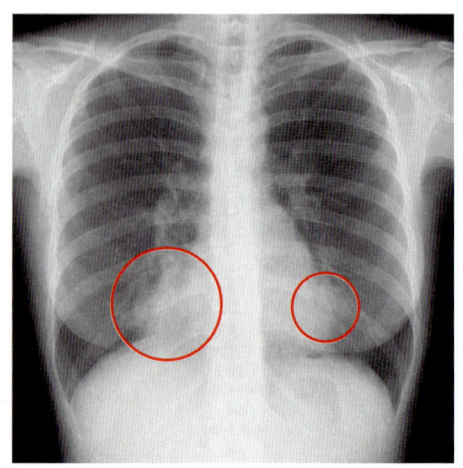

図2　症例1：来院時の胸部単純X線写真
左右下肺野に浸潤影（○）を認める．

【呼吸音】ラ音を聴取せず．皮疹認めず．
【血液検査】白血球 13,600/μL，BUN 9.6 mg/dL，Cr 0.46 mg/dL，CRP 15.6 mg/dL．
【胸部X線】図2のとおり．
【喀痰グラム染色】Geckler分類5，菌は認めず．

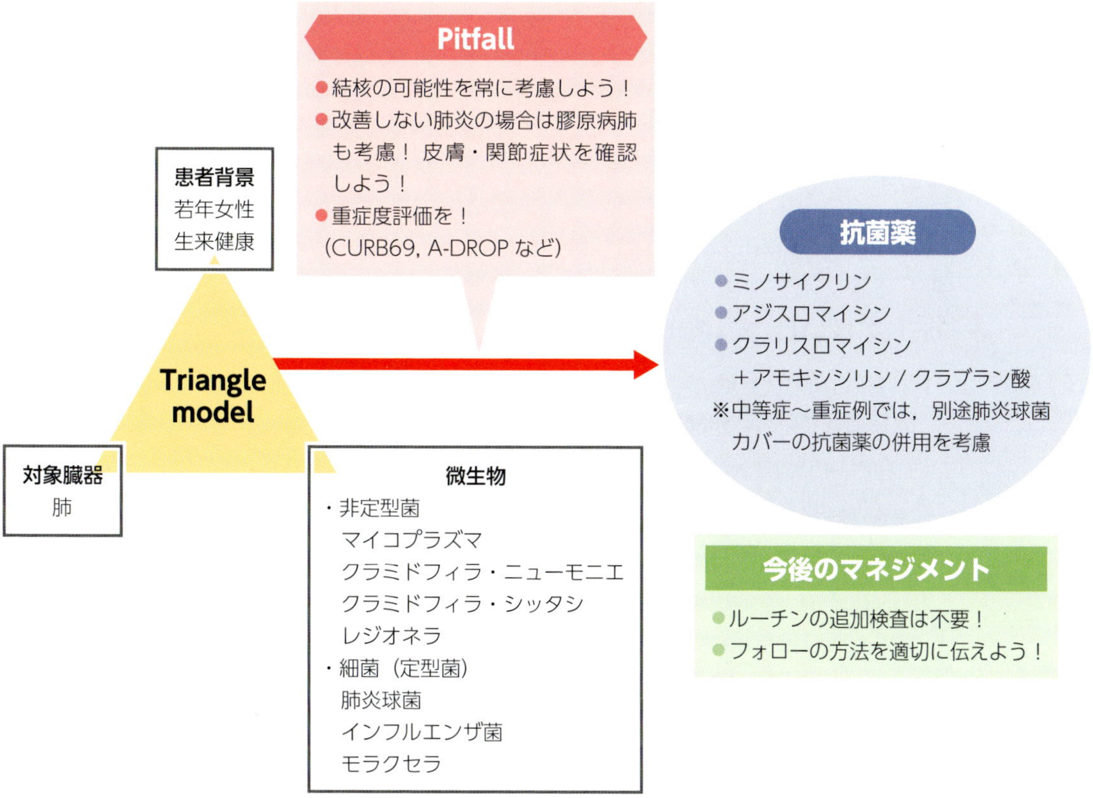

図1 症例1：「若年者の肺炎」のトライアングルモデル

 患者背景・感染臓器から想起される対象微生物

　市中肺炎とは，入院後48時間以上経過した後に発症する院内肺炎や高齢者・高度医療の結果生じる医療・介護関連肺炎以外の，一般には社会生活を営む健常人に発症する肺炎のことである[2,3]．

　本症例については，健康な成人女性の発症した市中肺炎が第1の鑑別となる．

　市中肺炎の原因菌は細菌（定型菌）と非定型菌に分類され，細菌としては*Streptococcus pneumoniae*（肺炎球菌），*Haemophilus influenza*, *Moraxella catarrhalis* が主な原因菌となる．非定型菌は前述の3種類の菌とは違い主にヒトの細胞内で増殖するため，症状として喀痰が少なくなることや，細菌の細胞壁増殖阻害薬であるβラクタム系抗菌薬が奏効しないといった違いがある．菌としては，*Mycoplasma pneumoniae*, *Chlamydophila pneu-*

表1　細菌性肺炎と非定型肺炎の鑑別に用いる項目

① 年齢60歳未満
② 基礎疾患がない，あるいは，軽微
③ 頑固な咳がある
④ 胸部聴診上所見が乏しい
⑤ 痰がない，あるいは，迅速診断法で原因菌が証明されない
⑥ 末梢血白血球数が10,000/μL未満である

6項目中4項目以上合致した場合，**非定型肺炎**疑い（感度は77.9％，特異度は93.0％）．
（文献3より引用）

moniae, *Chlamydia psittaci*, *Legionella pneumophila* が主な原因菌となる．非定型菌は動物曝露の有無や環境曝露の有無である程度の分類可能である．

　細菌性肺炎と非定型肺炎は臨床所見からある程度鑑別ができるとされており（**表1**），本症例は，表の6項目中5項目を満たす．加えて，良質な喀痰が得られたにもかかわらず，グラム染色で菌を認めなかったことから非定型肺炎を強く疑った．

❷ 忘れてはいけないPitfall

1）結核の可能性を常に考慮しよう！

　新規結核発症者の全国集計によると，70歳以上の高齢者での発症が過半数を占めてはいるが，20〜40歳代の患者も20％程度は存在する[4]．通常の細菌培養では検出できない菌であること，治療法が通常の市中肺炎とは違うこと，周囲への感染リスクがあることから，**肺炎を診療する際に必ず一度は結核の可能性を想起する**ことを忘れないでいただきたい．

2）改善しない肺炎の場合は膠原病肺も考慮！

　若年女性は膠原病の好発年齢である．もちろん市中肺炎の数よりは，遭遇する機会は圧倒的に少ないが，市中肺炎の経過として合わない，と考えたときには要注意である．amyopathic dermatomyositis（筋症状をともなわない皮膚筋炎）[5]のように致死的な転機をたどりうる疾患が隠れていることもある．症状の期間が長い場合，fine crackleが強い場合には体表の診察（ヘリオトロープ疹，Gottron徴候，mechanic handなど）を忘れないでいただきたい．

3）重症度評価を！

　CURB-65[6]，A-DROP[3]といった指標が生存率と関連する[3]ので，外来，入院，ICU入室といった治療の場の選択の参考にする．CURB-65，A-DROPの評価方法については，成書を参照してほしい．

❸ 選択すべき抗菌薬

　本症例では処方時には原因菌は不明であったが，A-DROP 0点と軽症であり，かつ非定型菌（特にマイコプラズマ）を強く疑った．**マイコプラズマには近年マクロライド耐性が高率に出現している**背景から，テトラサイクリン系抗菌薬を選択した．一方，市中肺炎で忘れてはいけない肺炎球菌のテトラサイクリン耐性も一定割合本邦では報告されているが，本症例は軽症であることから，βラクタム系抗菌薬の併用はしなかった（入院が必要な重症例であればβラクタム系抗菌薬の併用を考慮する）．

処方例（軽症で非定型菌を強く疑い，経口薬で外来治療をするとき）
- ドキシサイクリン（ビブラマイシン®）1回200 mg　1日1回（初日），1回100 mg　1日1回　残り6日間
- アジスロマイシン（ジスロマック®SR）1回2 g　1日1回（食間）　1日間
- クラリスロマイシン（クラリス®）1回400 mg　1日2回（朝夕食後）　7日間
  ＋アモキシシリン/クラブラン酸（オーグメンチン®）1回250 mg　1日4回（朝夕食後）　7日間

※非定型菌を強く疑わないときのempiric therapyでは，定型菌カバーのみを目的としてアモキシシリン/クラブラン酸のみでも可

4　今後のマネジメント

1）ルーチンの追加検査は不要！
　軽症例で原因菌を特定するための検査（ペア血清など）をどこまでするかの判断は難しい．外来で診る軽症の肺炎の場合，喀痰グラム染色は行う方が望ましいが，尿中抗原，ペア血清の検査，マイコプラズマのLAMP法などはルーチンに行わなくてもよい．

2）フォローの方法を適切に伝えよう！
　次回外来受診については，抗菌薬が効いてくるまでに48〜72時間はかかること，経口摂取ができなくなるようなら早めに日中外来を受診すること，飲水できない，または労作時呼吸困難が悪化するようなら，夜間救急外来を受診することを説明して，1週間後に予約をとることが多い．

症例❷　高齢者の肺炎（図3）

【症　例】80歳代男性．
【主　訴】発熱，湿性咳嗽．
【現病歴】レビー小体型認知症の既往あり．食事，トイレ，風呂には介助必要．移動は車いす．要介護5．来院前日のデイサービスにて38℃の発熱を認めたが様子をみていた．翌日も解熱せず，湿性咳嗽が増えたことから，妻がかかりつけ医の往診を依頼．SpO₂ 84％（room air）と低酸素血症を認めたために当院へ救急搬送．
【内服薬】なし．
【喫煙歴】Ex-smoker（30 pack-year）
【身体所見】体温 37.6℃，血圧 151/84 mmHg，心拍数 66回/分，呼吸数 20回/分，SpO₂ 94％（2 L鼻カヌラ）
　　　　　咽頭発赤なし・白苔なし，頸部リンパ節触知せず．外頸静脈の怒張なし．short tracheaなし．呼吸補助筋の発達・使用なし．
　　　　　腹部平坦，軟，圧痛なし，Murphy徴候陰性．CVA叩打痛認めず．前立腺圧痛認めず．下腿浮腫なし．皮疹認めず．

【心　音】整，S1→S2→S3 − S4 −，no murmur.
【呼吸音】左前胸部で coarse crackles を聴取．
【血液検査】白血球 10,400/μL，BUN 33.4 mg/dL，Cr 0.83 mg/dL，CRP 11.3 mg/dL.
【胸部X線】両側下肺野に浸潤影．
【喀痰グラム染色】グラム陽性双球菌を多数認める（図4）．
肺炎球菌尿中抗原陽性，レジオネラ尿中抗原陰性，血液培養2セット陰性．

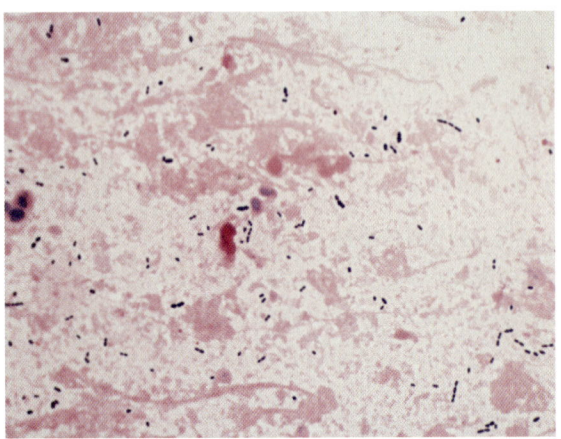

図4　症例2：来院時の喀痰グラム染色（×1,000）
Geckler 分類6．グラム陽性双球菌を多数認める．

1 患者背景・感染臓器から想起される対象微生物

　医療・介護関連肺炎（nursing and healthcare associated pneumonia：**NHCAP**）とは，日本の医療・介護の情勢にあわせて定義された疾患概念である．先ほど述べた市中肺炎と，入院48時間以降に発症する院内肺炎の間にある肺炎といえる[7]．重症度に応じて耐性菌の分離頻度が増すという事実はなく，肺炎が重症でなくても患者のもともとの ADL や基礎疾患によって予後が不良になる場合も少なくないとされる[2]．本症例では，自立歩行困難であり，「日中の50％以上をベッドか椅子ですごす」という基準に該当するため NHCAP と診断した．また，過去90日以内に2日以上の抗菌薬使用歴，経管栄養はないことから，耐性菌のリスクは低いと判断した．

　その場合，想定される原因菌は，**症例2のトライアングルモデル**（図3）に示したように通常の市中肺炎の原因菌に加えて口腔内に常在する嫌気性菌，腸内細菌や MSSA（methicillin-sensitive *Staphylococcus aureus*：メチシリン感受性黄色ブドウ球菌）などがあげられる[7,8]．

2 忘れてはいけない Pitfall

1）結核の可能性を常に考慮！

　高齢者は結核の好発年齢である．当院では周辺地域の有病割合の高さから，肺炎患者の入院に際してはルーチンに抗酸菌塗抹・培養を行っている．

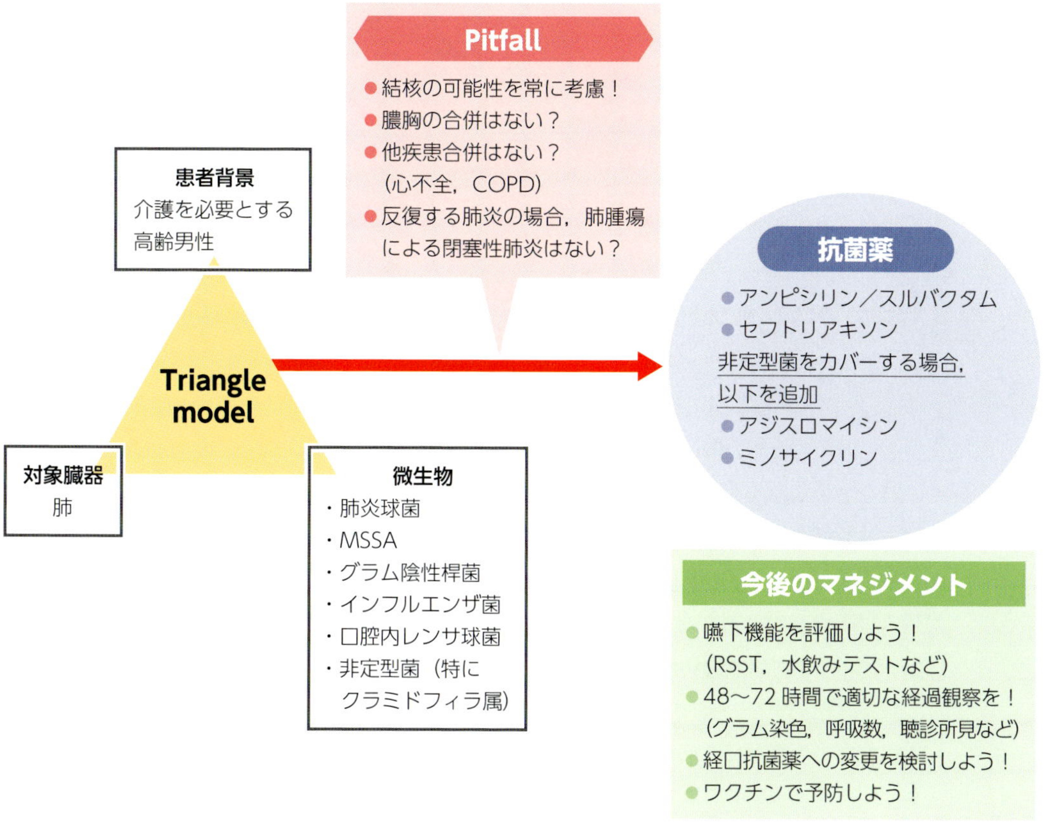

Pitfall
- 結核の可能性を常に考慮！
- 膿胸の合併はない？
- 他疾患合併はない？
  （心不全，COPD）
- 反復する肺炎の場合，肺腫瘍による閉塞性肺炎はない？

Triangle model

患者背景
介護を必要とする高齢男性

対象臓器
肺

微生物
- 肺炎球菌
- MSSA
- グラム陰性桿菌
- インフルエンザ菌
- 口腔内レンサ球菌
- 非定型菌（特にクラミドフィラ属）

抗菌薬
- アンピシリン／スルバクタム
- セフトリアキソン

非定型菌をカバーする場合，以下を追加
- アジスロマイシン
- ミノサイクリン

今後のマネジメント
- 嚥下機能を評価しよう！
  （RSST，水飲みテストなど）
- 48～72時間で適切な経過観察を！
  （グラム染色，呼吸数，聴診所見など）
- 経口抗菌薬への変更を検討しよう！
- ワクチンで予防しよう！

図3 症例2：「高齢者の肺炎」のトライアングルモデル

2）膿胸の合併はない？
　特に糖尿病や寝たきり状態で免疫不全のある高齢者では，膿胸の合併が増える．膿胸を合併している場合にはドレナージが必要であり，また気管支と膿胸腔が交通してしまう開放性膿胸では緊急手術が必要なこともある[9]．胸水の存在がX線で確認できる場合は穿刺できるか否かを判断する．

3）他疾患合併はない？
　COPD（chronic obstructive pulmonary disease：慢性閉塞性肺疾患）や急性心不全の合併など，併存・併発する疾患に応じて抗菌薬以外の治療を追加する必要がある．

4）肺腫瘍による閉塞性肺炎はない？
　高齢者が反復する肺炎を呈した場合，肺癌や転移性肺腫瘍に伴う閉塞性肺炎の存在を考慮すべきである．

③ 選択すべき抗菌薬
　本症例については，酸素吸入が必要であったため，入院加療とした．そのうえで，肺炎球菌肺炎としてアンピシリンによる治療を開始した．ただし，口腔内嫌気性菌のカバーも必要と捉え，βラクタマーゼ阻害薬であるスルバクタムも併用した．

処方例（NHCAPの場合）

- アンピシリン/スルバクタム（ユナシンS®）静注 1回 1.5～3 g　1日4回　7日間
- セフトリアキソン（ロセフィン®）静注 1回 2 g　1日1回　7日間

【非定型菌をカバーする場合】
- アジスロマイシン（ジスロマック®SR）経口 1回 2 g　1日1回　1日間
- ミノサイクリン（ミノマイシン®）静注 1回 100 mg　1日2回　7日間

4　今後のマネジメント

1）嚥下機能を評価しよう！

「昨日までご飯を食べていた」患者さんであっても，肺炎による全身状態の悪化から，食事をしてみると顕性誤嚥でさらに呼吸状態が悪化する，といったことがある．全例に透視やファイバーでの観察を行うのは現実的でないが，病歴から嚥下機能の低下を疑った場合，水飲みテストや反復唾液嚥下テストなど簡易な試験での確認はすべきである[10]．また，口腔内の乾燥や汚染があれば，口腔ケアを積極的に行う．義歯不適合による経口摂取困難があれば，歯科・口腔外科のコンサルトを考慮する．

2）48～72時間で適切な経過観察を！

肺炎球菌肺炎は，①グラム染色での変化，②呼吸数・自覚症状・血液ガス，③聴診所見，④採血での炎症反応，⑤画像所見の順に改善していく．入院時にあった所見がどう変化するか，新たな所見が出てこないか，日々診察していき，48～72時間後に抗菌薬が「効いている」か「効いていない」かの総合判断をする．

3）経口抗菌薬への変更を検討しよう！

いくつかの基準はあるが，感染のコントロールができていること，バイタルサインを含めた全身状態が落ち着いていること，腸管に問題はなく経口での内服が可能であることをふまえて，原因菌のスペクトラムをはずさない経口薬にスイッチする[11]．そうすることで，入院期間の短縮につながり，ひいては患者さんのADL低下予防，医療費の負担軽減につながる．

4）ワクチンで予防しよう！

2014年10月より65歳以上の高齢者での肺炎球菌ワクチンも定期接種となった．未接種の患者に対しては，侵襲性肺炎球菌感染症の予防[12]を目的として接種を勧める．また，インフルエンザワクチンもインフルエンザ関連肺炎や重症化を防ぐ目的で接種を推奨する[13]．

+α Lecture

日本で高齢者に対して使用可能な肺炎球菌ワクチンのpros/cons：何を予防し，何を予防しないのか？

1　2種類のワクチン

本邦で使用可能な肺炎球菌ワクチンには，**23価肺炎球菌ワクチン**（ニューモバックス®NP），および**沈降13価肺炎球菌結合型ワクチン**（プレベナー13®）がある．
前者は23種類の肺炎球菌莢膜の構成成分であるポリサッカライド（多糖体）を含み，主にT細

胞非依存性メカニズムによって抗体を誘発することで肺炎球菌肺炎の予防効果をもつ[14]．後者については，前者と同様のポリサッカライドをアジュバントであるリン酸アルミニウムに吸着させて免疫原性を強めている[15]．

2 65歳以上の高齢者に接種した際のアウトカム：現時点でわかっていること

ワクチンを接種するからには，「接種する意味」を理解しておくべきである．下記内容は2016年2月時点で判明していることであり，特に後発された沈降13価肺炎球菌結合型ワクチンについては将来さらなる情報が出てくる可能性がある．

1) 23価肺炎球菌ワクチン：侵襲性肺炎球菌感染症を減らしうる，全死亡率は減少させない，医療費を軽減させうる

コクラン共同計画によるシステマティックレビュー[16]では，侵襲性肺炎球菌感染症については，オッズ比0.26, 95％CI 0.14〜0.45で減少させると報告している．すべての肺炎の罹患については，先進国の一般人口においてオッズ比0.71, 95％CI 0.45〜1.12で，慢性疾患をもつ群においてもオッズ比0.93, 95％CI 0.73〜1.19で減少させない．全死亡率については，オッズ比0.90, 95％CI 0.74〜1.09で減少させないという結果であった．

本邦において高齢者に対して生涯に1回だけ接種を行った場合を仮定した医療経済分析[17]からは，1人あたりの質調整生存年を0.0031〜0.0051増加させ，保険者の視点からの医療費を1人あたり12〜33万円削減するとされる．

2) 沈降13価肺炎球菌結合型ワクチン：侵襲性肺炎球菌感染症を減らしうる，全死亡率は減少させない，医療費軽減効果はまだ不明

オランダで実施され，肺炎球菌ワクチンを接種されたことがない高齢者を対象としてプラセボと比較したランダム化比較試験[18]では，侵襲性肺炎球菌感染症については，オッズ比0.51, 95％CI 0.33〜0.79で減少させると報告している．すべての肺炎の罹患については，オッズ比0.95, 95％CI 0.86〜1.05で減少させない．全死亡率については，オッズ比0.90, 95％CI 0.74〜1.09で減少させないという結果であった．

本邦における本剤の医療経済分析は2016年2月現在，存在しない．

3 同時に打つべきか，どちらを先に打つべきか？

2種類の肺炎球菌ワクチンを同時接種した場合には，抗体価の上昇が単独接種した場合より低下するため，別々に接種することが望ましい[15]．また，その場合は，半年から1年程度の間隔をあけて，先に沈降13価肺炎球菌結合型ワクチンを接種すべきとされている[15,19]．インフルエンザワクチンとの同時接種については，接種機会を逃がしにくくすること，副反応が相乗的に増えないことから，大きな問題はないものと考えられる[15,19]．

すでに23価肺炎球菌ワクチンが定期接種化されている本邦において，どのような対象者に沈降13価肺炎球菌結合型ワクチンを組み合わせていくかについては，今後の課題である．

おわりに

感染症診療における肺炎を，市中肺炎とNHCAPに分けて解説した．後者については，高齢者の肺炎死亡が増えていることから，日常臨床で接することの多い患者群であろう．

実際の現場におけるNHCAP診療に際して最も問題になるのは倫理的側面であるかとは思われるが，倫理的側面を考える大前提としての医学的適応[20]をまずはふまえて日々の臨床に臨んでほしい．

■ 文 献

1) 平成23年人口動態統計月報年計（概数）の概況
(http://www.mhlw.go.jp/toukei/saikin/hw/jinkou/geppo/nengai11/kekka03.html)

2) 一般社団法人日本感染症学会，公益社団法人日本化学療法学会，JAID/JSC 感染症治療ガイド・ガイドライン作成委員会，呼吸器感染症WG：JAID/JSC感染症治療ガイドライン－呼吸器感染症－．日本化学療法学会雑誌，62：1-109，2014
(http://www.chemotherapy.or.jp/guideline/jaidjsc-kansenshochiryo_kokyuki.pdf)
➡ インターネット上で無料で読める．

3) 「成人市中肺炎診療ガイドライン」（日本呼吸器学会市中肺炎診療ガイドライン作成委員会/編），日本呼吸器学会，2007

4) 平成26年結核登録者情報調査年報集計結果（概況）
(http://www.mhlw.go.jp/bunya/kenkou/kekkaku-kansenshou03/14.html)

5) Gerami P, et al：A systematic review of adult-onset clinically amyopathic dermatomyositis (dermatomyositis siné myositis)：a missing link within the spectrum of the idiopathic inflammatory myopathies. J Am Acad Dermatol, 54：597-613, 2006

6) Lim WS, et al：Defining community acquired pneumonia severity on presentation to hospital：an international derivation and validation study. Thorax, 58：377-382, 2003

7) 「医療・介護関連肺炎診療ガイドライン」〔医療・介護関連肺炎（NHCAP）診療ガイドライン作成委員会/編〕，日本呼吸器学会，2011
(http://minds4.jcqhc.or.jp/minds/NHCAP/CPGs2011_NHCAP.pdf)
➡ こちらもインターネット上で無料で読める．

8) 福山 一，他：在宅介護寝たきり肺炎の臨床的検討．日本呼吸器学会雑誌，48：906-911，2010

9) Janda S & Swiston J：Intrapleural fibrinolytic therapy for treatment of adult parapneumonic effusions and empyemas：a systematic review and meta-analysis. Chest, 142：401-411, 2012
➡ 膿胸の線溶療法について最新のシステマティックレビュー．

10) 嚥下を科学する
(https://www.youtube.com/watch?v=pSaKxxFWGhU)
➡ オモロイ動画である．

11) Sharpe BA & Flanders SA：Community-acquired pneumonia：a practical approach to management for the hospitalist. J Hosp Med, 1：177-190, 2006

12) Maruyama T, et al：Efficacy of 23-valent pneumococcal vaccine in preventing pneumonia and improving survival in nursing home residents：double blind, randomised and placebo controlled trial. BMJ, 340：c1004, 2010
➡ 日本で実施されたランダム化比較試験である．

13) Wong K, et al：Estimating influenza vaccine effectiveness in community-dwelling elderly patients using the instrumental variable analysis method. Arch Intern Med, 172：484-491, 2012
➡ インフルエンザワクチンが肺炎および死亡率の複合アウトカムを減少させたとする論文である．

14) ニューモバックス®NP 添付文書（MSD）
➡ 使う前に一読を．

15) 独立行政法人医薬品医療機器総合機構：プレベナー13水性懸濁注審査報告書，2014
➡ 使う前に一読を．

16) Moberley S, et al：Vaccines for preventing pneumococcal infection in adults. Cochrane Database Syst Rev, 1：CD000422, 2013
➡ 無料で読める．

17) 予防接種部会 ワクチン評価に関する小委員会 肺炎球菌ワクチン作業チーム：肺炎球菌ポリサッカライドワクチン（成人用）作業チーム報告書
(http://www.mhlw.go.jp/stf/shingi/2r98520000014wdd-att/2r98520000016rq9.pdf)

18) Bonten MJ, et al：Polysaccharide conjugate vaccine against pneumococcal pneumonia in adults. N Engl J Med, 372：1114-1125, 2015

19) Tomczyk S, et al : Use of 13-Valent Pneumococcal Conjugate Vaccine and 23-Valent Pneumococcal Polysaccharide Vaccine Among Adults Aged ≥ 65 Years: Recommendations of the Advisory Committee on Immunization Practices (ACIP). MMWR, 63 : 822-825, 2014
20) 臨床倫理の4分割法
 (http://square.umin.ac.jp/masashi/4box.html)
 ⇒考えるためのきっかけにどうぞ.

第 1 章 感染症トライアングルモデル

2 「尿路感染症」の トライアングルモデル

長野広之，石丸裕康

Point
- 尿路感染症は除外診断！ 所見・検査はどれも非特異的
- 性的活動性の高い患者の尿路感染症では，STIsを念頭においた病歴聴取を
- 尿路感染症を治療する際，グラム染色による原因菌の推定は必須

はじめに

尿路感染症は病棟でも救急外来でもしばしば遭遇するが「熱があって尿が濁っていれば…腎盂腎炎！」と考えると，いつか診断エラーに捕まってしまう．診断・治療・その後のフォローアップ含めて尿路感染症にはたくさんの落とし穴があるため，本稿でその基礎を身につけていただきたい．

尿路感染症は感染部位によって上部（腎盂腎炎，腎膿瘍・腎周囲膿瘍）と下部（膀胱炎，前立腺炎，精巣上体炎，精巣炎，尿道炎など）に分類されるが，本稿では主に上部尿路感染，特に腎盂腎炎について述べる．

症例❶ 若年女性の尿路感染症（図1）

【症　例】20歳代女性．
【主　訴】発熱，排尿時痛．
【既往歴】膀胱炎を2回起こした既往がある以外に，特記すべき既往なし．
【現病歴】昨日からの38℃台の発熱，排尿時痛，頻尿で外来受診．悪寒はあるが，戦慄はなく食事摂取可能．
尿検査では尿中白血球20〜30個/HPF，グラム染色では太めのグラム陰性桿菌を認める．
【身体所見】体温38.2℃，血圧150/90 mmHg，心拍数100回/分，呼吸数16回/分，酸素飽和度98％（room air），意識清明，項部硬直なし，咽頭発赤腫脹なし，心雑音なし，肺音清，恥骨上部の圧痛あり，脊柱叩打痛なし，右CVA叩打痛あり，膣分泌物の増加，悪臭なし．

CVA：costovertebral angle（肋骨脊椎角）

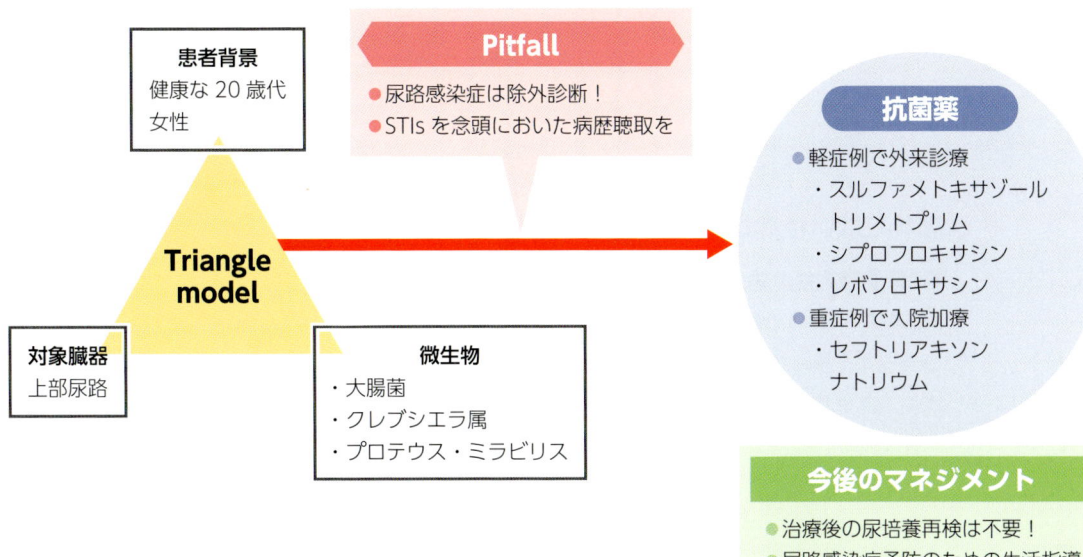

図1 症例1:「若年女性の尿路感染症」のトライアングルモデル

表1 単純性，複雑性尿路感染症の原因菌

単純性		複雑性	
原因菌	発生率	原因菌	発生率
大腸菌（*Escherichia coli*）	53～79％	大腸菌	26～29％
プロテウス・ミラビリス（*Proteus mirabilis*）	4～5％	腸球菌（enterococci）	13～17％
腐生ブドウ球菌（*Staphylococcus saprophyticus*）	3％	緑膿菌（*Pseudomonas aeruginosa*）	9～16％
クレブシエラ（*Klebsiella*）属	2～3％	クレブシエラ属	8～10％
その他の腸内細菌群（enterobacteriaceae）	3％	その他の腸内細菌群	9～11％

（文献2より引用）

 患者背景・感染臓器から想起される対象微生物

　尿路感染症はその患者背景から**「単純性」**と**「複雑性」**に分類される．複雑性は**尿路の解剖学的/機能的問題**（尿路狭窄，排尿障害・残尿，異物：結石，腫瘍，膀胱カテーテル），**代謝的問題**（糖尿病，免疫抑制など），**耐性菌**（再発，院内感染）のかかわる尿路感染症である[1]．

　単純性は簡単にいえば「複雑性でない」尿路感染症であり，イメージとしては**「若い」「妊娠していない」「健康な」「女性」**に起こる尿路感染症である．男性に尿路感染症が起こる場合は神経因性膀胱や前立腺肥大による排尿障害が関与することが多いため，複雑性に分類される．

　「単純性」と「複雑性」を分類する最も大きな理由は，原因菌の違いである．**単純性では大腸菌が原因菌のほとんどを占めるが，複雑性はそこに腸球菌や緑膿菌が加わってくる**ため，empiricな抗菌薬の選択が変わってくる（表1）．また，複雑性の要素が強いほど閉塞性腎盂

腎炎や膿瘍の合併が多いため，処置が必要となる可能性も高まる．

　本症例は若く健康な女性で膀胱刺激徴候を伴う発熱であるため，やはり単純性腎盂腎炎が最も疑われる．単純性の原因菌はほとんどが大腸菌であり，そのほかは *Klebsiella pneumoniae* や *Proteus mirabilis* が考えられる．

❷ 忘れてはいけない Pitfall

1）尿路感染症は除外診断！

　尿路感染症の診断に特異性のある情報は存在するのだろうか？ 熱があって，CVA叩打痛があって，尿に白血球や細菌が認められれば尿路感染症なのだろうか？ 表2に女性の急性単純性尿路感染における症状，診察の陽性尤度比，陰性尤度比を示す．陽性尤度比は5以上，陰性尤度比は0.2以下で診断価値が高いといわれているが，いずれの症状，診察も診断価値は高くない．

　では，細菌尿・膿尿はどうだろうか？ 若年者であればまだしも，70歳以上の高齢者の無症候性細菌尿は男女とも15％前後に認められる[4]．炎症所見としての膿尿も無症候性細菌尿に伴うことがあり，診断の決定打にならないことがしばしばある．尿路感染症はあくまでもほかの鑑別診断を除外したうえでの診断になる．

2）STIs を念頭においた病歴聴取を

　今回のような若年女性の発熱，下腹部痛，CVA叩打痛，膀胱刺激徴候で単純性腎盂腎炎を疑う場合は，骨盤内腹膜炎を主としたSTIs（sexually transmitted infections）が大きな鑑別となる．そのため，膣分泌物の色調・量・匂いの変化，性交渉歴，避妊の有無，性感染症の既往歴の聴取が必要である．

❸ 選択すべき抗菌薬

　想定すべき菌は ⚠ に述べた**大腸菌，K. pneumoniae，P. mirabilis** などになる．抗菌薬選択については自施設のアンチバイオグラムを参考にする．外来業務のなかではリアルタイ

表2　女性の単純性尿路感染における各症状，診察の陽性尤度比，陰性尤度比

	陽性尤度比	陰性尤度比
排尿困難	1.5（1.1-2.0）	0.48（0.31-0.74）
頻尿	1.8（1.1-3.0）	0.59（0.35-1.0）
血尿	2.0（1.1-2.9）	0.92（0.86-0.98）
発熱	1.6（1.0-2.6）	0.9（0.9-1.0）
側腹部痛	1.1（0.9-1.4）	0.84（0.82-1.1）
下腹部痛	1.1（0.9-1.4）	0.89（0.75-1.0）
膣分泌物	0.34（0.14-0.86）	3.1（1.0-9.3）
膣刺激感	0.24（0.06-0.93）	2.7（0.88-8.5）
背部痛	1.6（1.2-2.1）	0.83（0.74-0.94）
CVA叩打痛	1.7（1.1-2.5）	0.86（0.78-0.96）

（文献3を参考に作成）

ムの染色は困難かもしれないが，救急外来では必ず自分でグラム染色をして，原因菌を想定したい．もちろん尿培養は施行し，SIRS（systemic inflammatory response syndrome：全身性炎症反応症候群）があれば血液培養も試行する．

若年者の単純性腎盂腎炎の場合，状態がよければ外来での経口抗菌薬治療も可能である．経口抗菌薬を選択する場合，バイオアベイラビリティー（薬剤がどの程度全身循環血中に到達し作用するかの指標）の高い薬剤を選択する必要がある．第2, 3世代セフェム系のバイオアベイラビリティーはきわめて低く，選択肢として選びにくい[5]．

IDSA Practice Guidelines[6]や，当院における女性の外来での尿培養からの分離菌の感受性を参考にした場合の処方例は以下のようになる．培養の感受性の結果に応じてde-escalationしていただきたい．

処方例（軽症例で外来診療：経口薬）

【妊娠が否定的でサルファ薬アレルギーがない場合】
- スルファメトキサゾール・トリメトプリム錠（バクタ®）1回2錠（1錠中にスルファメトキサゾール400 mg，トリメトプリム80 mg含有） 1日2回（朝夕食後） 7〜10日間（皮疹・肝機能異常に注意が必要）

【妊娠の可能性が否定できず，アレルギーも疑われる場合】
- シプロフロキサシン錠（シプロキサン®）1回1,000 mg 1日1回（朝食後） 7日間
- レボフロキサシン錠（クラビット®）1回500 mg 1日1回（朝食後） 7日間
〔ただし，FDAの妊婦におけるgradeはC（risk cannot be ruled out）．ほかの薬剤との相互作用に注意：NSAIDs，制酸薬など〕

FDA：food and drug administration（アメリカ食品医薬品局）

処方例（重症例で入院加療：点滴薬）

- セフトリアキソン（ロセフィン®）1回1 g＋生理食塩水 1回100 mL 1日1回 7日間（治療反応が悪い場合は14日間）

4 今後のマネジメント

1）治療後の尿培養再検は不要！

症状が改善した場合には，特に無症候性細菌尿の治療対象となる妊娠女性を除けば尿培養をくり返す必要性はない．

2）尿路感染症予防のための生活指導を！

尿路感染症のリスクとしては性交渉，殺精子剤，尿路感染症既往，1年以内の新たなsex partner，一親等の尿路感染症歴があがる．また，ランダム化比較試験などで実証されているわけではないが，性交渉後に排尿する，排尿をガマンしない，水分をよくとる，排便後会陰を拭く際は前方から後方へ，きつい下着を付けないなどが，尿路感染症予防の方法としてあげられる．患者に生活習慣の改善を指導してもよいだろう[7]．

症例❷ 入院中の高齢患者の尿路感染症（図2）

【症　例】70歳代男性．
【主　訴】発熱．
【現病歴】腰椎圧迫骨折にて整形外科入院中．痛みで歩行が困難のため，膀胱カテーテルを留置されている．
入院3日目に38℃台の悪寒，戦慄，嘔気を伴う発熱を認めた．尿検査では尿中白血球20～30個/HPF，細菌（+）．
【身体所見】体温38.2℃，血圧150/90 mmHg，心拍数100回/分，呼吸数16回/分，酸素飽和度98％（room air），意識清明，項部硬直なし，咽頭発赤腫脹なし，心雑音なし，肺音清，腹部に圧痛認めず，脊柱叩打痛なし，両側CVA叩打痛なし，直腸診にて前立腺の腫大・圧痛は認めず，肛門括約筋トーヌス正常．

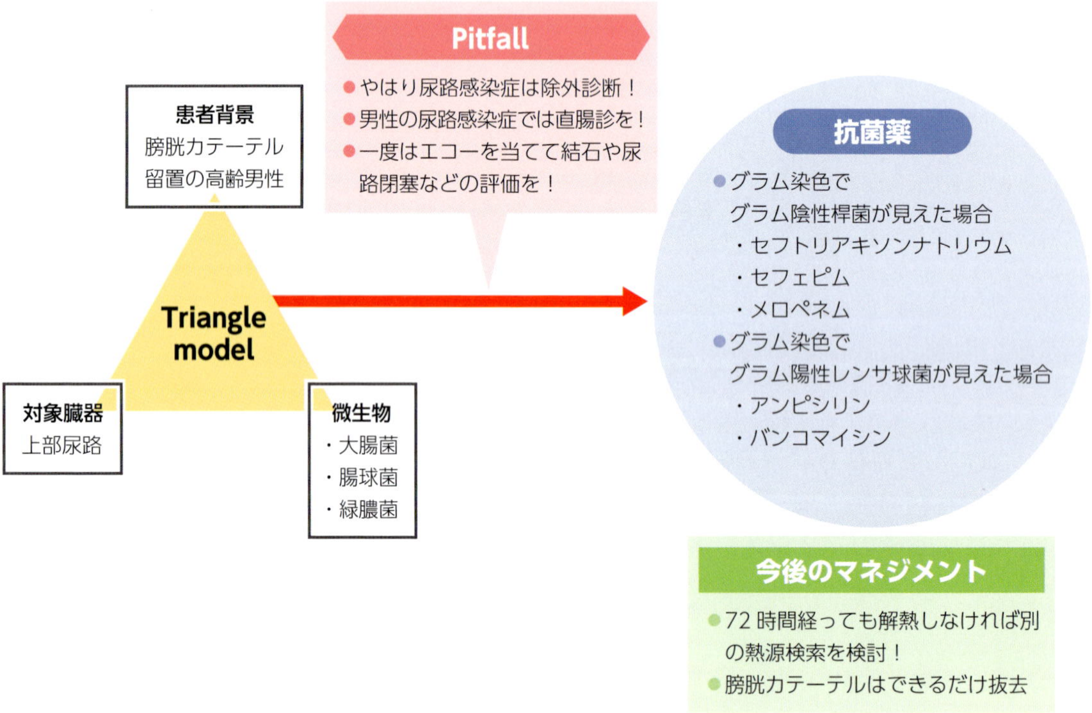

Pitfall
- やはり尿路感染症は除外診断！
- 男性の尿路感染症では直腸診を！
- 一度はエコーを当てて結石や尿路閉塞などの評価を！

患者背景
膀胱カテーテル留置の高齢男性

Triangle model

対象臓器
上部尿路

微生物
・大腸菌
・腸球菌
・緑膿菌

抗菌薬
- グラム染色でグラム陰性桿菌が見えた場合
  ・セフトリアキソンナトリウム
  ・セフェピム
  ・メロペネム
- グラム染色でグラム陽性レンサ球菌が見えた場合
  ・アンピシリン
  ・バンコマイシン

今後のマネジメント
- 72時間経っても解熱しなければ別の熱源検索を検討！
- 膀胱カテーテルはできるだけ抜去

図2　症例2：「入院中の高齢患者の尿路感染症」のトライアングルモデル

 患者背景・感染臓器から想起される対象微生物

本症例は膀胱カテーテル留置中の男性に起こった尿路感染症であり，複雑性尿路感染症を想起する．単純性尿路感染症はもちろんだが，複雑性尿路感染症でもグラム染色が重要となる．特に複雑性尿路感染症は，**原因菌がグラム陽性球菌～陰性桿菌まで多岐にわたる**．

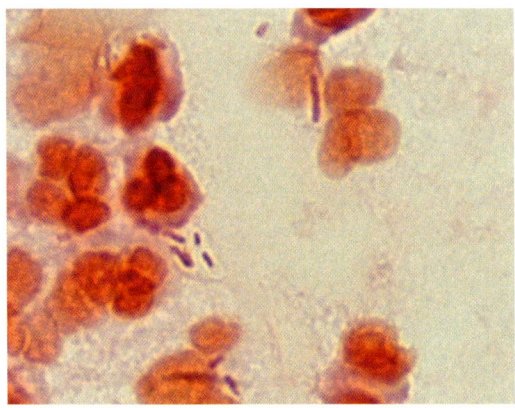
図3　GNR-middle（大腸菌）

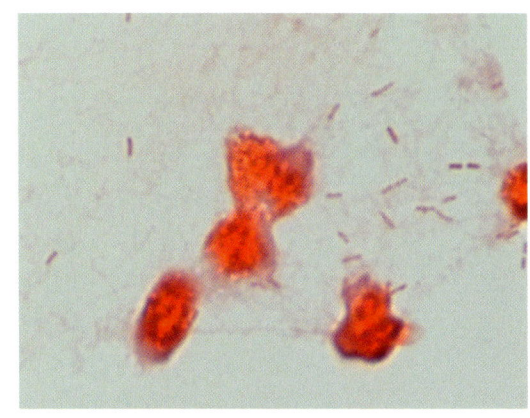
図4　GNR-small（緑膿菌）

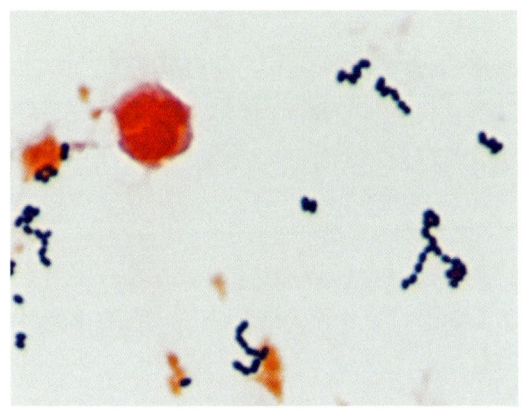
図5　GPC-chain（腸球菌）

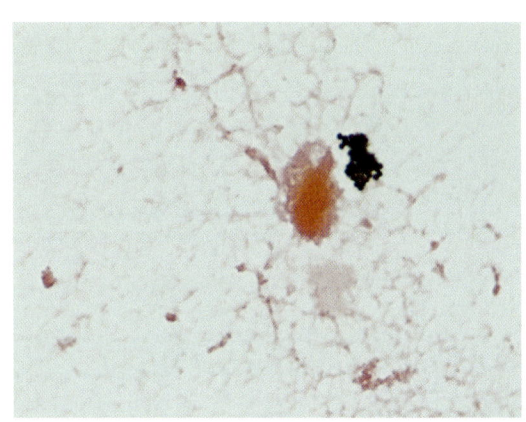
図6　GPC-cluster（黄色ブドウ球菌）

　グラム染色ではまず尿中細菌がグラム陽性球菌（Gram-positive coccus：GPC）なのかグラム陰性桿菌（Gram-negative rods：GNR）なのかの判断ができるようにしたい．入院中の患者の尿からGNRが見えたら，その太さに応じて想起する菌が変化する．太めのGNR（GNR-middle：図3）であれば大腸菌やクレブシエラのほかに，患者背景によってはextended spectrum β-lactamase（基質特異性拡張型βラクタマーゼ：ESBL）産生菌なども考慮する必要がある．細めのGNR（GNR-small：図4）であれば緑膿菌なども考慮する．また，GPC-chain（図5）が見えれば腸球菌を考える必要があり，入院中であれば耐性度の強い*Enterococcus faecium*を考慮する必要が出てくる．一方でGPC-cluster（図6）が見えればブドウ球菌，GPC-hugeが見えればカンジダを考慮するが，これらはカテーテル内に「いるだけ」で発熱の主な原因ではないことが多い．ただし，膿瘍を形成している場合や，感染症心内膜炎から順行性に尿に菌が流れてくる場合には，その限りでない．

2　忘れてはいけないPitfall

1）やはり尿路感染症は除外診断！

　症例1でも述べたが尿路感染症は除外診断である．高齢者では無症候性細菌尿・膿尿も多

く，発熱・腹痛・CVA叩打痛などの身体所見も診断の決め手にならない．高齢者は症状が出ないことも多いため，肺炎や胆嚢炎，胆管炎，蜂窩織炎，褥瘡感染など，頻度の高いほかの感染症を除外したうえで診断する．診断した後も，「もしかしたら尿路感染症ではないかもしれない」と頭の片隅で考えておくことが大切である．

2) 男性の尿路感染症を想起した際には直腸診を！

男性の尿路感染症を疑った場合は，直腸診を施行し前立腺の圧痛の有無を確認する．直腸診は強く行うと菌血症を誘発する可能性があるため，マッサージはせず愛護的に行う．前立腺には血液・前立腺関門があるため抗菌薬移行性がよくない．そのため，前立腺炎の場合は抗菌薬を経口にスイッチした後も投与期間を4週間に延長する必要がある[8]．

男性の尿路感染症では**前立腺肥大や前立腺がんによる排尿障害**や**神経因性膀胱**の関与が多いため，直腸診の際には前立腺の腫大や表面構造を意識するとともに，肛門括約筋のトーヌスを確認する．

3) 尿路感染症を想起したら一度はエコーを当てよう！

尿路感染症は**尿路閉塞の有無で大きく治療方針が変わる**．エコーで腎盂の拡張を認めた場合は閉塞起点の確認が必要なため，CTを撮影する．結石や腫瘍で閉塞が認められた場合は腎瘻，尿管カテーテルの留置が必要な場合もある．エンドトキシンを産生するようなグラム陰性桿菌の菌血症で閉塞起点があるような場合は，閉塞の解除を行わないと急速に状態が悪化する懸念もある．

また，尿管が完全閉塞している場合には採取尿の細菌や白血球を認めない場合があり，尿路感染症を見逃してしまう可能性がある．腎臓のエコー検査は簡便であり，発熱の鑑別のためにもぜひ習得しておきたい．

③ 選択すべき抗菌薬

症例1と同様に，グラム染色で見える細菌の形態，患者個人の耐性菌保有リスク，重症度や院内のアンチバイオグラムで抗菌薬選択は変化する．IDSA Practice Guidelines[9] や当院での尿培養からの分離菌の割合，感受性を参考にした場合の処方例は以下のようになる．

処方例（グラム染色でグラム陰性桿菌が見えた場合）
【緑膿菌を含めた耐性菌を考慮しない場合】
- セフトリアキソン（ロセフィン®）1回1g　1日1回　10〜14日間

【重症例/緑膿菌を含めた耐性菌を考慮する場合】
- セフェピム（マキシピーム®）1回1g　1日3回　10〜14日間

【ESBL産生菌まで考慮する場合】
- メロペネム（メロペン®）1回1g　1日3回　10〜14日間

処方例（グラム染色でグラム陽性レンサ球菌が一様に見えた場合）
【*E. faecium*をカバーしなくてもよい場合】
- アンピシリン（ビクシリン®）1回2g　1日4回　10〜14日間

【重症例/*E. faecium* をカバーすべき場合】
- バンコマイシン（塩酸バンコマイシン）1回15〜20 mg/kg　1日2回
  10〜14日間

4　今後のマネジメント

1）72時間経っても解熱しなければ別の熱源検索を検討！

　尿路感染症による熱は，解熱までに少し時間がかかる．解熱までに時間がかかる理由としては細菌が腎臓内で微小膿瘍を形成しているからとされるが，**多くは72時間以内におさまる**[10]．そのため，72時間たっても解熱しない場合はほかの熱源精査を行うとともに，エコー・CTなどで膿瘍化していないかを確かめる．

2）膀胱カテーテルはできるだけ抜去

　膀胱カテーテルは特に閉塞や排尿障害で留置の必要性がなければ抜去が望ましい．2週間以上カテーテルが留置されている場合で抜去が不可能な場合は，入れ替えが推奨される[9]．

　また，膀胱カテーテル留置そのものが毎日細菌尿の確率を4％上昇させ[11]，細菌尿のうちの約10％が尿路感染症に至ると考えられている[12]．毎日，「なぜこの患者には膀胱カテーテルが留置されているのか？　本当に必要なのか？」を吟味し，できる限り早期抜去をめざすことも重要な感染予防策である．

+α Lecture

腎盂腎炎の適正治療期間とは？

　皆さんは腎盂腎炎と診断した際に治療期間をどう設定しているであろうか？
　IDSA Practice Guidelinesでは単純性尿路感染症[6] はキノロン系7日間，βラクタム系14日間，ST合剤14日間，カテーテル関連尿路感染症[9] では治療反応性に応じて7〜14日間の治療が推奨されている．日本のJAID/JSCガイドライン[13] を見ると7〜14日間と幅をもって書かれている．筆者は解熱後2〜3日で内服に変更し，計10〜14日間程度の治療としていることが多い．

　病原菌の耐性化や薬の副作用を考えると，治療効果が同じなのであれば投与期間は短い方が望ましい．腎盂腎炎における治療期間を評価したシステマティックレビューでは，7日間以内と7日より長期の治療で治療終了時の臨床症状の改善率や薬剤の変更に差はなく，観察中の致死率や再発率，入院期間にも差はなかった[14]．菌血症の患者でもそれは変わらなかったとされている．また，妊娠していない女性の市中尿路感染に対するランダム化比較試験では，経口シプロフロキサシン7日間投与群と14日間投与群の治癒率に差はなかった[15]．

　ではどんな患者でも7日間の短期治療でよいのか？　実際の臨床現場では尿路感染症は高齢者が多く，併存疾患やくり返す入院歴があることも多い．また，緑膿菌やESBL産生菌などの耐性菌感染者は，こういったスタディにほとんど含まれていない．

　最終的には，曖昧さは残るが「病名ではなく患者を診る」という答えになる．「尿路感染症」という病名のみで治療期間を判断するのではなく，患者背景（入院歴，尿路解剖異常の有無，これまで検出された菌，背景疾患など）を把握したうえで治療反応性を評価し，場合によっては尿培養の

再確認をしながら治療期間を患者個別に判断する．まさに「病名でなく患者を診る」姿勢が重要である，と筆者は感じている．

おわりに

尿路感染症は頻度の高い感染症である一方，診断も難しい．しかしながら，患者背景と原因菌を考えたうえで抗菌薬を選択するという基本は変わらない．特に，グラム染色による恩恵を受けやすい感染症であるため，研修中にできるだけその恩恵を受け，基本を継続してもらえれば幸いである．

■ 文　献

1) Stamm WE & Hooton TM：Management of urinary tract infections in adults. N Engl J Med, 329：1328-1334, 1993
2) 「抗菌薬マスター戦略 非問題解決型アプローチ 第2版」（岩田健太郎/監訳），メディカル・サイエンス・インターナショナル，2014
   ⇒感染症を感染臓器，抗菌薬，微生物の3点から勉強できるよい教材である．
3) 「The Rational Clinical Examination：Evidence-Based Clinical Diagnosis」（Simel DL, et al, eds），McGraw-Hill Professional, 2008
4) Nicolle LE, et al：Infectious Diseases Society of America guidelines for the diagnosis and treatment of asymptomatic bacteriuria in adults. Clin Infect Dis, 40：643-654, 2005
5) 「サンフォード感染症治療ガイド2015（第45版）」（菊池　賢，橋本正良/監），ライフサイエンス出版，2015
6) Gupta K, et al：International clinical practice guidelines for the treatment of acute uncomplicated cystitis and pyelonephritis in women: A 2010 update by the Infectious Diseases Society of America and the European Society for Microbiology and Infectious Diseases. Clin Infect Dis, 52：e103-e120, 2011
7) Hooton TM：Clinical practice. Uncomplicated urinary tract infection. N Engl J Med, 366：1028-1037, 2012
8) Wagenlehner FM, et al：Therapy for prostatitis, with emphasis on bacterial prostatitis. Expert Opin Pharmacother, 8：1667-1674, 2007
9) Hooton TM, et al：Diagnosis, prevention, and treatment of catheter-associated urinary tract infection in adults: 2009 International Clinical Practice Guidelines from the Infectious Diseases Society of America. Clin Infect Dis, 50：625-663, 2010
10) Behr MA, et al：Fever duration in hospitalized acute pyelonephritis patients. Am J Med, 101：277-280, 1996
11) Warren JW, et al：Antibiotic irrigation and catheter-associated urinary-tract infections. N Engl J Med, 299：570-573, 1978
12) Tambyah PA & Maki DG：Catheter-associated urinary tract infection is rarely symptomatic: a prospective study of 1,497 catheterized patients. Arch Intern Med, 160：678-682, 2000
13) 「JAID/JSC感染症治療ガイド2014」（JAID/JSC感染症治療ガイド・ガイドライン作成委員会/編），ライフサイエンス出版，2014
14) Eliakim-Raz N, et al：Duration of antibiotic treatment for acute pyelonephritis and septic urinary tract infection — 7 days or less versus longer treatment: systematic review and meta-analysis of randomized controlled trials. J Antimicrob Chemother, 68：2183-2191, 2013
15) Sandberg T, et al：Ciprofloxacin for 7 days versus 14 days in women with acute pyelonephritis: a randomised, open-label and double-blind, placebo-controlled, non-inferiority trial. Lancet, 380：484-490, 2012

3 「皮膚軟部組織感染症」のトライアングルモデル

忽那賢志

Point
- 蜂窩織炎はβ溶血性レンサ球菌または黄色ブドウ球菌が原因であることが多い
- 蜂窩織炎と必ず鑑別すべき疾患として壊死性筋膜炎がある
- 免疫不全患者の皮膚軟部組織感染症では，免疫不全の種類によって考慮すべき病原微生物が異なる

はじめに

皮膚軟部組織感染症は日常診療で最も多く診る感染症の1つである．診断・治療は比較的容易であるが，注意すべきポイントがいくつかある．

症例❶ よく遭遇する皮膚軟部組織感染症（図1）

50歳代男性．1週間前に左足にマメができたため自分で潰した．2日前から左下腿が腫れてきたのを自覚していた．1日前から悪寒戦慄を伴う発熱を認めるようになり，発赤・疼痛部位が左足全体にまで及んできた（図2）．来院当日，歩行困難となったため救急車を要請し当院に搬送された．

蜂窩織炎と診断しセファゾリン1回2g 8時間ごとの投与を開始したところ，第2病日には解熱し左下肢の発赤と腫脹も徐々に消退した．第7病日に退院となった．

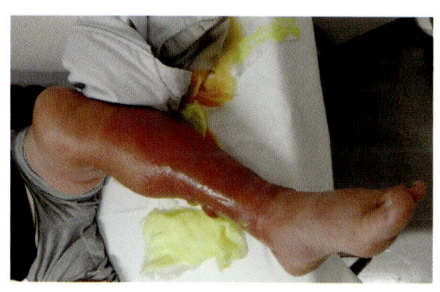

図2 症例1：来院時の左下肢

 患者背景・感染臓器から想起される対象微生物

蜂窩織炎は検体の採取ができないことが多く，かつ血液培養で陽性になる頻度が低いため，病原微生物が特定できる頻度は高くない．しかし一般的にはnon-purulent（膿性でない）蜂窩織炎とPurulent（膿性の）蜂窩織炎にわかれ，前者はβ溶血性レンサ球菌，後者は黄色ブドウ球菌が原因であることが多い[1]．β溶血性レンサ球菌による蜂窩織炎はA群によるものが一般的であったが，近年はG群によるものが増加しているという報告もある[2]．黄色ブド

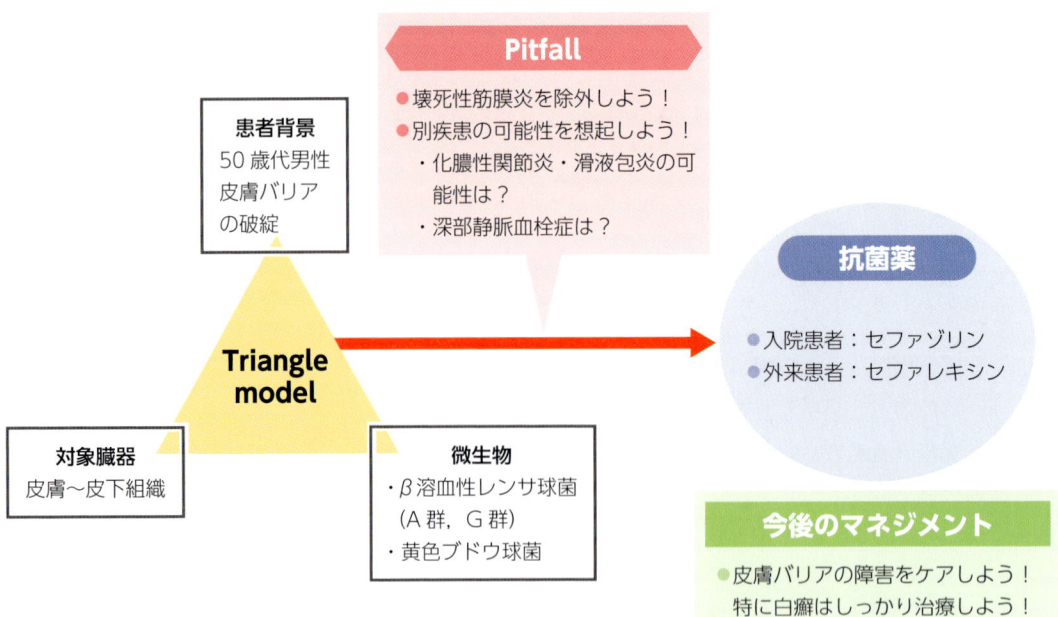

図1　症例1：「よく遭遇する皮膚軟部組織感染症」のトライアングルモデル

ウ球菌の場合，本邦での報告は多くはないが，近年は市中獲得型メチシリン耐性黄色ブドウ球菌（community-acquired methicillin-resistant *Staphylococcus aureus*：CA-MRSA）による蜂窩織炎も報告されている．

2　忘れてはいけないPitfall

1）感染巣の組織進達度を理解し，壊死性筋膜炎を除外しよう！

　蜂窩織炎は真皮から皮下脂肪組織にかけての皮膚軟部組織感染症であり，皮膚の発赤，腫脹，熱感，疼痛，発赤部位に一致した圧痛を認め，リンパ管炎を伴うこともある．本症例のように境界が明瞭であり上皮表層にのみ炎症がみられるものを**丹毒**という．蜂窩織炎の診断は原則として臨床的に行う（図3）．蜂窩織炎の鑑別疾患として忘れてはいけないのが壊死性筋膜炎をはじめとした**壊死性軟部組織感染症**である（図3）．疼痛が非常に強い場合，皮膚病変を超えた部位にも圧痛がある場合，皮膚の色調が紫っぽく見える場合（図4），握雪感がある場合，病変の進行が速い場合には壊死性筋膜炎を積極的に疑うべきである．壊死性軟部組織感染症は1型（複数菌による感染症）と2型（単一菌による感染症）に分類される．1型に分類される嫌気性菌を含む複数菌による壊死性軟部組織感染症では糖尿病，2型に分類される *Vibrio vulnificus* による壊死性筋膜炎では肝疾患などがリスクファクターとして知られているが，同じく2型に分類される *Streptococcus pyogenes* をはじめとしたβ溶血性レンサ球菌による壊死性軟部組織感染症は基礎疾患のない症例でも発症しうる．壊死性筋膜炎が疑われればすみやかに診断・治療のために外科的処置（生検・デブリードマン）を検討すべきであり，整形外科や皮膚科に紹介する．

2）皮膚軟部組織感染症以外の疾患の可能性を想起しよう！

　蜂窩織炎に化膿性関節炎・滑液包炎を合併することがあるため，蜂窩織炎の進展部位の関

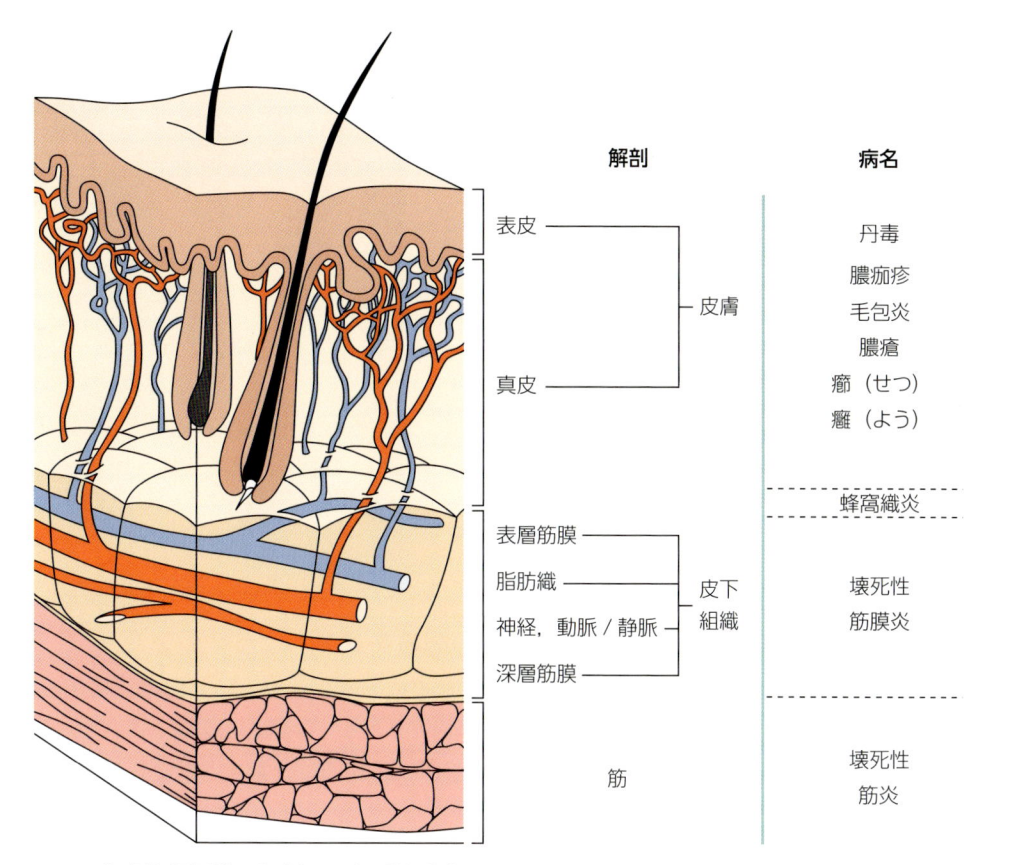

図3 皮膚軟部組織の解剖と，各感染症名
(文献3より引用)

節の圧痛，腫脹，熱感，発赤の有無や他動時痛の評価を行う．ときとして深部静脈血栓症や単関節炎（痛風・偽痛風や化膿性関節炎）との鑑別が問題となることがある．

3 選択すべき抗菌薬

β溶血性レンサ球菌および黄色ブドウ球菌をカバーする抗菌薬を選択する．治療は経過が良好であれば5日間程度で終了してよいが，症状が遷延する際は治療期間を延長すべきである[1]．

処方例

【入院患者】
- セファゾリン（セファメジン® α）1回2g　8時間ごと　7日間

【外来患者】
- セファレキシン（ケフレックス®）1回500 mg　1日4回（各食後および眠前）
7日間

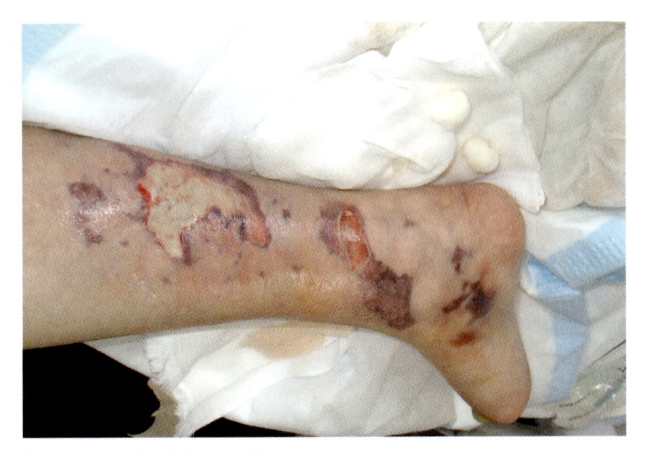

図4　壊死性筋膜炎の症例
基礎疾患のない60歳代女性が下肢の激痛と発熱のため当院に搬送された．来院時ショック状態であり，病変を超えた部位での強い疼痛を認めたことから壊死性筋膜炎と診断した．

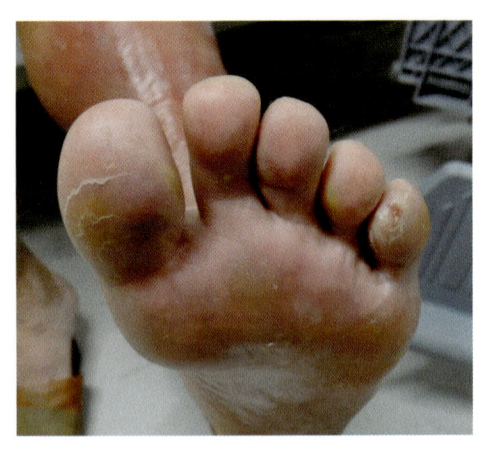

図5　症例1：左足白癬
写真は国立国際医療研究センター 古川恵太郎先生のご厚意．

4　今後のマネジメント：皮膚バリアの障害をケアしよう！

　蜂窩織炎の原因となった皮膚の破綻や浮腫の検索・治療を行う．例えば白癬があればそこが侵入門戸となっている可能性があるため治療を行う．白癬は蜂窩織炎発症のリスク因子であるため，しっかり治療して皮膚軟部組織感染症の再発を予防すべきである[4]．本症例も左足白癬があり侵入門戸と考えられた（図5）．

症例❷　免疫不全患者の皮膚軟部組織感染症（図6）

　30歳代男性．
　多発性骨髄腫に対して約1カ月前よりボルテゾミブ，シクロホスファミド，デキサメタゾンによる外来化学療法を施行中であった．1日前から発熱および全身に散在する一部硬結を伴う紅斑（図7）が出現したため当院救急外来を受診した．来院時の採血では白血球320/μLと低下しており，発熱性好中球減少症と診断し入院となった．来院後よりセフェピムによる加療を開始していたが，来院時に採取した血液培養からは緑膿菌が検出され，緑膿菌によるecthyma gangrenosum（壊疽性膿瘡）と診断した．4週間の抗菌薬治療により病変は消退し退院となった．

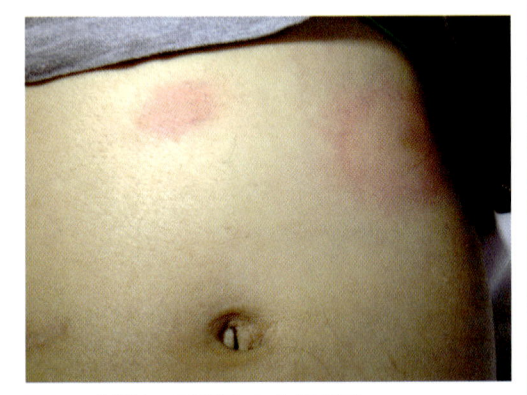

図7　症例2：受診時の皮膚所見

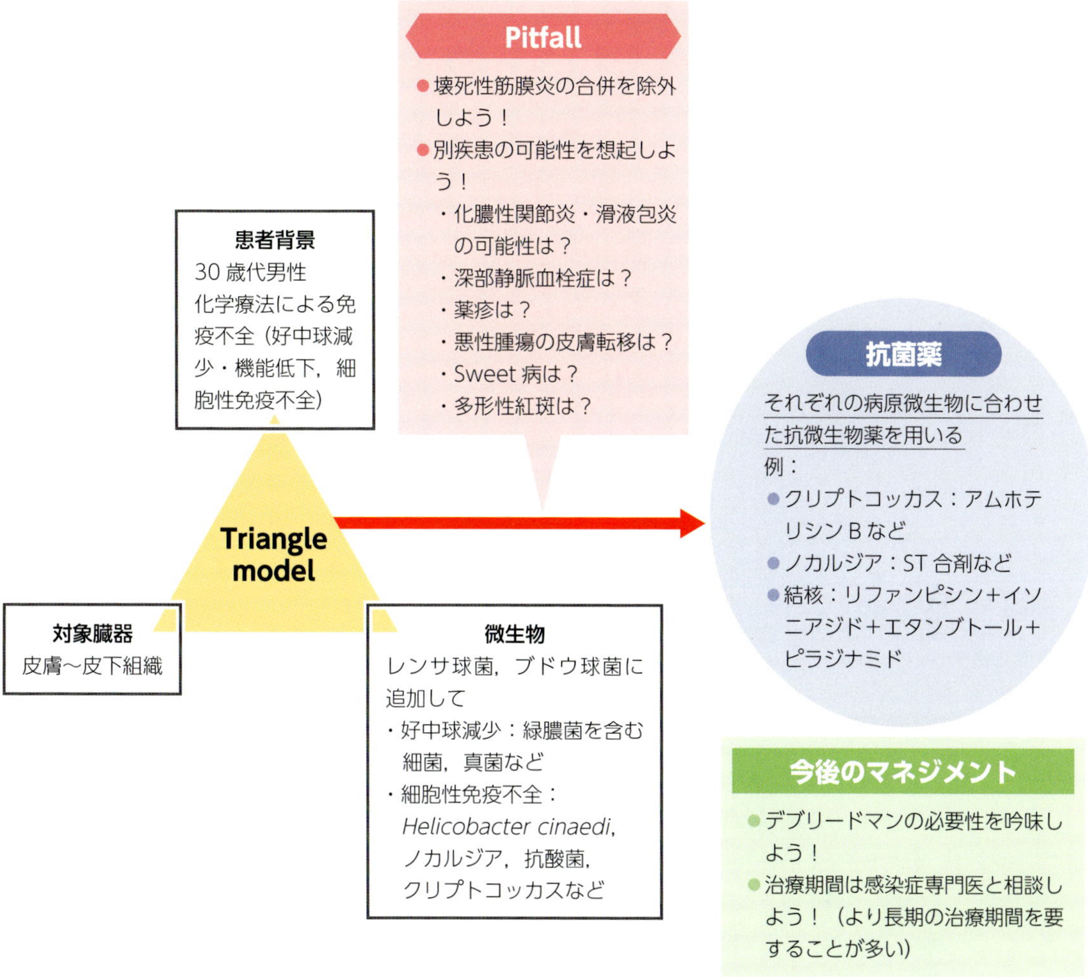

Pitfall

- 壊死性筋膜炎の合併を除外しよう！
- 別疾患の可能性を想起しよう！
  - 化膿性関節炎・滑液包炎の可能性は？
  - 深部静脈血栓症は？
  - 薬疹は？
  - 悪性腫瘍の皮膚転移は？
  - Sweet 病は？
  - 多形性紅斑は？

患者背景
30 歳代男性
化学療法による免疫不全（好中球減少・機能低下，細胞性免疫不全）

対象臓器
皮膚〜皮下組織

Triangle model

微生物
レンサ球菌，ブドウ球菌に追加して
- 好中球減少：緑膿菌を含む細菌，真菌など
- 細胞性免疫不全：*Helicobacter cinaedi*，ノカルジア，抗酸菌，クリプトコッカスなど

抗菌薬

それぞれの病原微生物に合わせた抗微生物薬を用いる
例：
- クリプトコッカス：アムホテリシン B など
- ノカルジア：ST 合剤など
- 結核：リファンピシン＋イソニアジド＋エタンブトール＋ピラジナミド

今後のマネジメント

- デブリードマンの必要性を吟味しよう！
- 治療期間は感染症専門医と相談しよう！（より長期の治療期間を要することが多い）

図6　症例2：「免疫不全患者の皮膚軟部組織感染症」のトライアングルモデル

1　患者背景・感染臓器から想起される対象微生物

症例1のように基礎疾患のない患者の皮膚軟部組織感染症は病原微生物が限られる．しかし，免疫不全患者となると考慮しなければならない病原微生物の種類は格段に増える．

まずは**患者がどのような種類の免疫不全であるかを理解することが重要**である．好中球減少・機能低下であれば緑膿菌を含む細菌感染症および真菌感染症，ステロイド投与などによる細胞性免疫不全患者であれば *Helicobacter cinaedi*（図8），ノカルジア，抗酸菌，クリプトコッカスなどの病原微生物による感染症のリスクが高くなる．

2　忘れてはいけないPitfall：皮膚軟部組織感染症か皮疹か非感染症かの鑑別

無脾症などによる液性免疫障害では肺炎球菌，インフルエンザ桿菌，髄膜炎菌の感染症のリスクが高くなるが，これらの感染症では皮膚軟部組織感染症というよりは紅斑・紫斑を呈することがあり鑑別が重要である．また細胞性免疫不全ではHSV（herpes simplex virus：単純ヘルペスウイルス）感染症やVZV（varicella zoster virus：水痘帯状疱疹ウイルス）感

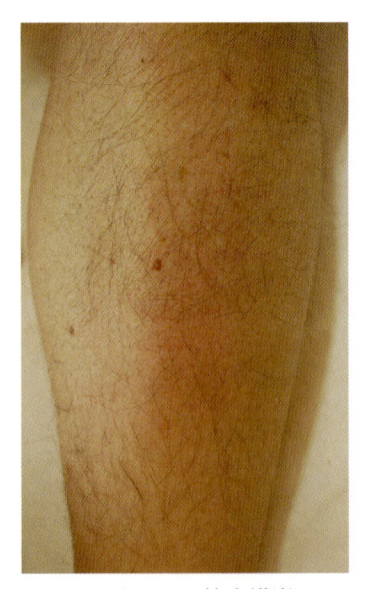

図8　*H. cinaedi* による蜂窩織炎
多発血管炎性肉芽腫症に対してプレドニゾロン 10 mg/日を内服中の 50 歳代男性が突然の発熱と下腿の疼痛を主訴に受診した．血液培養からは *H. cinaedi* が検出され，*H. cinaedi* による蜂窩織炎と診断した．

染症のリスクが高くなるが，これも水疱であり皮膚軟部組織感染症となることは稀である．一般的には**皮膚軟部組織感染症では熱感・発赤・疼痛・腫脹といった炎症所見**がみられる．

また非感染症の疾患についても鑑別が必要となることがある．免疫不全患者では薬疹，基礎疾患である悪性腫瘍の皮膚転移，自己免疫疾患や血液疾患に合併した Sweet 病，多形性紅斑など，必ずしも感染症が原因ではない皮膚症状を呈することがある．

3　選択すべき抗菌薬

好中球減少・機能低下で原因となる細菌や真菌は血液培養や組織培養で検出されることが多いが，細胞性免疫不全で原因となる病原微生物（特にノカルジアや抗酸菌など）は**一般的な細菌検査では検出されないことが多い**．このような場合，やみくもに広域スペクトラム抗菌薬を使用するのではなく，抗菌薬投与前に病変部の生検を行い病原微生物を特定したうえで，病原微生物に対して適切な抗微生物薬を選択すべきである．

処方例
- クリプトコッカス：アムホテリシンB（アムビゾーム®）など
- ノカルジア：ST合剤など
- 結核：リファンピシン＋イソニアジド＋エタンブトール＋ピラジナミド

4　今後のマネジメント

1）デブリードマンの必要性を吟味しよう！

免疫不全患者の皮膚軟部組織感染症は免疫正常患者と比較して長期の治療を要することが

多い.

2) 治療期間は感染症専門医と相談しよう！

ドレナージ・デブリードマンが必要な組織はないかなどを日々見極めたうえで，治療終了のタイミングを判断することになるが，可能であれば感染症科にコンサルテーションを行うべきである．

症例❸ 動物咬傷による創部感染症（図9）

10歳代男性．
公園でカンケリをしていたところ，野良犬に後ろから右下腿を咬まれたという．咬まれた部分に出血があったが，ツバをつけてそのまま遊んでいたところ出血はすぐに止まった．自宅に帰宅後，母親が傷口に気づき心配になり当院を受診した．

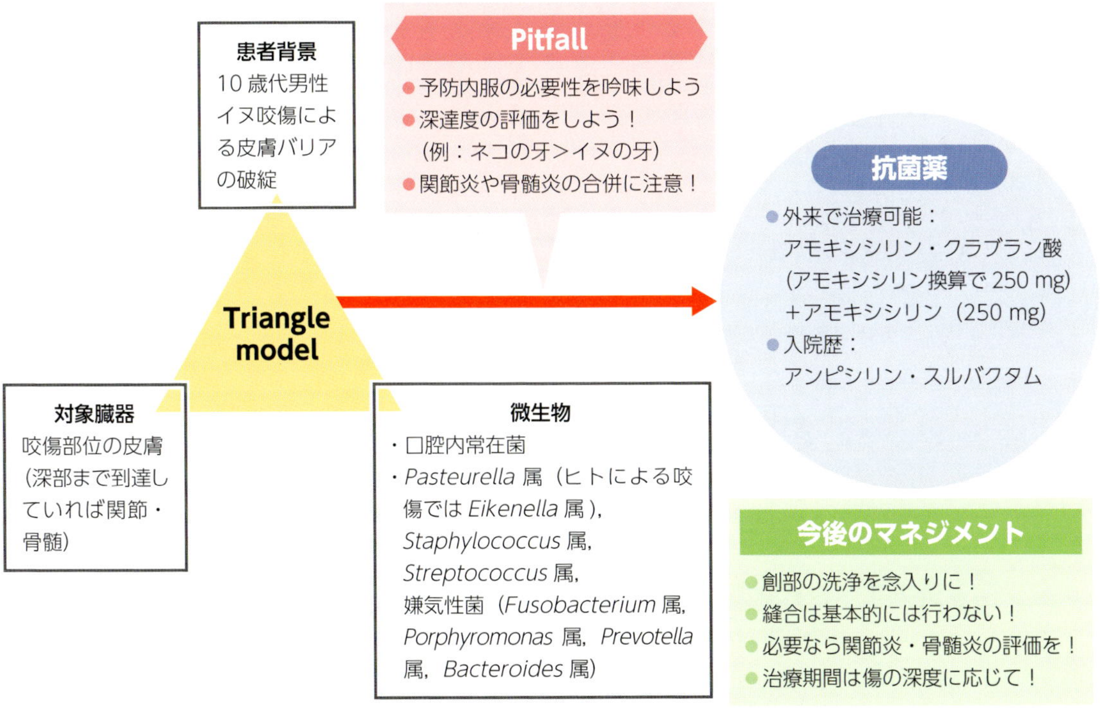

患者背景
10歳代男性
イヌ咬傷による皮膚バリアの破綻

Pitfall
- 予防内服の必要性を吟味しよう
- 深達度の評価をしよう！
  （例：ネコの牙＞イヌの牙）
- 関節炎や骨髄炎の合併に注意！

抗菌薬
- 外来で治療可能：
  アモキシシリン・クラブラン酸
  （アモキシシリン換算で 250 mg）
  ＋アモキシシリン（250 mg）
- 入院歴：
  アンピシリン・スルバクタム

Triangle model

対象臓器
咬傷部位の皮膚
（深部まで到達していれば関節・骨髄）

微生物
・口腔内常在菌
・*Pasteurella* 属（ヒトによる咬傷では *Eikenella* 属），*Staphylococcus* 属，*Streptococcus* 属，嫌気性菌（*Fusobacterium* 属，*Porphyromonas* 属，*Prevotella* 属，*Bacteroides* 属）

今後のマネジメント
- 創部の洗浄を念入りに！
- 縫合は基本的には行わない！
- 必要なら関節炎・骨髄炎の評価を！
- 治療期間は傷の深度に応じて！

図9　症例3：「動物咬傷による創部感染症」のトライアングルモデル

1 患者背景・感染臓器から想起される対象微生物

動物の口腔内には多種多様な細菌が常在している．平均で5種類の細菌が検出されるといわれ，動物咬傷による創部感染のおよそ60％は好気性菌と嫌気性菌による混合感染である[5]．動物咬傷後の二次感染で原因となる病原微生物は *Pasteurella* 属（ヒトによる咬傷では

表1　動物咬傷で抗菌薬の予防投与を行うべき場合

① 受傷8時間以内の中等度〜重度の咬傷で，特に浮腫や挫滅創を伴うもの
② 骨や関節に到達しているもの
③ 手における深い創傷
④ 免疫不全患者（肝疾患，無脾症，ステロイド投与患者など）
⑤ 人工関節に接する創傷
⑥ 外陰部に近い創傷

*Eikenella*属），*Staphylococcus*属，*Streptococcus*属，そして*Fusobacterium*属，*Porphyromonas*属，*Prevotella*属，*Bacteroides*属を含む嫌気性菌である．ネコ咬傷では*Bartonella henselae*による猫ひっかき病も起こりうる．

なお，海外での動物咬傷では狂犬病やBウイルス感染症のリスク評価も必要であるが，本稿では割愛する．

2 忘れてはいけないPitfall

1）予防内服の必要性を吟味しよう

口腔内は常在細菌叢が蠢く魔境であり，ヒトを含めた動物咬傷では二次感染のリスクが高い．そのため，動物に咬まれたら直ちに創部を洗浄しなければならない．また，**原則として一次閉創はしてはならない．**

受診時に創部感染の所見がなく，表1の条件を満たす動物咬傷では可及的すみやかに予防的抗菌薬投与を行うことが推奨される[6]．

2）深達度の評価をしよう！

動物咬傷による創部感染症をみたら，深達度の評価をしなければならない．傷はネコ咬傷よりもイヌ咬傷の方が派手に見えるが，ネコの歯は長く鋭いため傷が深く，イヌ咬傷よりも骨髄炎，関節炎などを合併することが多い（図10）[7]．

3）関節炎や骨髄炎の合併に注意！

骨叩打痛や関節屈曲時の疼痛などの所見があり，これらの合併症が疑われた際はMRI検査などで診断を行う．

3 選択すべき抗菌薬

前述した微生物をカバーする抗菌薬を選択することになるが，好気性菌だけでなく嫌気性菌もカバーしなければならない．経口抗菌薬であればアモキシシリン・クラブラン酸が第1選択薬であるが，本邦の製剤はクラブラン酸に比べアモキシシリンの含有量が少ないため，筆者はこれにさらにアモキシシリンを加えて処方している．なお，単純にアモキシシリン・クラブラン酸を6〜8錠に増やすとクラブラン酸の副作用である嘔気や下痢が多くなるため注意が必要である．

誰が呼びはじめたか知らないが，俗に「オグサワ」と呼ばれる．ちなみにオーグメンチン®とシオマリン®を併用すれば「オグシオ」となるが，この併用には意味がないため推奨されない．

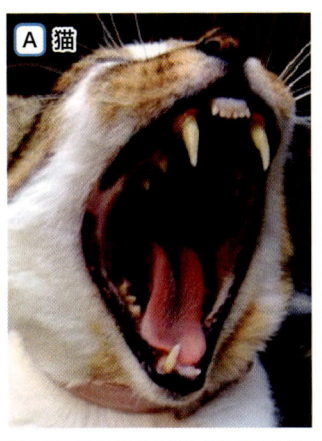

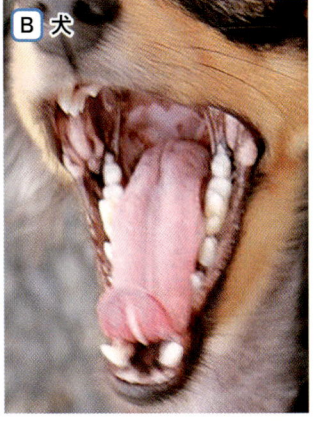

> ・写真の通り，猫の犬歯のほうが犬の犬歯と比べて鋭利である．そのため軟部組織まで突き刺さりやすく，骨関節の感染を引き起こしやすい
> ・ちなみに，犬の牙も猫の牙も"犬歯"というため注意

図10 犬歯の違い：猫 vs 犬

入院が必要な重症患者では同様のスペクトラムをもつアンピシリン・スルバクタムがよい．

処方例
- アモキシシリン・クラブラン酸（オーグメンチン®）（アモキシシリン換算で250 mg）1回1錠　1日3～4回 + アモキシシリン（サワシリン® 250 mg）1回1カプセル 1日3～4回
- アンピシリン・スルバクタム 1回3 g　6時間ごと

4 今後のマネジメント

1）創部の洗浄を念入りに！

何よりもまず創部の洗浄を行うべきである．ヒト，動物咬傷のどちらも見た目より深く達していることが多いため，必要あれば局所麻酔をしたうえで，綿棒や歯ブラシと注水用の注射器などを用いて創部の奥も洗浄する．

2）縫合は基本的には行わない！

創部の縫合に関しては，汚染傷であれば原因微生物や異物をパッケージしてしまうことになるため基本的には推奨されない．

3）必要なら関節炎・骨髄炎の評価を！

Pitfallでも述べたが，症状がすみやかに軽快しない場合も骨髄炎を疑うポイントである．症状が持続すればより深部の感染に至っていないかを評価する．

4）治療期間は傷の深度に応じて！

治療期間は通常の蜂窩織炎と同様に5～10日でよいが，関節炎や骨髄炎を合併している場合にはその合併症に合わせた治療期間の設定が必要である．関節炎であれば3～4週間，骨髄炎であれば4～6週間といった具合である．

おわりに

　皮膚軟部組織感染症の多くは予後良好である．しかしごく稀に健常者でも命にかかわる壊死性軟部組織感染症のような疾患に罹患しうることを心に留めておきたい．また免疫不全患者では種々の病原微生物による皮膚軟部組織感染症が起こりうる．この場合，病原微生物をしっかりと同定したうえで抗微生物薬を選択することが1番の治療への近道である．

■ 文献・参考文献

1) Stevens DL, et al：Practice guidelines for the diagnosis and management of skin and soft tissue infections: 2014 update by the Infectious Diseases Society of America. Clin Infect Dis, 59：e10-e52, 2014
　➡米国感染症学会の皮膚軟部組織感染症ガイドライン．もちろん日本とアメリカでは異なるところもあるが，おおむね日本での医療にも適用することができる．

2) Siljander T, et al：Acute bacterial, nonnecrotizing cellulitis in Finland: microbiological findings. Clin Infect Dis, 46：855-861, 2008
　➡近年の皮膚軟部組織感染症における病原微生物の傾向についての報告．G群のβ溶血性レンサ球菌が増えている．

3) Green RJ, et al：Necrotizing fasciitis. Chest, 110：219-229, 1996

4) Roujeau JC, et al：Chronic dermatomycoses of the foot as risk factors for acute bacterial cellulitis of the leg: a case-control study. Dermatology, 209：301-307, 2004

5) Talan DA, et al：Bacteriologic analysis of infected dog and cat bites. Emergency Medicine Animal Bite Infection Study Group. N Engl J Med, 340：85-92, 1999

6) 「Mandell, Douglas, and Bennett's Principles and Practice of Infectious Diseases 8th Edition」(Bennett JE, et al, eds), Saunders, 2014

7) Oehler RL, et al：Bite-related and septic syndromes caused by cats and dogs. Lancet Infect Dis, 9：439-447, 2009

8) Abrahamian FM, et al：Management of skin and soft-tissue infections in the emergency department. Infect Dis Clin North Am, 22：89-116, vi, 2008
　➡救急外来における皮膚軟部組織感染症のマネジメントについての総説．壊死性皮膚軟部組織感染症の詳しい診断・マネジメントについても記載されている．

4 「髄膜炎」のトライアングルモデル ～腰椎穿刺をためらうな！

井村春樹

> **Point**
> - 細菌性髄膜炎を疑ったら腰椎穿刺をためらわない
> - 細菌性髄膜炎はスピード勝負．血液培養から抗菌薬投与まで30分以内をめざそう
> - 小児は日齢，月齢，年齢で原因菌が異なる．またワクチン接種歴を必ず聴取すること

はじめに

髄膜炎は無菌性髄膜炎，細菌性髄膜炎，真菌性髄膜炎，結核性髄膜炎の4つに大きく分けられる．数ある内科系救急疾患のなかで最も恐ろしいものの1つは細菌性髄膜炎だろう．もしも細菌性髄膜炎を疑うような患者をみた場合は，さまざまなマネジメントを短時間でこなすという状況下におかれる．一度は自分の病院のセッティングで細菌性髄膜炎を想定しながら検査および治療を進めていく模擬トレーニングを行うことが望ましいだろう．

HIV感染者や抗悪性腫瘍薬・免疫抑制薬を使用している患者では，クリプトコッカスなどの真菌性髄膜炎や結核性髄膜炎なども考えなければならない．

脳外科の手術後や頭部外傷などによるもの，硬膜外膿瘍や脳膿瘍から脳室内穿破し二次性に髄膜炎を発症するものもある．これらは想定される原因菌が異なるために注意が必要である．

紙面の都合上，まずは見逃すと危険な疾患である細菌性髄膜炎に的を絞って概説する．次に免疫抑制患者での髄膜炎の考え方，小児における細菌性髄膜炎の考え方，脳外科術後の髄膜炎の考え方を概説する．

> **MEMO** 細菌性髄膜炎を疑った場合のアルゴリズム
> 急性細菌性髄膜炎は内科系救急疾患の代表格である．疑った場合には迅速な対応が必要となる．
> 具体的な対応のフローチャートがIDSA（The Infectious Diseases Society of America）の細菌性髄膜炎のガイドラインに掲載されているため参考にされたい（図1）[1]．

症例❶ 健康な成人の髄膜炎（図2）

生来健康な20歳代男性．来院2日前から発熱，頭痛を訴えていた．当日，ぐったりしていることに同居している母親が気づき，救急車にて来院した．血圧120/78 mmHg，心拍数128回/分，整，体温39.8℃で項部硬直を認めた．

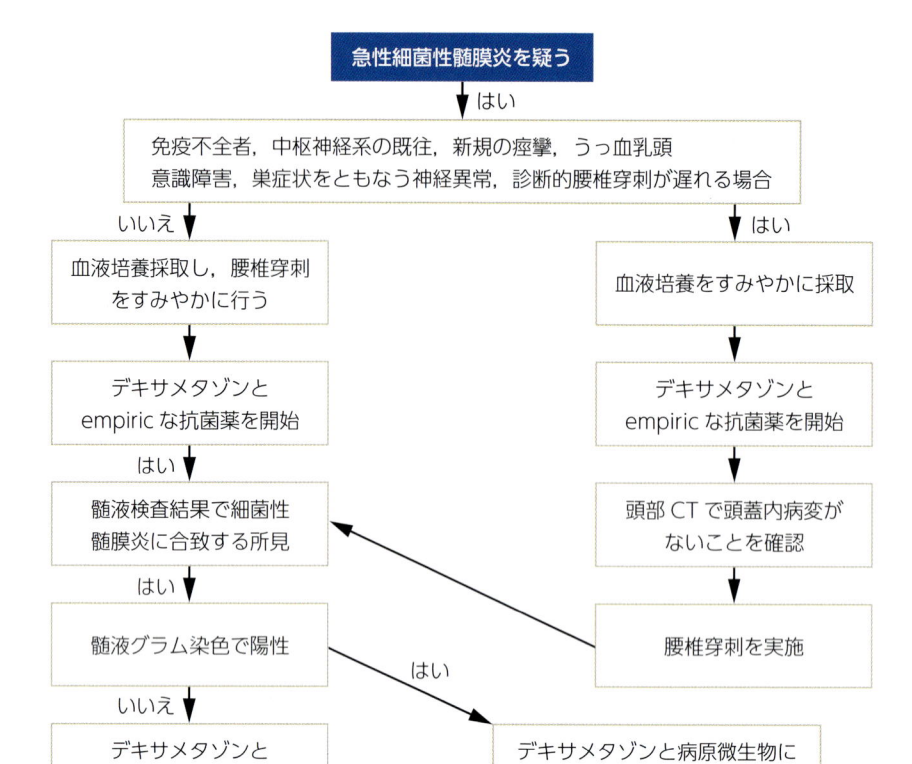

```
                    ┌─────────────────────┐
                    │  急性細菌性髄膜炎を疑う  │
                    └──────────┬──────────┘
                               │ はい
                               ▼
         ┌───────────────────────────────────────────────┐
         │ 免疫不全者，中枢神経系の既往，新規の痙攣，うっ血乳頭  │
         │ 意識障害，巣症状をともなう神経異常，診断的腰椎穿刺が遅れる場合 │
         └───────────┬───────────────────────┬───────────┘
               いいえ│                       │はい
                    ▼                       ▼
        ┌──────────────────┐      ┌──────────────────┐
        │ 血液培養採取し，腰椎穿刺 │      │ 血液培養をすみやかに採取 │
        │ をすみやかに行う       │      │                  │
        └────────┬─────────┘      └─────────┬────────┘
                 ▼                          ▼
        ┌──────────────────┐      ┌──────────────────┐
        │ デキサメタゾンと       │      │ デキサメタゾンと       │
        │ empiricな抗菌薬を開始 │      │ empiricな抗菌薬を開始 │
        └────────┬─────────┘      └─────────┬────────┘
              はい│                          ▼
                 ▼                 ┌──────────────────┐
        ┌──────────────────┐      │ 頭部CTで頭蓋内病変が │
        │ 髄液検査結果で細菌性   │◄─────│ ないことを確認      │
        │ 髄膜炎に合致する所見   │      └─────────┬────────┘
        └────────┬─────────┘                ▼
              はい│                 ┌──────────────────┐
                 ▼                 │ 腰椎穿刺を実施      │
        ┌──────────────────┐      └─────────┬────────┘
        │ 髄液グラム染色で陽性   │       はい           │
        └────────┬─────────┘◄───────────────┘
              いいえ│
                 ▼                 ┌──────────────────┐
        ┌──────────────────┐      │ デキサメタゾンと病原微生物に │
        │ デキサメタゾンと       │      │ 合わせた抗菌薬治療を継続  │
        │ empiricな抗菌薬を継続 │      └──────────────────┘
        └──────────────────┘
```

図1　細菌性髄膜炎を疑った場合の診断アルゴリズム
細菌性髄膜炎を疑った場合にどのように診断，治療を進めていくかまとまっている．
（文献1より引用）

1 患者背景・感染臓器から想起される対象微生物

　成人男性における髄膜炎で忘れてはいけないものは肺炎球菌である．また，インフルエンザ菌および髄膜炎菌による髄膜炎もある．なお，**50歳以上の成人ではリステリアやグラム陰性桿菌のリスクが出てくることに注意する．特にリステリアはセフェム系抗菌薬が無効であり，アンピシリンを投与する必要があるため，とても重要な鑑別となる．**

　なお，患者背景の確認のために免疫抑制薬やステロイドの使用歴，HIV感染症のリスクについての病歴聴取も行う必要がある．

2 忘れてはいけないPitfall

　髄膜炎におけるPitfallは，①髄膜炎か否かを疑う際のPitfallと，②原因微生物の鑑別の際のPitfallの2点が存在する．

1）髄膜炎を疑う際のPitfall

①**腰椎穿刺を行う閾値はできる限り下げる！**：髄膜炎の典型的な三徴である発熱，項部硬直，意識障害の3つすべてがそろうケースは全体の44％である．しかし，95％は頭痛，発熱，項部硬直，意識障害の4つの症状のうち2つはそろう[2]．発熱や悪寒・戦慄などの急性の感染症状と羞明，頭痛，嘔気・嘔吐，巣症状を伴う神経異常や意識変容などの中枢神経の異常を疑う症状が出現している場合は，必ず細菌性髄膜炎を鑑別にあげる必要がある[3]．そ

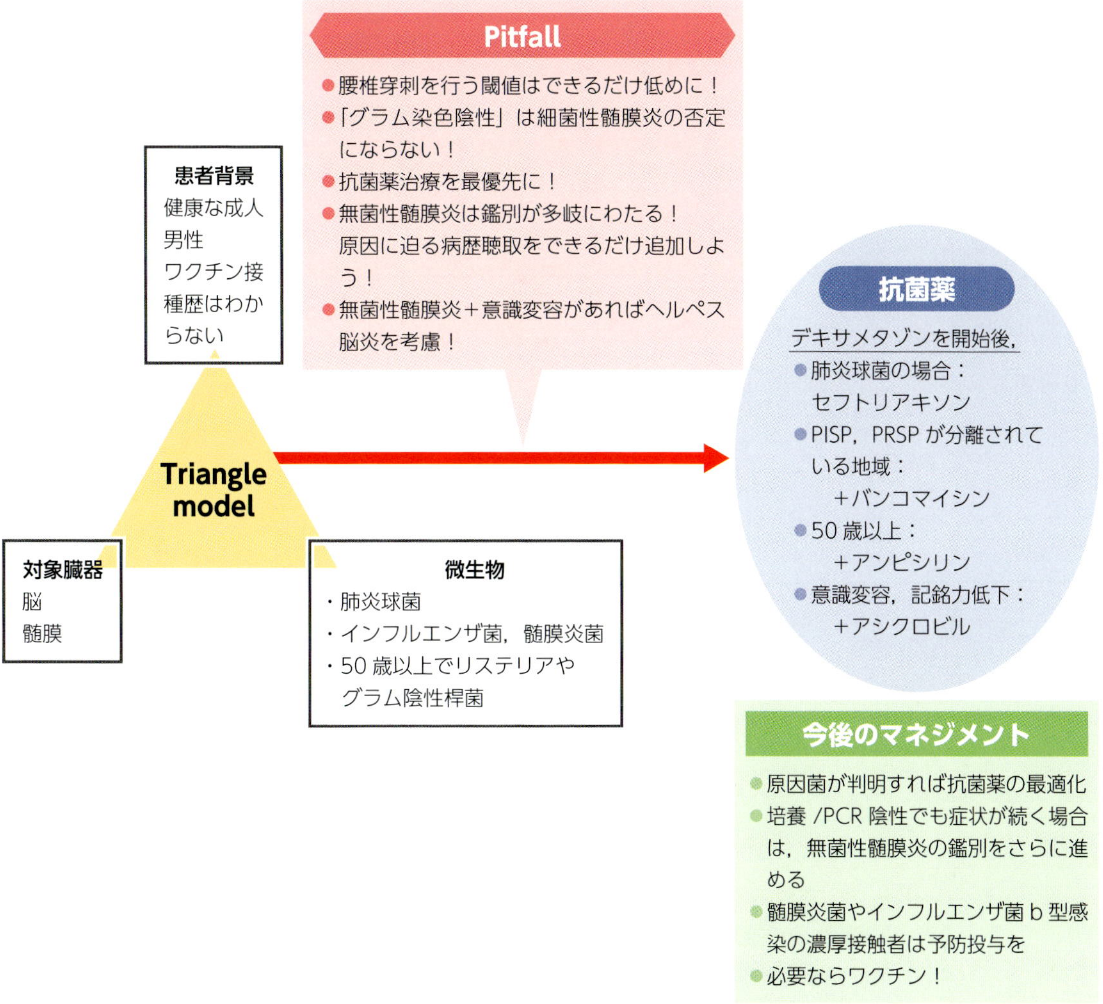

Pitfall
- 腰椎穿刺を行う閾値はできるだけ低めに！
- 「グラム染色陰性」は細菌性髄膜炎の否定にならない！
- 抗菌薬治療を最優先に！
- 無菌性髄膜炎は鑑別が多岐にわたる！原因に迫る病歴聴取をできるだけ追加しよう！
- 無菌性髄膜炎＋意識変容があればヘルペス脳炎を考慮！

患者背景
健康な成人
男性
ワクチン接種歴はわからない

Triangle model

対象臓器
脳
髄膜

微生物
・肺炎球菌
・インフルエンザ菌，髄膜炎菌
・50歳以上でリステリアやグラム陰性桿菌

抗菌薬
デキサメタゾンを開始後，
- 肺炎球菌の場合：
  セフトリアキソン
- PISP，PRSPが分離されている地域：
  ＋バンコマイシン
- 50歳以上：
  ＋アンピシリン
- 意識変容，記銘力低下：
  ＋アシクロビル

今後のマネジメント
- 原因菌が判明すれば抗菌薬の最適化
- 培養/PCR陰性でも症状が続く場合は，無菌性髄膜炎の鑑別をさらに進める
- 髄膜炎菌やインフルエンザ菌b型感染の濃厚接触者は予防投与を
- 必要ならワクチン！

図2 症例1：「健康な成人の髄膜炎」のトライアングルモデル

の際には**腰椎穿刺の閾値をできる限り下げ，すみやかに腰椎穿刺の準備にとりかかる方が，細菌性髄膜炎を見落とさないためにも安全である**．

② **「グラム染色陰性」は細菌性髄膜炎の否定にならない！**：髄液のグラム染色は感度60〜90％とされる[4]．肺炎球菌は感度90％でグラム染色での検出が可能だが，インフルエンザ菌は86％，髄膜炎菌は75％，グラム陰性桿菌は50％，リステリアに至っては3分の1の症例でしか検出できない[5]．また，グラム染色に習熟しているか，検査までに時間がかかったか，抗菌薬の曝露があるかなどで検出率が下がる可能性があり，細菌性髄膜炎を疑う状況ではグラム染色が陰性でも細菌性髄膜炎を否定せず，抗菌薬治療を先行させることが必要である．

③ **すみやかな抗菌薬投与を行うことが最優先！**：治療開始が遅れるごとに死亡率が上昇していくので，来院したらできる限り早く抗菌薬を投与できるように動くことが最も大切なことである．**目標は30分以内，最低でも1時間以内には抗菌薬投与を開始したい**．

表1 無菌性髄膜炎の鑑別

原因	比較的高頻度	比較的稀	非常に稀
ウイルス性	エンテロウイルス属 アルボウイルス属 ムンプス，HIV，HSV-2	CMV, EBV, VZV, HSV-1, アデノウイルス，麻疹，風疹	ロタウイルス インフルエンザウイルス パラインフルエンザウイルス
細菌性	硬膜外膿瘍 治療開始後の髄膜炎 リケッチア症 結核性髄膜炎 敗血症	神経梅毒 マイコプラズマ ブルセラ症 ライム病	回帰熱ボレリア 鼠咬症スピロヘータ症 ノカルジア症 アクチノミセス症 クラミジア
真菌性	クリプトコッカス症	コクシジオイデス ヒストプラズマ症	カンジダ症 アスペルギルス症 ブラストミセス症 ペニシリウム症
寄生虫性	糞線虫症	広東住血線虫症 トキソプラズマ	有鉤条虫 アメーバ症
薬剤性	NSAIDs	サルファ剤，ガンマグロブリン製剤，アザチオプリン，抗てんかん薬	
腫瘍性	リンパ腫，白血病 癌性髄膜炎		
自己免疫性	SLE，Behçet病	血管炎症候群 サルコイドーシス	Vogt-小柳-原田病
その他		類上皮嚢胞	

HSV：herpes simplex virus（単純ヘルペスウイルス），CMV：Cytomegalovirus（サイトメガロウイルス），VZV：varicella zoster virus（水痘帯状疱疹ウイルス），SLE：systemic lupus erythematosus（全身性エリテマトーデス）
（文献6より引用）

2）原因微生物の鑑別の際のPitfall

①**無菌性髄膜炎は鑑別が多岐にわたる！**：グラム染色で菌体が見えない場合には，細菌性髄膜炎以外では無菌性髄膜炎および脳炎の鑑別を行うべきである．無菌性髄膜炎は一部では特異的な治療法が存在するが，その多くは自然軽快するため，基本的には焦らず急がず対応するべきである．症状が改善しない場合や細菌性髄膜炎の治療に反応しない場合にはさらなる鑑別を進める必要がある．しかしながら無菌性髄膜炎の鑑別はとても多いため，各疾患についてヒントとなる病歴や身体所見を再確認しなければならない（表1）．

発熱・意識障害があり一刻を争う場合にはすみやかに「血液培養採取→抗菌薬投与→腰椎穿刺」の流れを取るべきだが，聴取可能な状況ならば特に下記について聴取し，その後頭部外傷歴や脳室腹腔シャントなどの脳内異物の存在を追加で尋ねる．

・海外渡航歴，国内旅行歴→髄膜炎流行地域（特に髄膜炎ベルト）への渡航歴はないか．
　国内でも髄膜炎菌髄膜炎の発生地域への旅行歴はないか
・結核罹患患者との接触歴→結核性髄膜炎
・周囲の感染：水痘や帯状疱疹と診断された人がいないか→VZV
　　　　　　　耳の下が腫れている人が周りにいないか→ムンプス
　　　　　　　インフルエンザの人が周りにいないか→インフルエンザ

> - 動物曝露：鳥との接触→クリプトコッカス髄膜炎，トキソプラズマ感染
>   野良猫に引っかかれる，死骸との接触→ *Coxiella* spp., *Bartonella* spp.
>   生肉摂取＋髄液中好酸球→寄生虫性髄膜炎など
>   ダニ咬傷→ツツガムシ病，日本紅斑熱など
> - 出身地：九州，沖縄出身→糞線虫など
>   大阪→結核など
> - 性交渉歴→HIV，HSV type 2，神経梅毒，赤痢アメーバなど
> - ワクチン接種歴→ワクチン後
> - 症状を有する期間中の抗菌薬曝露→partial treated bacterial meningitis

②無菌性髄膜炎＋意識変容があればヘルペス脳炎を疑う！：つじつまのあわない言動がみられるなどの意識変容の症状や，さっきまでやっていたことを覚えていないという記銘力低下の症状などが出てきた場合は，ヘルペス脳炎の可能性があるためアシクロビル投与も検討する．

3 選択すべき抗菌薬

カバーすべきは肺炎球菌，インフルエンザ菌，髄膜炎菌である．また地域的にPISP（Penicillin-intermediate *Streptococcus pneumoniae*：ペニシリン低感受性肺炎球菌）およびPRSP（Penicillin-resistant *Streptococcus pneumoniae*：ペニシリン耐性肺炎球菌）が分離されている状況であればバンコマイシンの追加を考慮する．また，健康な成人の肺炎球菌による細菌性髄膜炎ではステロイドの先行使用が予後の改善をもたらす[7]ことから**抗菌薬治療に先行してステロイドを開始することが重要である．**（ただし，抗菌薬投与後のステロイド開始は推奨されていない．）

処方例
- セフトリアキソン（ロセフィン®）1回2g　1日2回（12時間おき）
  ＋デキサメタゾン（デキサート®）1回0.15 mg/kg　1日4回（6時間おき）　4日間
- PISP，PRSPが分離されている地域では：
  ＋バンコマイシン（塩酸バンコマイシン）1回30〜45 mg/kg　1日3回（8時間おき）
- 50歳以上では：
  ＋アンピシリン（ビクシリン®）1回2g　1日6回（4時間おき）
- ヘルペス脳炎を疑う場合は：
  ＋アシクロビル（ゾビラックス®）1回12 mg/kg　1日3回（8時間おき）

※培養結果が出れば抗菌薬の最適化を行う
※原因菌に合わせて治療期間を決める

4 今後のマネジメント

1）原因微生物が判明すればde-escalationを！

ステロイドを投与しつつ抗菌薬（＋抗ウイルス薬）で治療開始する．細菌性髄膜炎であることが証明されれば，おのおのの原因微生物に基づいて治療期間を決定する（表2）．

表2　病原微生物ごとの推奨治療期間

病原微生物	治療期間
髄膜炎菌	7日間
インフルエンザ菌	7日間
肺炎球菌	10〜14日間
GBS	14〜21日間
好気性グラム陰性桿菌	21日間
リステリア	21日間以上

病原微生物により治療期間が異なる！細菌性髄膜炎の原因菌に応じてどの程度の治療期間が必要なのか，その都度確認は必要である．
GBS：group B *Streptococcus*（B群レンサ球菌）
（文献1より引用）

2）培養・PCR陰性でも症状が続けば無菌性髄膜炎のさらなる鑑別を！

　抗菌薬の曝露歴がなく，血液・髄液培養がともに陰性の場合にはその時点で全身状態が良好であれば治療を終了してもよい．ヘルペス脳炎を疑いアシクロビルを投与している場合はHSVのPCR陰性を確認してアシクロビルによる治療を中断する．しかし，HSVのPCRは発症48時間未満では感度が低いため，初回のPCRが陰性であってもヘルペス脳炎を疑うのであれば，**3〜7日以内に髄液のPCRを再検する必要がある**[8]．また，PCR陰性であっても疑わしい場合は治療期間を完遂した方がよい．一般的に無菌性髄膜炎は自然軽快することが多いが，症状改善がなければ無菌性髄膜炎の鑑別に戻り，必要な病歴聴取，身体所見の確認を行う．

3）髄膜炎菌やインフルエンザ菌b型感染の濃厚接触者は予防投与を！

　髄膜炎菌やインフルエンザ菌b型が原因菌の場合は周囲への伝播もありうるため，濃厚接触者には抗菌薬の予防投与が必要になる．健康成人ではあるが髄膜炎を起こした場合には，肺炎球菌ワクチンやインフルエンザ菌b型ワクチンの接種は積極的に考えてもよいだろう．

症例❷　免疫抑制患者の髄膜炎（図3）

　SLEでプレドニゾロン＋シクロホスファミドにて治療中の30歳代女性．5日前より発熱および頭痛を認めたために定期外来受診時に相談．発熱源精査目的で入院した．入院時の身体所見でJolt accentuationおよび項部硬直を認めた．

1　患者背景・感染臓器から想起される対象微生物

　症例2は細胞性免疫不全の患者である．細胞性免疫不全患者の細菌性髄膜炎は多岐にわたるため原因微生物の推定がとても重要である．しかし，こういった場合には**「鑑別疾患をずらすのではなく広げる」**という原則がとても重要である．つまり，通常の細菌性髄膜炎の病原微生物に加えて，細胞性免疫不全を起こした際に原因となるリステリアや**結核，クリプトコッカス**などの慢性髄膜炎を起こすものを想定するということである．場合によってはノカルジア，アクチノマイセスなどの脳膿瘍が鑑別に入ることもある．また，HSV・VZVによる髄膜炎や，HIV患者では神経梅毒やトキソプラズマ髄膜脳炎などの可能性も考える必要がある．

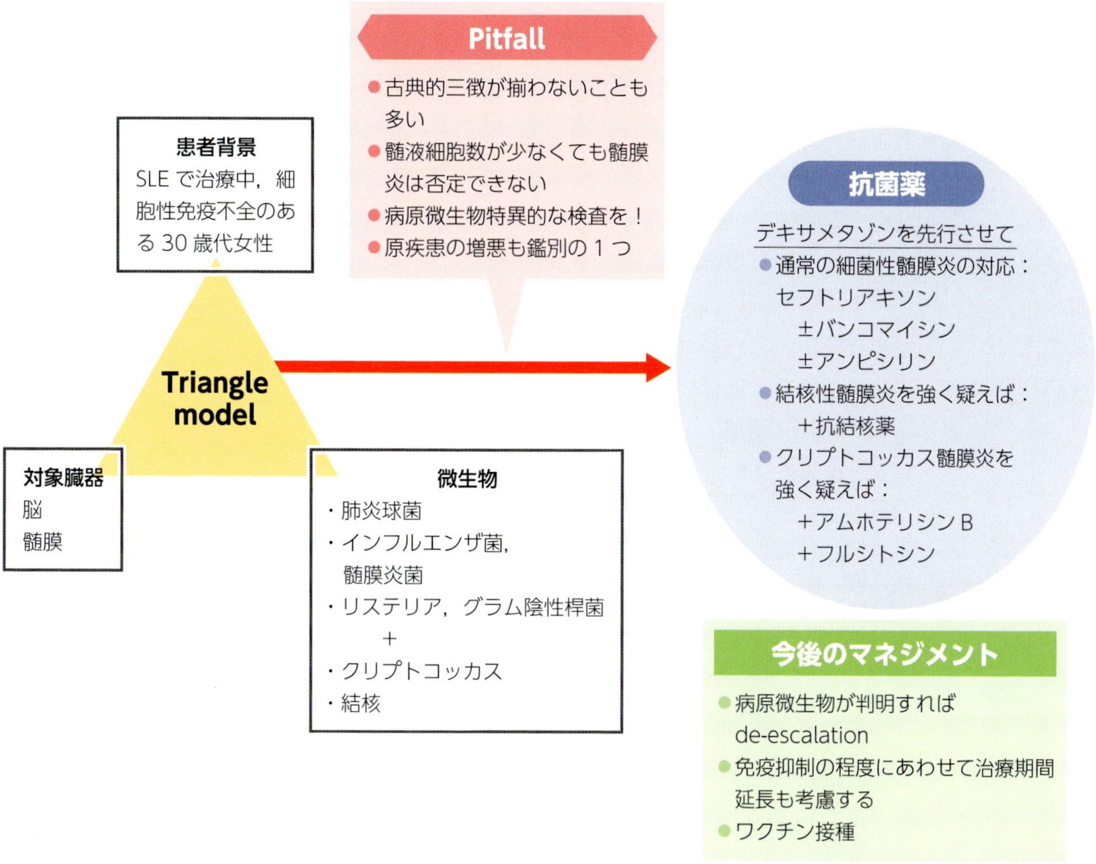

Pitfall

- 古典的三徴が揃わないことも多い
- 髄液細胞数が少なくても髄膜炎は否定できない
- 病原微生物特異的な検査を！
- 原疾患の増悪も鑑別の1つ

患者背景
SLEで治療中，細胞性免疫不全のある30歳代女性

対象臓器
脳
髄膜

Triangle model

微生物
- 肺炎球菌
- インフルエンザ菌，髄膜炎菌
- リステリア，グラム陰性桿菌
 ＋
- クリプトコッカス
- 結核

抗菌薬

デキサメタゾンを先行させて
- 通常の細菌性髄膜炎の対応：
 セフトリアキソン
  ±バンコマイシン
  ±アンピシリン
- 結核性髄膜炎を強く疑えば：
 ＋抗結核薬
- クリプトコッカス髄膜炎を強く疑えば：
 ＋アムホテリシンB
 ＋フルシトシン

今後のマネジメント

- 病原微生物が判明すればde-escalation
- 免疫抑制の程度にあわせて治療期間延長も考慮する
- ワクチン接種

図3　症例2：「免疫抑制患者の髄膜炎」のトライアングルモデル

2 忘れてはいけないPitfall

1）髄膜炎を疑う際のPitfall

①**髄膜炎そのものの症状が出にくい！**：細胞性免疫不全の患者では発熱，頭痛，意識障害の髄膜炎の三徴とされているものが揃わないことが多い．

②**髄液細胞数が少なくても否定が難しい！**：極度の細胞性免疫不全状態にある場合やHIV感染者では，腰椎穿刺を実施しても髄液の細胞数が上昇していないこともある．そのため，臨床症状で髄膜炎を疑った場合には髄液の一般検査に異常がなくても髄膜炎を除外してはいけない．

③**病原微生物に特異的な検査を！**：細胞性免疫不全を背景とした髄膜炎を想定する場合には，**病原微生物に特異的な検査項目をあわせて提出する必要がある**．結核性髄膜炎を想定した場合には髄液中のADA（adenosine deaminase），Ziehl-Neelsen染色や抗酸菌培養，TB-PCRなどを，また，クリプトコッカス髄膜炎を想定した場合には血液および髄液のクリプトコッカス抗原価を測定し，髄液のインディアインク染色（または墨汁染色）などを行う必要がある．HIV感染者では神経梅毒を疑い，血清および髄液中のトレポネーマ抗原，非トレポネーマ抗原を測定し，また，トキソプラズマを疑い血清および髄液中のトキソプラズマIgGを測定する必要がある．検査結果の判断など詳細については成書を参考にされたい．

2) 原因微生物の鑑別の際のPitfall

①**原疾患の増悪も鑑別**：**症例1**のとおり，無菌性髄膜炎の場合は鑑別が多岐にわたる．SLEや神経ベーチェットなどの自己免疫性疾患の治療を行っている場合は，ときに原疾患の増悪であることもあり，鑑別が難しくなる．ステロイドや免疫抑制薬が減量されていないか，新規の薬剤が始まっていないかなどの薬歴の確認も重要である．

②**想定する病原微生物をずらすのではなく広げる**：よくこういった細胞性免疫不全が想定される場合に，鑑別疾患をずらしてしまい通常の肺炎球菌やインフルエンザ菌，エンテロウイルスなどの存在を忘れて鑑別をすすめてしまうことがある．「Common is common」の原則を忘れずに，病原微生物の想定範囲を広げるという意識で考えていただきたい．

3 選択すべき抗菌薬

通常の細菌性髄膜炎の対応は**症例1**を参考にされたい．以下に，結核性髄膜炎を疑う場合，クリプトコッカス髄膜炎を疑う場合の処方例を示す．

処方例
【結核性髄膜炎を強く疑う場合】[9]
- イソニアジド（イスコチン®）1回300 mg　1日1回　朝食後
  ＋リファンピシン（リファジン®）1回600 mg　1日1回　朝食前
  ＋ピラジナミド（ピラマイド®）1回1,000 mg　1日1回　朝食後（1,500 mgまで増量可）
  ＋エタンブトール（エサンブトール®）1回1,000 mg　1日1回　朝食後

【クリプトコッカス髄膜炎を強く疑う場合】[10]
- 寛解導入療法として
  アムホテリシンBリポソーム製剤（アムビゾーム®）1回4 mg/kg/日　24時間ごと
  ＋フルシトシン（アンコチル®）1回25 mg/kg　6時間ごと
  2週間〜髄液培養陰性化まで継続
- 次に，地固め療法として
  フルコナゾール（ジフルカン®）1回400 mg　1日1回　朝食後　内服8週間
  ※場合によっては治療期間の延長も考慮する
  ※ほかの病原微生物に関してはガイドラインまたは成書を参考にされたい

4 今後のマネジメント

できる限り病原微生物が何かを詰める必要がある．そのためには血液培養や髄液培養提出だけではなく，先にも述べたように積極的に髄液中のADA，Ziehl-Neelsen染色，インディアインク染色（または墨汁染色）や抗酸菌培養，TB-PCR，髄液中のクリプトコッカス抗原価などを提出する必要がある．また，病原微生物が判明した時点で薬剤の最適化を行う．さらに，**治療効果や免疫抑制の程度に合わせて適宜抗菌薬の治療期間延長も考慮する．**

最後に，本来は免疫抑制を行う事前の段階でワクチン接種が施行されることが望ましいが，病状によりやむを得ず免疫抑制療法を先行させなければならないこともあり，必ずしも適切なワクチン接種が全例に行われているわけではない．あまり知られてはいないことではある

が，**細胞性免疫不全患者では生ワクチンは禁忌であるものの，不活化ワクチンについてはその限りではない．**そのため，特別禁忌の状態でなければ髄膜炎治療後に肺炎球菌ワクチンやインフルエンザ菌b型ワクチンの接種を推奨する．なお，インフルエンザやB型肝炎などの不活化ワクチンも接種を積極的に行う[11]．

　また，細胞性免疫不全患者を守るためにも患者家族などの免疫正常者に対して，無菌性髄膜炎を起こすVZVやムンプスウイルスに対する生ワクチンの接種について情報提供を行い，家族内でのvaccine preventable diseases（VPD：ワクチンで防ぐことができる疾患）の発生の可能性を下げておくことが必要である．

症例❸　小児の髄膜炎（図4）

　気管支喘息の既往のある2歳女児．来院当日39℃台の発熱を認めた．その後だんだん意識がおかしくなり，突然痙攣を起こしたとのことで小児科外来を受診した．受診時に意識障害，項部硬直を認めた．

1　患者背景・感染臓器から想起される対象微生物

　やはり何といっても**小児は日齢，月齢，年齢によって想定される原因菌が異なることがあげられる．**表3を参考にされたい．

　1カ月未満の新生児の場合はGBS（Group B Streptococcus：B群レンサ球菌）や大腸菌，リステリアなどを想定する必要がある．

　1〜23カ月の乳幼児では肺炎球菌，髄膜炎菌，インフルエンザ菌，大腸菌などを想定する．2歳以上では肺炎球菌，インフルエンザ菌，髄膜炎菌を想定する．

　また，インフルエンザ菌b型ワクチンの定期予防接種化で，インフルエンザ菌のなかでもBLNAR（β-lactamase-nonproducing ampicillin resistant：βラクタマーゼ非産生アンピシリン耐性）による髄膜炎が増えてきているという報告もあるので留意が必要である．

2　忘れてはいけないPitfall

　先天性免疫不全の基礎疾患を有している可能性があるため，免疫不全の検索もあわせて行う必要がある．予防接種歴では特に肺炎球菌やインフルエンザ菌b型に対するワクチン接種がどの程度まで進んでいるかを保護者に確認する必要がある．

3　選択すべき抗菌薬

　小児では特に日齢，月齢，年齢，体重などで抗菌薬の種類や用量が変わるのでその都度確認しながら抗菌薬を選択する必要がある．表3を参考にしていただきたい．小児の細菌性髄膜炎でステロイド使用のエビデンスがあるものは，インフルエンザ菌b型の細菌性髄膜炎による難聴などの神経学的予後の改善である[12]．小児の肺炎球菌やほかの病原微生物の髄膜炎

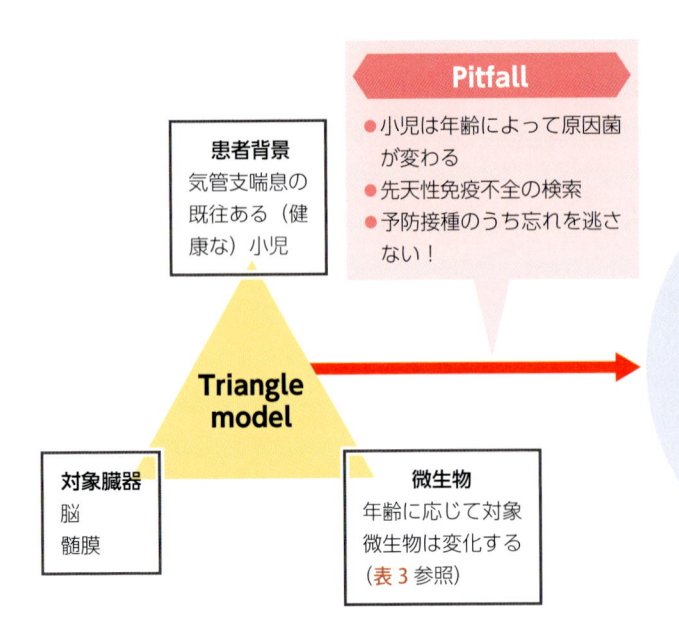

図4 症例3：「小児の髄膜炎」のトライアングルモデル

患者背景
気管支喘息の既往ある（健康な）小児

対象臓器
脳
髄膜

微生物
年齢に応じて対象微生物は変化する
（表3参照）

Triangle model

Pitfall
- 小児は年齢によって原因菌が変わる
- 先天性免疫不全の検索
- 予防接種のうち忘れを逃さない！

抗菌薬
- 1カ月未満：
アンピシリン＋セフォタキシム or ゲンタマイシン
- 1カ月以上：
（3カ月以上ではデキサメタゾンを先行させて）
セフォタキシム or セフトリアキソン
(PISP, PRSPが分離されている場合＋バンコマイシン)

今後のマネジメント
- セフトリアキソンで胆泥の発生に注意！
- 先天性免疫不全疾患のスクリーニング
- 難聴などの合併症に注意
- 病原微生物がわかったらde-escalation
- ワクチンスケジュールの再確認を！

表3 年齢別の想定される原因菌と抗菌薬

年齢	一般的に想定される原因菌	empiricな抗菌薬
1カ月以下	GBS，大腸菌，リステリア，クレブシエラなど	アンピシリン＋セフォタキシム or アンピシリン＋アミノグリコシド系
1〜23カ月	肺炎球菌，髄膜炎菌，GBS，インフルエンザ菌，大腸菌など	バンコマイシン＋第3世代セファロスポリン
2〜50歳	肺炎球菌，髄膜炎菌	バンコマイシン＋第3世代セファロスポリン
50歳以上	肺炎球菌，髄膜炎菌，リステリア，グラム陰性桿菌	バンコマイシン＋アンピシリン＋第3世代セファロスポリン

年齢別に想定される原因菌と抗菌薬．本邦においては2〜50歳でもインフルエンザ菌が想定される．
（文献1より引用）

については現在のところ定まった見解はなく，ステロイドの使用についてはケースバイケースで判断する必要があるだろう．

処方例

【日齢7日以下】
- アンピシリン（ビクシリン®）1回150 mg/kg　1日3回（8時間おき）
  ＋セフォタキシム（セフォタックス®）1回100〜150 mg/kg　1日2〜3回（8〜12時間おき）
  または，ゲンタマイシン（エルタシン）1回5 mg/kg　1日2回（12時間おき）
- PISP，PRSPが分離されている地域では上記に加えて
  ＋バンコマイシン（塩酸バンコマイシン）1回20〜30 mg/kg　1日2〜3回（8〜12時間おき）

【日齢7日〜1カ月】
- アンピシリン（ビクシリン®）1回200 mg/kg　1日3〜4回（6〜8時間おき）
  ＋セフォタキシム（セフォタックス®）1回150〜200 mg/kg　1日3〜4回（6〜8時間おき）
  または，ゲンタマイシン（エルタシン）1回7.5 mg/kg　1日3回（8時間おき）
- PISP，PRSPが分離されている地域では上記に加えて
  ＋バンコマイシン（塩酸バンコマイシン）1回30〜45 mg/kg　1日3〜4回（6〜8時間おき）

※1カ月以下では明確なエビデンスは存在しないためにデキサメタゾンは使用しない

【1カ月以上の乳幼児】
- セフォタキシム（セフォタックス®）1回225〜300 mg/kg　1日3〜4回（6〜8時間おき）
  または，セフトリアキソン（ロセフィン®）1回80〜100 mg/kg　1日2回（12時間おき）
  ＋3カ月以上であればデキサメタゾン（デキサート®）1回0.15 mg/kg　1日4回（6時間おき）
- PISP，PRSPが分離されている地域では上記に加えて
  ＋バンコマイシン（塩酸バンコマイシン）1回60 mg/kg　1日4回（6時間おき）

4 今後のマネジメント

1）セフトリアキソンによる高ビリルビン血症，胆泥に要注意！

小児においてセフトリアキソンは新生児で高ビリルビン血症を起こすこと，高用量でカルシウムと沈着して胆泥形成を起こすことがあるためにセフォタキシムが優先されることが多い．もし，セフトリアキソンを使用する場合は経時的に胆泥形成がないか腹部エコーなどでフォローする必要がある．

2）髄膜炎の発症因子，QOLにかかわる合併症を評価！

髄膜炎を起こすような先天性免疫不全の疾患がないかスクリーニングを行う．また，難聴などの髄膜炎の合併症が起こっていないかチェックする．

3）ワクチンスケジュールの再確認を！

小児の場合はワクチンスケジュールの確認が最も大切であり，これまでのワクチン接種歴

に抜けがあれば小児科医，保護者間で相談し，キャッチアップ・スケジュールを組む必要がある．

症例❹ 脳外科術後の髄膜炎（VPシャント関連感染を中心に）(図5)

くも膜下出血で緊急手術となった50歳代男性．術後，続発性水頭症に対して脳室–腹腔シャント（ventriculo peritoneal shunt：VPシャント）挿入術を施行され，リハビリテーション中であった．術後10日目に悪寒戦慄を伴う発熱を認め，意識障害をきたしているところを発見された．腰椎穿刺では髄液が混濁しており，グラム染色ではグラム陽性球菌を認めた．empiricにバンコマイシン＋セフェピムで治療が開始された．後日，髄液培養からはMRCNSが分離された．

MRCNS：メチシリン耐性コアグラーゼ陰性ブドウ球菌（methicillin-resistant coagulase-negative Staphylococci）

1 患者背景・感染臓器から想起される対象微生物

脳室内シャントや脳室外ドレーンなど人工物に関連した髄膜炎は重篤な合併症の1つである．そのため，脳外科手術の既往がある場合に体内に異物がないか確認しておくことがもっとも重要である．VPシャント感染，髄膜炎の50〜70％は60日以内におこり，90％は6カ月以内に起こる．しかし，6カ月以降も比較的稀ではあるが新たに感染する例もある．髄膜炎の原因として術中の汚染が最大の原因とされており，他には手術部位感染や虫垂炎，消化管穿孔や手術，腹部外傷が契機となった腹腔内感染からの逆行性感染の例もある[13, 14]．

VPシャント感染，髄膜炎の原因微生物を表4にまとめた[13]．VPシャントは腹腔内と交通しているためにグラム陽性球菌とともに腸内細菌群を含むグラム陰性桿菌の感染を想起しなければならない．また，腹腔内に膿瘍形成している場合には複数菌による感染症の可能性も考慮する必要がある．

2 忘れてはいけないPitfall

1) 症状が出づらい！

VPシャント感染では発熱の報告はばらつきがあり，発熱を含めた症状を全くきたさないこともある．VPシャント感染で比較的多い症状はVPシャント機能不全が原因で起こる頭痛，嘔気，意欲低下，意識変容などであり，VPシャント機能不全による症状が出て感染症と診断されることもしばしばある．また，VPシャントはどの部分に感染が成立しているかでも症状が大きく左右されるため，シャントのルートに沿って全身の診察を行う必要がある．診断には髄液や脳室液を採取して一般検査やグラム染色，培養を提出する必要がある．また，シャント周囲に発赤や液体貯留などの局所所見がある場合は可能であれば穿刺液を培養に提出する．

2) 腹部にも注意が必要！

腹腔内にシャントが挿入されているため，細菌性髄膜炎を発症する際にシャントを通じて腹腔内に膿汁が移行し膿瘍形成を起こす場合がある．逆に，虫垂炎や消化管穿孔，腹腔内膿

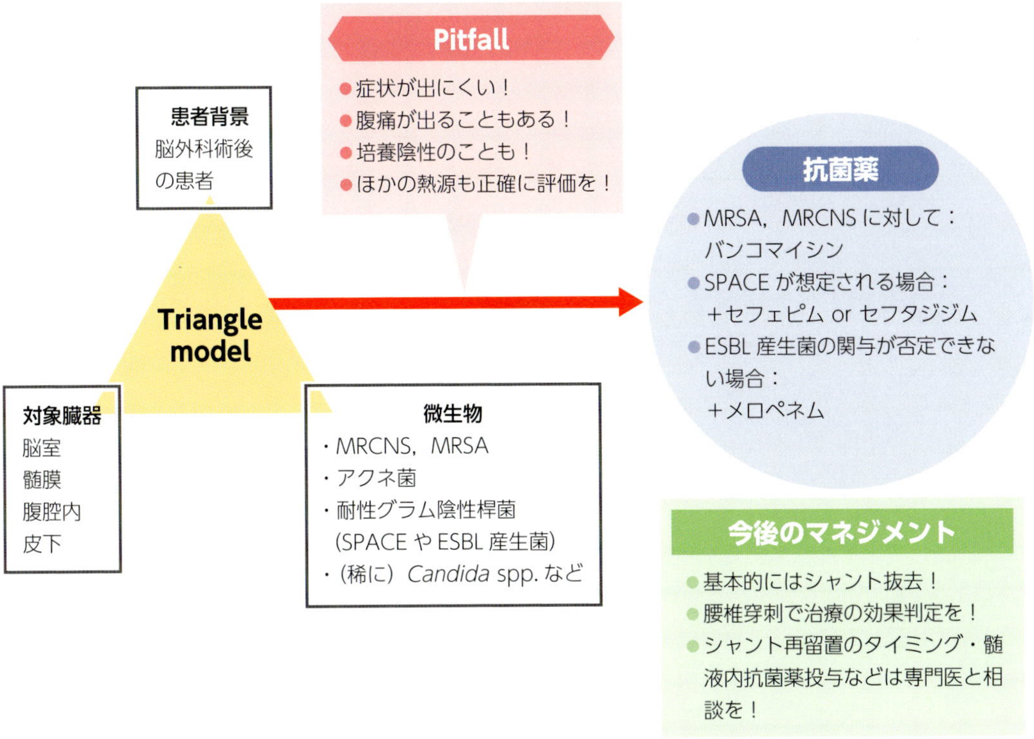

図5 症例4:「脳外科術後の髄膜炎」のトライアングルモデル

患者背景
脳外科術後の患者

対象臓器
- 脳室
- 髄膜
- 腹腔内
- 皮下

微生物
- MRCNS, MRSA
- アクネ菌
- 耐性グラム陰性桿菌（SPACE や ESBL 産生菌）
- （稀に）*Candida* spp. など

Triangle model

Pitfall
- 症状が出にくい！
- 腹痛が出ることもある！
- 培養陰性のことも！
- ほかの熱源も正確に評価を！

抗菌薬
- MRSA, MRCNS に対して：バンコマイシン
- SPACE が想定される場合：+セフェピム or セフタジジム
- ESBL 産生菌の関与が否定できない場合：+メロペネム

今後のマネジメント
- 基本的にはシャント抜去！
- 腰椎穿刺で治療の効果判定を！
- シャント再留置のタイミング・髄液内抗菌薬投与などは専門医と相談を！

表4 VPシャント感染の起因菌

病原微生物	症例数（％）	1カ月未満	1～12カ月	12カ月以上
CNS（コアグラーゼ陰性ブドウ球菌）	29（37％）	19	9	1
Staphylococcus aureus（黄色ブドウ球菌）	14（18％）	9	5	−
Propionibacterium acnes（アクネ菌）	7（9％）	5	2	−
Viridans group streptococci（緑色レンサ球菌）	3（4％）	2	1	−
Enterobacteriaceae（腸内細菌）	3（4％）	3	−	−
Nonfermenters（ブドウ糖非発酵菌）	2（3％）	−	1	1
Enterococcus species（腸球菌）	1（1％）	−	1	−
Polymicrobial（混合感染）	12（15％）	4	2	6
Culture negative（培養陰性）	7（9％）	6	1	−

（文献13を参考に作成）

瘍などからシャントの外腔を通じて髄液，脳室内に感染が成立し髄膜炎を起こすこともある[14]．そのためVPシャント感染・髄膜炎を疑った場合には腹腔内に感染がないかをあわせて評価する必要がある．

3）診断が難しい！ 培養陰性もありうる！

シャント感染していても脳室液や髄液の培養が陰性の場合もあり，実際には感染／非感染の判断に迷うことも多い[15]．また術後には化学性髄膜炎（chemical meningitis）と呼ばれる細胞数増加があり，髄液検査そのものの評価が難しいこともある[16]．

4）ほかの熱源もしっかり検索を！

　VPシャントに関連した髄膜炎の診断は難しいため，ほかの熱源の存在を評価することは重要である．よくある院内の発熱の原因としては偽痛風，CDI（*Clostridium difficile* infection：*Clostridium difficile* 感染症），薬剤，深部静脈血栓症，褥瘡，デバイス関連の感染などがある．特に本症例のように，術後の静脈ルートを含めたデバイスが多く挿入されている場合は，どこにどのようなデバイスがいつ挿入・抜去されたかを毎日把握しておく．

3 選択すべき抗菌薬

　VPシャント感染の治療は，通常の髄膜炎と同様に（殺菌性のある）抗菌薬のうち髄液移行性の優れたもので行う．しかしながら，通常の細菌性髄膜炎以外に想定される菌のカバーを考慮する必要がある．大きく異なるのはMRCNSおよびMRSAの頻度が高くなる点である[14]．そのためempiric therapyとしてバンコマイシンが必要となる．また，院内感染の原因微生物としてSPACEやESBL（extended spectrum β-lactamase：基質特異性拡張型βラクタマーゼ）産生菌をカバーする必要が出てくる．各施設のアンチバイオグラムを見てempiric therapyを決定する必要があるが，通常，SPACEに対しては抗緑膿菌作用をもつ第4世代セファロスポリンを選択することが多い．また，院内にESBL産生菌が多い場合は，メロペネムなどのカルバペネム系抗菌薬を使用する必要がある．本人の過去の保菌歴や病棟内のほかの患者でこれらの耐性度の高いグラム陰性桿菌が検出されている場合には，培養結果が出るまではempiricにカバーをしておいた方がよいだろう．

> **MEMO** **SPACEについて**
>
> 院内感染をおこしやすいグラム陰性桿菌を覚えやすくそれぞれ頭文字をとってSPACEと筆者は研修医に教えている．Sは*Serratia*（セラチア），Pは*Pseudomonas*（緑膿菌），Aは*Acinetobacter*（アシネトバクター），Cは*Citrobacter*（シトロバクター），Eは*Enterobacter*（エンテロバクター）である．これらは効果のある抗菌薬が少なく，抗緑膿菌作用をもつ第4世代セファロスポリンやカルバペネム系抗菌薬を使用することも多いため，治療経過には十分に注意する．

　きわめて稀であるが，グラム染色で酵母様真菌を認めた場合は院内または近隣の感染症科医に必ずコンサルトしたうえで，*Candida* spp.，クリプトコッカスを想定して抗真菌薬の使用も考慮する．

処方例

【MRCNS，MRSAが想定される場合は】
- バンコマイシン（塩酸バンコマイシン）1回1g　1日2回（12時間おき）

【＋SPACEが想定される場合は】
- セフェピム（マキシピーム®）1回2g　1日3回（8時間おき）
  または
  セフタジジム（モダシン®）1回2g　1日3回（8時間おき）

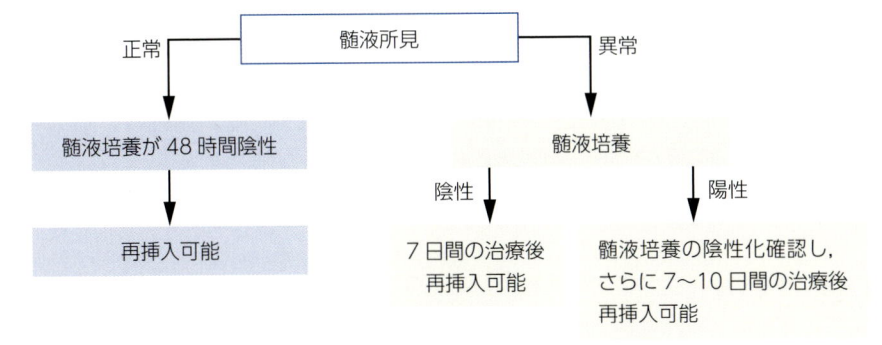

```
           正常     ┌─髄液所見─┐    異常
            ↓      └──────┘     ↓
      髄液培養が48時間陰性           髄液培養
            ↓                陰性↓    ↓陽性
         再挿入可能         7日間の治療後  髄液培養の陰性化確認し，
                           再挿入可能   さらに7〜10日間の治療後
                                      再挿入可能
```

図6　VPシャント再留置のタイミング〜CNS *P. acnes* の場合
（文献15を参考に作成）

【＋ESBL産生菌が想定される場合は】
- メロペネム（メロペン®）1回2g　1日3回（8時間おき）

※培養結果が出れば抗菌薬の最適化を行う

4 今後のマネジメント

1）基本的にはシャント抜去を！

　シャント感染を起こしている場合は，シャント表面にバイオフィルムが形成されているためにシャント抜去が必須である．シャントを抜去する際には脳室外ドレーンを一時的に留置することになるが，脳室外ドレーンも長期に留置すると感染症を起こす可能性があり，VPシャント再留置が必須となる．VPシャント再留置のタイミングは原因微生物により異なるために注意が必要である．CNS *P. acnes* におけるVPシャント再留置のタイミングは図6の通りである[18]．ほかの病原微生物に関しての再留置については専門家によって意見がわかれることもあり，感染症科および脳神経外科にコンサルトが必要である．

2）効果判定は髄液で！

　一般的な感染症の場合は肺炎ならば呼吸数やSpO_2，急性下痢症ならば下痢回数や脱水の有無などそれぞれの感染症に特異的な臨床情報をもとに経過を観察することが基本原則である．しかし，VPシャント感染は場合によっては症状の乏しい感染症であるため，意識状態や発熱の有無だけでなく経時的に髄液を再評価し治療効果を判定せざるを得ない．また，髄液の検査結果の解釈に迷う場面も多く，治療効果の判断に迷う場合は感染症科，脳神経外科にコンサルトする必要がある．

3）髄腔内抗菌薬投与は専門医と相談を！

　シャント抜去困難かつ治療困難例については，脳室や髄腔内に直接抗菌薬投与を行うことも考慮されうる．しかし，①FDAでは髄腔内への抗菌薬投与そのものが認可されていないこと，②2016年2月時点でVPシャント感染の治療における髄腔内への抗菌薬投与に関するランダム化比較試験結果は存在しないこと，③適切な髄腔内投与量は小規模のスタディのものしかなく目安はあるがいまだ明確でないこと，は理解しておく必要がある．治療に難渋する場合は感染症科，脳神経外科に必ずコンサルトする．

おわりに

　細菌性髄膜炎などは見逃すと重大な後遺症が残ったり，場合によっては死に至ってしまうような医師にとっても非常に辛い経験になる病気である．もし判断に迷うようなことがあれば，迷わず近くの専門医に相談する必要がある．

■ 文献・参考文献

1) Tunkel AR, et al：Practice guidelines for the management of bacterial meningitis. Clin Infect Dis, 39：1267-1284, 2004
　→一度は目を通しておきたい細菌性髄膜炎のガイドライン．年齢別だけでなく，頭部外傷などにも言及がある．

2) Brouwer MC, et al：Dilemmas in the diagnosis of acute community-acquired bacterial meningitis. Lancet, 380：1684-1692, 2012
　→細菌性髄膜炎をどのように診断していくか非常にわかりやすく書いている．髄液の解釈のしかたなども書かれている．

3) Attia J, et al：The rational clinical examination. Does this adult patient have acute meningitis? JAMA, 282：175-181, 1999
　→JAMAの人気シリーズの髄膜炎特集．このシリーズはいつも勉強になる．

4) van de Beek D, et al：Community-acquired bacterial meningitis in adults. N Engl J Med, 354：44-53, 2006

5) Mylonakis E, et al：Central nervous system infection with Listeria monocytogenes. 33 years' experience at a general hospital and review of 776 episodes from the literature. Medicine (Baltimore), 77：313-336, 1998

6) 後藤道彦：第2章 3.無菌性髄膜炎をみてしまったとき，「レジデントノート増刊 疾患の全体像「ゲシュタルト」をとらえる感染症の診断術」（西垂水和隆，成田 雅/編），p196, 2014

7) de Gans J & van de Beek D：Dexamethasone in adults with bacterial meningitis. N Engl J Med, 347：1549-1556, 2002

8) Tunkel AR, et al：The management of encephalitis: clinical practice guidelines by the Infectious Diseases Society of America. Clin Infect Dis, 47：303-327, 2008

9)「結核診療ガイドライン 改訂第3版」（日本結核病学会/編），南江堂，2015
　→結核についてはこれが詳しい．結核性髄膜炎のみならず活動性結核や潜在性結核のときも参考になる．

10) Perfect JR, et al：Clinical practice guidelines for the management of cryptococcal disease: 2010 update by the infectious diseases society of america. Clin Infect Dis, 50：291-322, 2010
　→クリプトコッカスの治療について知りたい場合は必須である．

11) Rubin LG, et al：2013 IDSA clinical practice guideline for vaccination of the immunocompromised host. Clin Infect Dis, 58：e44-100, 2014
　→免疫不全の方を守る意味でもぜひ目を通してほしい．さまざまな免疫不全に対するワクチンの推奨が書かれている．

12) McIntyre PB, et al：Dexamethasone as adjunctive therapy in bacterial meningitis. A meta-analysis of randomized clinical trials since 1988. JAMA, 278：925-931, 1997

13) Conen A, et al：Characteristics and treatment outcome of cerebrospinal fluid shunt-associated infections in adults: a retrospective analysis over an 11-year period. Clin Infect Dis, 47：73-82, 2008
　→まとまったVPシャント感染の記事．VPシャント関連の症状などの記載もあるので参考にしてほしい．

14) Adderson EE, Flynn PM：Cerebrospinal shunt infections.「Clinical infectious disease 2nd Edition」（Schlossberg D, ed), Cambridge University Press, pp536-540, 2015
　→VPシャント感染については非常にまとまっている文献．脳外科および感染症科をめざす若手医師はぜひ一読を．

15)「Mandell, Douglas, and Bennett's Principles and Practice of Infectious Diseases 8th Edition」（Bennett JE, et al, eds), Saunders, 2014
　→充実の内容である．髄膜炎について詳しくなりたい人はぜひ読むべき本．

16) 矢野晴美：脳外科術後の発熱へのアプローチ．「病院内/免疫不全関連感染症診療の考え方と進め方」（IDATENセミナーテキスト編集委員会/編），pp104-115, 医学書院，2011
　→非常にまとまっておりわかりやすいです．脳外科の若手医師はぜひ目を通しておくべき文献である．

17) 笹原鉄平：細菌性髄膜炎のマネジメント．「市中感染症診療の考え方と進め方」（IDATENセミナーテキスト編集委員会/編），pp28-36, 医学書院，2009
　→初学者にはわかりやすく簡潔な説明で本質をついた充実した内容のものである．ぜひ一読を．

18) 大場雄一郎：免疫不全患者の中枢神経感染症へのアプローチ．「病院内/免疫不全関連感染症診療の考え方と進め方」（IDATENセミナーテキスト編集委員会/編），pp202-215, 医学書院，2011
　→日本語の文献のなかでも非常にわかりやすく記載されている．免疫不全患者を担当する人は必ず読んでほしい．

5 「膿瘍」のトライアングルモデル

與語 葵，佐田竜一

> **Point**
> - 膿瘍の原因菌は，臓器ごとに異なる
> - 膿瘍の背景には，常に菌血症を考える
> - 治療は原則的に「ドレナージ」と「数週間から月単位の抗菌薬治療」である

はじめに

「膿瘍」は重篤な疾患群の1つだが，被包化するために炎症を限局化することから，やや長期の発熱を起こすこと，膿瘍部位によっては症状に乏しいことなどが特徴である．そのため，何よりもまず疑い，見つけた場合には抗菌薬投与とともに「ドレナージ可能か否か」をすみやかに判断することが重要である．今回，2例の膿瘍（腸腰筋膿瘍と肝膿瘍）症例から，膿瘍のマネジメントを提示する．

症例❶ 腸腰筋膿瘍：50歳代男性（図1）

糖尿病でかかりつけのADL自立な50歳代男性．1週間前から発熱と右背部痛を認め，次第に歩行困難が出現したため救急外来を受診した．右psoas signが陽性，腹骨盤部造影CTにて右腸腰筋に30 mm大の周囲に造影効果を伴うCT値の低い領域を認めた．翌日，血液培養にてグラム陽性球菌が発育した．

1 患者背景・感染臓器から想起される対象微生物

腸腰筋膿瘍の感染経路は**多くが血行性**であり，原因菌は**黄色ブドウ球菌（MSSA/MRSA）が最も多い**．腸管や泌尿器系隣接臓器の感染が波及した場合は，大腸菌などの腸内細菌科や嫌気性菌が関与する．糖尿病，末期腎不全，AIDSなどの易感染性，血液透析など菌血症を起こしやすい背景がないかを確認する[1]．

2 忘れてはいけないPitfall

1）ほかの脊椎周囲感染症を見逃さない！

腸腰筋膿瘍は，その周辺に存在する椎体に炎症が波及しやすく，椎体炎および硬膜下膿瘍などの脊椎周囲感染症を合併しやすい．特に硬膜下膿瘍を合併している場合には，膀胱直腸

Triangle model 図

患者背景: 50歳代男性、糖尿病

対象臓器: 腸腰筋（大腰筋/小腰筋や腸骨筋）

微生物:
・黄色ブドウ球菌（MSSA/MRSA）（最も重要）
・腸内細菌＋嫌気性菌

Pitfall
- ほかの脊椎周囲感染症を見逃さない！
- 感染性心内膜炎合併に注意！
- 結核性冷膿瘍は頭の隅に！

抗菌薬
グラム染色で
- 黄色ブドウ球菌（MSSA/MRSA）
  →第1世代セフェムやバンコマイシン
- 大腸菌などの腸内細菌＋嫌気性菌
  →施設のアンチバイオグラムに基づき ABPC/SBT または PIPC/TAZ
- 抗酸菌→抗結核薬

今後のマネジメント
- 可能な限りドレナージ！
- 神経所見の悪化に留意！
- 再発が意外と多いことを説明する

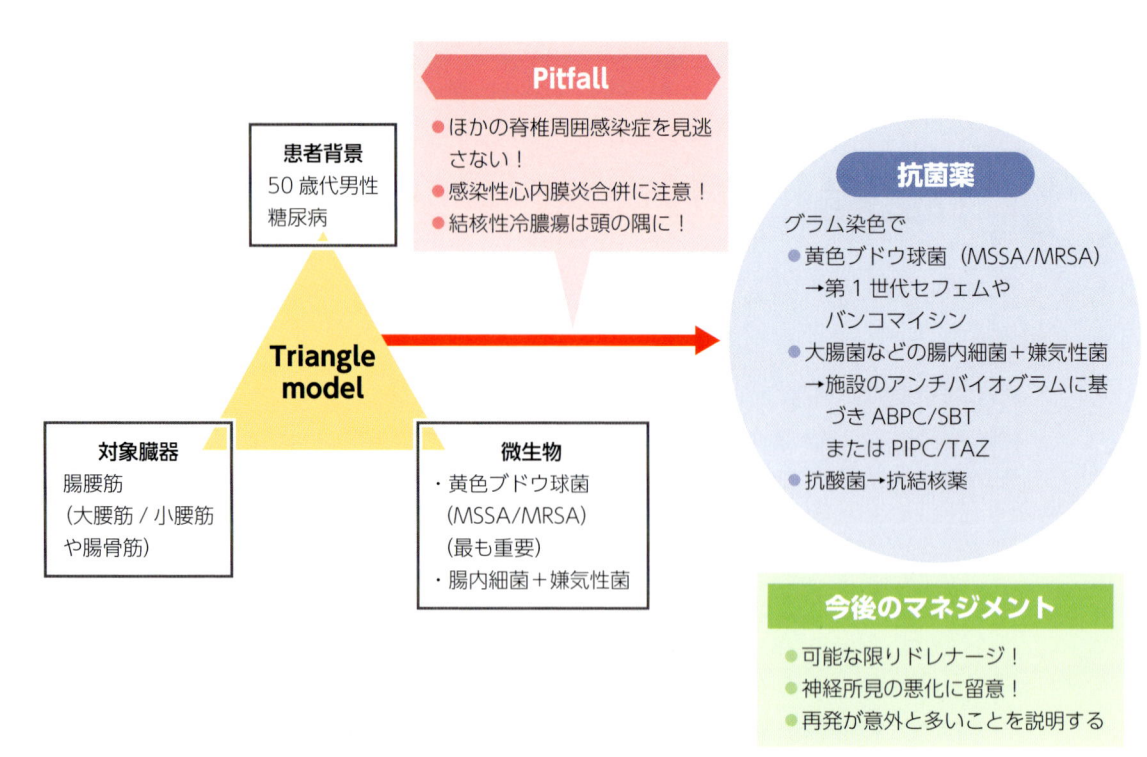

図1　症例1：「腸腰筋膿瘍」のトライアングルモデル

障害や下肢筋力低下の所見を見逃さない．硬膜下膿瘍を疑えばMRIでの診断が必須となり，症状が進行すれば緊急ドレナージの適応となる．また，腸腰筋膿瘍による周囲臓器の圧迫から下肢深部静脈血栓症や水腎症を起こすこともある．

2）感染性心内膜炎合併に注意！

脊椎周囲感染症は感染性心内膜炎からの波及で生じることもしばしばあるため[2]，**感染性心内膜炎の除外が必須**である．そのため診察では心雑音はもちろんのこと，Osler結節・Janeway斑・口腔内点状出血などにも注意して所見をとる．血液培養陽性であれば必ず追加で血液培養をとり，持続菌血症があれば感染性心内膜炎を強く疑う．その場合は経胸壁または経食道心エコーにより疣贅の存在を探す．

3）結核性冷膿瘍は頭の隅に！

膿検体の培養で菌が検出されない場合は，先行抗菌薬投与による菌量減少が原因であることが多い．しかし，稀ながら結核菌による冷膿瘍という場合もあるため，一般培養で検出されず治療経過も不良ならば抗酸菌培養も検討する．

❸ 選択すべき抗菌薬

脊椎周囲感染症における血液培養の陽性率は60％を超える[2]．全身状態が落ち着いているならば，膿瘍の穿刺ドレナージを行い，膿検体のグラム染色や培養で菌株が推定できた段階で抗菌薬治療を開始するのが望ましい．ただし，敗血症性ショックを起こしている場合はすみやかに抗菌薬を開始する．感染性心内膜炎の合併を強く疑うとき（心雑音，微小出血斑などの存在，etc）は，初回血液培養を2〜3セット採取して抗菌薬を開始する．

処方例

- MSSA ならば CEZ（セファゾリン）1回2g　1日3回　8時間おき
- MRSA ならば VCM（バンコマイシン）1回2g　1日2回　12時間おき
- 腸内細菌がいれば施設の大腸菌のアンチバイオグラムに基づき抗菌薬を考慮する[3]
  院内の大腸菌の ABPC/SBT 感受性が80％以上の時：ABPC/SBT 1回3g　1日4回　6時間おき
  院内の大腸菌の ABPC/SBT 感受性が80％未満の時：PIPC/TAZ 1回4.5g　1日4回　6時間おき

ABPC/SBT：アンピシリン/スルバクタム，PIPC/TAZ：ピペラシリン/タゾバクタム

4 今後のマネジメント

1）可能な限りドレナージ！

感染巣のコントロールには，**経皮的なドレナージが何よりも重要である．**原因菌は黄色ブドウ球菌が多く，持続菌血症に注意が必要である．ほかに感染巣がないか，また新たに合併していないかを，臨床経過や追加血液培養から判断する．感染性心内膜炎，化膿性椎体炎，硬膜下膿瘍といった併発疾患によって，マネジメントや治療期間が大きく異なる．

2）神経所見の悪化に留意！

特に硬膜外膿瘍の進展がある場合，神経学的所見の悪化で気づかれることも多い．日常の症状進行に留意し，必要であれば神経学的所見の再検や直腸診での肛門括約筋弛緩などを確認する．

3）再発が意外と多いことを説明する

治療期間は3〜6週間と十分な治療が必要であるが，再発率15％とも報告[4] されているため治療終了後も再発しうることを患者に説明しておく．

症例❷　肝膿瘍：50歳代男性（図2）

糖尿病でかかりつけのADL自立な50歳代男性．3日前からの悪寒戦慄を伴う38℃の発熱，右季肋部痛が出現したため救急外来を受診した．肝叩打痛を認め，腹部造影CTにて肝右葉に周囲に浮腫を伴ったCT濃度が低い領域を多く認めた．翌日，血液培養にてグラム陰性菌が発育した．

1 患者背景・感染臓器から想起される対象微生物

肝膿瘍の感染経路は**胆道感染からの波及**が多い．クレブシエラや大腸菌といった腸内細菌と，*Clostridium*，*Bacteroides* などの嫌気性菌が混在する**複数菌感染であることが多く**[5]，嫌気性菌の関与を忘れてはならない．

Pitfall
- 胆石／腫瘍による閉塞を見逃さない！
- アメーバ肝膿瘍のリスク評価を！
- 免疫不全の有無により原因菌が異なることも！

患者背景
50歳代男性
糖尿病

対象臓器
肝臓

微生物
・腸内細菌
（クレブシエラ属や大腸菌）
＋嫌気性菌（最も重要）

抗菌薬
- グラム染色で複数菌感染
  大腸菌／クレブシエラ属＋嫌気性菌
  →ABPC/SBT
- もしアメーバ肝膿瘍を疑えば
  →メトロニダゾール
  ＋パロモマイシン
- 大腸菌のABPC/SBT感受性が不良ならPIPC/TAZも検討

今後のマネジメント
- できるだけドレナージを！
  （5 cmを超える場合はチューブ留置）

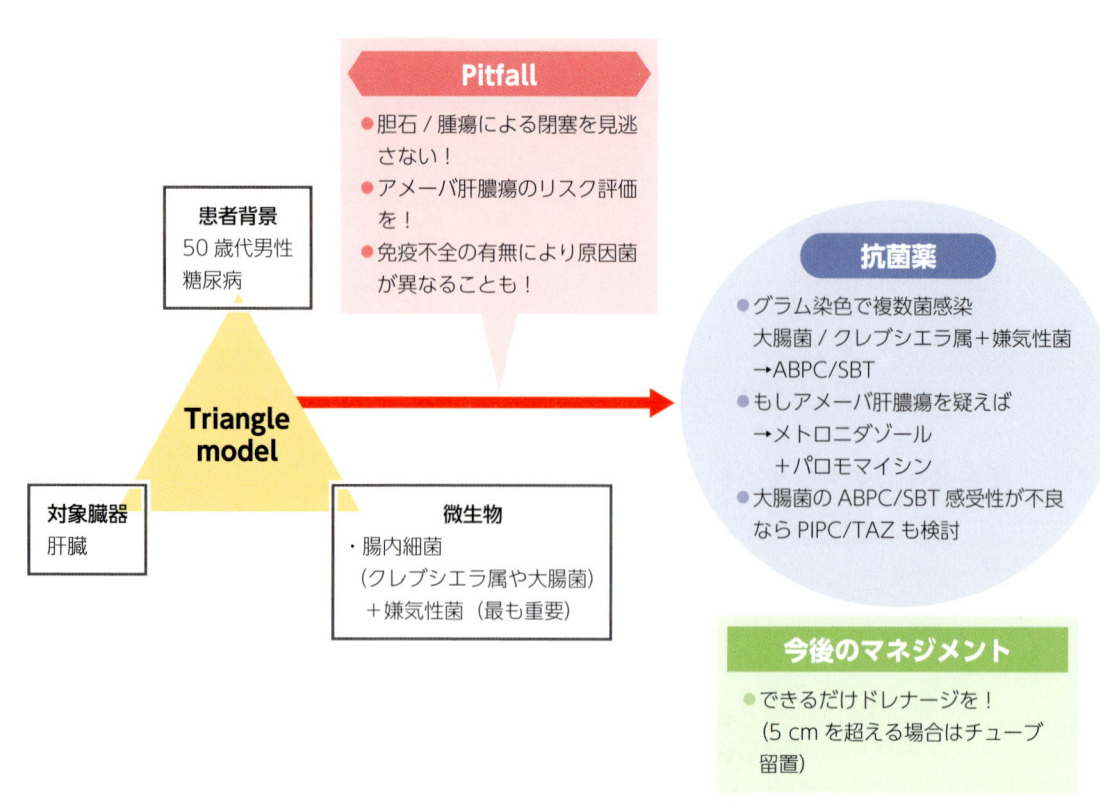

図2　症例2：「肝膿瘍」のトライアングルモデル

2 忘れてはいけないPitfall

1) 胆石／腫瘍による閉塞を見逃さない！

胆管結石や腫瘍による**胆管閉塞**が原因となることがあり，これらの検索が重要である．

2) アメーバ肝膿瘍のリスク評価を！

衛生環境のすぐれていない海外地域への渡航歴，知的障害者施設入所者，MSM（men who have sex with men）やcommercial sex workerとの接触などの性的生活習慣，HIV感染症などはアメーバ肝膿瘍のリスク因子であるため，これらがあればアメーバ肝膿瘍を疑い穿刺液の直接鏡検，血清抗体の提出を行う．血清アメーバ抗体は感度90％以上と高く，診断に有用である[6]．もし性的生活習慣の病歴聴取が得られれば，同時に梅毒，HBV，HCV，HIVなどのsexually transmitted infectionsの合併を考え精査するとよい．

3) 免疫不全の有無により原因菌が異なることも！

*Candida*菌血症としての*Candida*肝膿瘍のリスク因子は「長期間の好中球減少」「カテーテル留置」「重篤な粘膜バリアの障害」「広域抗菌薬投与」があり，状況によって原因菌として想定する．

3 選択すべき抗菌薬

血液培養の陽性率は約半数であり，ドレナージによる膿培養の陽性率は80％を超える[7]．全身状態が落ち着いているならば，培養結果を待ち，経静脈的に抗菌薬を投与する．治療期

表1 各膿瘍の主な原因菌と嫌気性菌の関与

		代表的な原因菌	嫌気性菌	複数菌	最低標準治療期間
脳膿瘍		レンサ球菌＞黄色ブドウ菌，腸内細菌（＋嫌気性菌）	あり	あり	4〜6週間
肺膿瘍		嫌気性菌＞好気性菌	あり	あり	3週間
腹腔内膿瘍		腸内細菌（特に大腸菌）＋嫌気性菌	あり	あり	―
腎膿瘍		腸内細菌（＋嫌気性菌）	あり	あり	3週間
皮下膿瘍	通常の体表皮膚：黄色ブドウ球菌		なし	なし	5〜7日間
	口腔内／陰部／DM関連：黄色ブドウ球菌に加えて腸内細菌＋嫌気性菌も関与		あり	あり	―

DM：diabetes mellitus（糖尿病）

間はあくまで目安であり，定まっていない．症例ごとに，臨床経過や画像によるフォローアップが必要である．アメーバ肝膿瘍では，メトロニダゾールやパロモマイシンが必要となる．

処方例
- ABPC/SBT　1回3g　1日4回　6時間おき　4〜6週間（ドレナージが十分ならば2〜3週間後内服薬へのスイッチも可）[8]

【アメーバ肝膿瘍の場合】
- メトロニダゾール1回500〜750 mg　1日3回　7〜10日間
 ＋パロモマイシン1回500 mg　1日3回　7日間

4　今後のマネジメント：できるだけドレナージを！

細菌性肝膿瘍に関しては原則的にドレナージが必要である．多発，膿瘍径が5 cmを超える場合は，穿刺排膿より経皮的ドレナージが有効である[9]．一方で**アメーバ肝膿瘍に関しては抗菌薬が著効することからドレナージそのものが推奨されていない**[10]．

各臓器の膿瘍と主な原因菌，最低標準治療期間について表1に示した．深部膿瘍の最低標準治療期間は数週間単位である．さらに，治療効果を造影CTやMRIで再評価し，膿瘍が消失（縮小）しているかを目安に抗菌薬投与期間を設定する．なおドレナージが不十分な場合は，抗菌薬投与期間の延長を検討する．

+α Lecture

膿瘍穿刺後にガタガタブルブル…穿刺後の菌血症について

膿瘍診療の基本原則は，穿刺を行い，菌体を把握してから抗菌薬を選択し，可能な限りドレナージを行うことである．しかしながら，膿瘍穿刺そのものが菌血症を起こしうるという事実については，成書でもあまり明示されていない．この事実はいくつかのcase seriesにおいて報告されている．

Fineらは，穿刺ドレナージ前に血液培養が陰性であった肛門周囲膿瘍や皮下膿瘍10症例のうち，

穿刺ドレナージ後20分以内に血液培養を採取すると6症例（60％）で陽性となったと報告している[11]．また，Thomasらは，経皮的ドレナージを必要とする肝膿瘍27例のうち，ドレナージカテーテル留置30分前後に，血圧低下，頻脈，頻呼吸，酸素化低下，発熱，悪寒といった敗血症を疑う症状を7例（26％）で認めたと報告している[12]．

「穿刺処置が菌血症を誘発しうる」という事実は脊椎炎においても認められる．Cherasseらは，CTガイド下穿刺前に血液培養が陰性であった化膿性骨髄炎35例のうち，穿刺後4時間以内に血液培養を3セット採取すると，2セット陽性になる症例が7例（20％）あり，うち1例は生検培養陰性でありながら血液培養のみ大腸菌が陽性となったと報告している[13]．

穿刺処置が菌血症を起こす機序については，被包化された膿瘍周辺で膿瘍腔内の菌体が血流に侵入して菌血症やSIRSを惹起することが推測される[12]．もちろん，これらの報告により「ドレナージは危険だからやめなさい」ということにはならない．

これらの事実は下記3点のように解釈すべきである．

1) 膿瘍ドレナージの際にはバイタルが不安定になりうるため，モニター着用・ルート確保を行い，バイタルが不安定な患者には膿瘍ドレナージに先行した抗菌薬投与が必要となりうる
2) 特に人工弁のある患者では，穿刺処置により菌血症を誘発し，感染性心内膜炎を誘発するリスクがある
3) 原因微生物が不明な膿瘍・脊椎炎においては，膿瘍ドレナージ検体の培養とともに処置後の血液培養が微生物情報を提供してくれることがある

おわりに

膿瘍は臓器ごとに，原因菌や感染経路が異なる．また背景に菌血症がないか常に検討する必要がある．治療方針は原則ドレナージであり，再発しやすい疾患でもあるため，数週間から月単位の十分な治療期間を必要とする．

文献

1) Mallick IH, et al：Iliopsoas abscesses. Postgrad Med J, 80：459-462, 2004
　⇒解剖図や画像があり，わかりやすい腸腰筋膿瘍のレビューである．
2) Pigrau C, et al：Spontaneous pyogenic vertebral osteomyelitis and endocarditis: incidence, risk factors, and outcome. Am J Med, 118：1287, 2005
　⇒脊椎周囲感染症と感染性心内膜炎の関係性についてretrospectiveな91例のstudyである．
3) Solomkin JS, et al：Diagnosis and management of complicated intra-abdominal infection in adults and children: guidelines by the Surgical Infection Society and the Infectious Diseases Society of America. Clin Infect Dis, 50：133-164, 2010
4) Navarro López V, et al：Microbiology and outcome of iliopsoas abscess in 124 patients. Medicine (Baltimore), 88：120-130, 2009
　⇒スペインでの124例をもとにしたレビューである．
5) Rahimian J, et al：Pyogenic liver abscess: recent trends in etiology and mortality. Clin Infect Dis, 39：1654-1659, 2004
　⇒よくまとまった肝膿瘍のレビューであり，一読必須．
6) Kraoul L, et al：Evaluation of a rapid enzyme immunoassay for diagnosis of hepatic amoebiasis. J Clin Microbiol, 35：1530-1532, 1997
　⇒アメーバ肝膿瘍診断における診断方法とその有用性がわかる．
7) Chan KS, et al：Pyogenic liver abscess: a retrospective analysis of 107 patients during a 3-year period. Jpn J Infect Dis, 58：366-368, 2005
　⇒肝膿瘍の培養陽性率がわかりやすい．

8)「Mandell, Douglas, and Bennett's Principles and Practice of Infectious Diseases 8th Edition」(Bennett JE, et al, eds), Saunders, 2014
　　➡ 秀逸な感染症のバイブルである.
9) Zerem E & Hadzic A：Sonographically guided percutaneous catheter drainage versus needle aspiration in the management of pyogenic liver abscess. AJR Am J Roentgenol, 189：W138-W142, 2007
10) Chavez-Tapia NC, et al：Image-guided percutaneous procedure plus metronidazole versus metronidazole alone for uncomplicated amoebic liver abscess. Cochrane Database Syst Rev, CD004886, 2009
11) Fine BC, et al：Incision and drainage of soft-tissue abscesses and bacteremia. Ann Intern Med, 103：645, 1985
　　➡ 膿瘍ドレナージ後における血液培養の有用性がわかる.
12) Thomas J, et al：Postprocedure sepsis in imaging-guided percutaneous hepatic abscess drainage: how often does it occur? AJR Am J Roentgenol, 186：1419-1422, 2006
　　➡ 肝膿瘍ドレナージ処置時のバイタル変化に注意する.
13) Cherasse A, et al：Are blood cultures performed after disco-vertebral biopsy useful in patients with pyogenic infective spondylitis? Rheumatology (Oxford), 42：913, 2003
　　➡ 化膿性骨髄炎穿刺後における血液培養の有用性がわかる.

第1章 感染症トライアングルモデル

6 「胆嚢炎・胆管炎」のトライアングルモデル

羽田野義郎

> **Point**
> - たまった膿は外に出す．外科医，消化器内科医と相談を
> - 必要な処置のタイミングを意識する．日単位 vs 時間単位
> - 原因微生物は腸管内の微生物．市中 vs 院内の違いを意識する
> - 胆道感染症では，胆嚢炎と胆管炎の区別を試みる

はじめに 〜外科感染症の原則：たまった膿は外に出す〜

　ERの現場で腹痛の診療機会は多く，そのなかでも急性胆嚢炎，胆管炎を疑う場面には必ず遭遇する．この2疾患の特徴は疾患の原因が胆道系にたまった「膿」によることである．いずれも外科医，あるいは消化器内科医による**ドレナージや手術が抗菌薬治療以上に重要な部分を占める疾患**でもある．診断したら1人で抱え込まず，すみやかに抗菌薬治療や全身状態の安定化を図ると同時に，ドレナージや手術のタイミングについて外科医や消化器内科医と相談する疾患だということを肝に銘じておきたい．

症例❶ 外来患者の胆嚢炎（図1）

【症　例】60歳代女性．
【主　訴】脂質異常症，胆嚢結石を指摘されており近医フォロー中，ADLは自立．本日昼食後から続く上腹部〜右季肋部痛，嘔気を主訴に救急外来を受診した．痛みの持続時間は6時間以上．
【身体所見】身長150 cm，体重65 kg，体温37.5℃，血圧130/70 mmHg，心拍数85回/分，呼吸数20回/分，SpO$_2$ 97％（room air）．
　　　　　全身状態：痛みでぐったりしている．意識清明．頭頸部：眼球結膜黄染なし．頸部リンパ節は触知せず．胸部：呼吸音；清，心雑音を聴取しない．腹部：平坦，軟．肝叩打痛あり．Murphy's sign陽性，筋性防御なし．肝腫大なし，脾腫なし．四肢，皮膚に明らかな所見なし．明らかな神経学的異常を認めない．
【検査データ】腹部エコー：sonographic Murphy's sign陽性，胆嚢腫大（長軸径10 cm），胆嚢壁肥厚（5 mm），胆嚢内に結石を認めた．

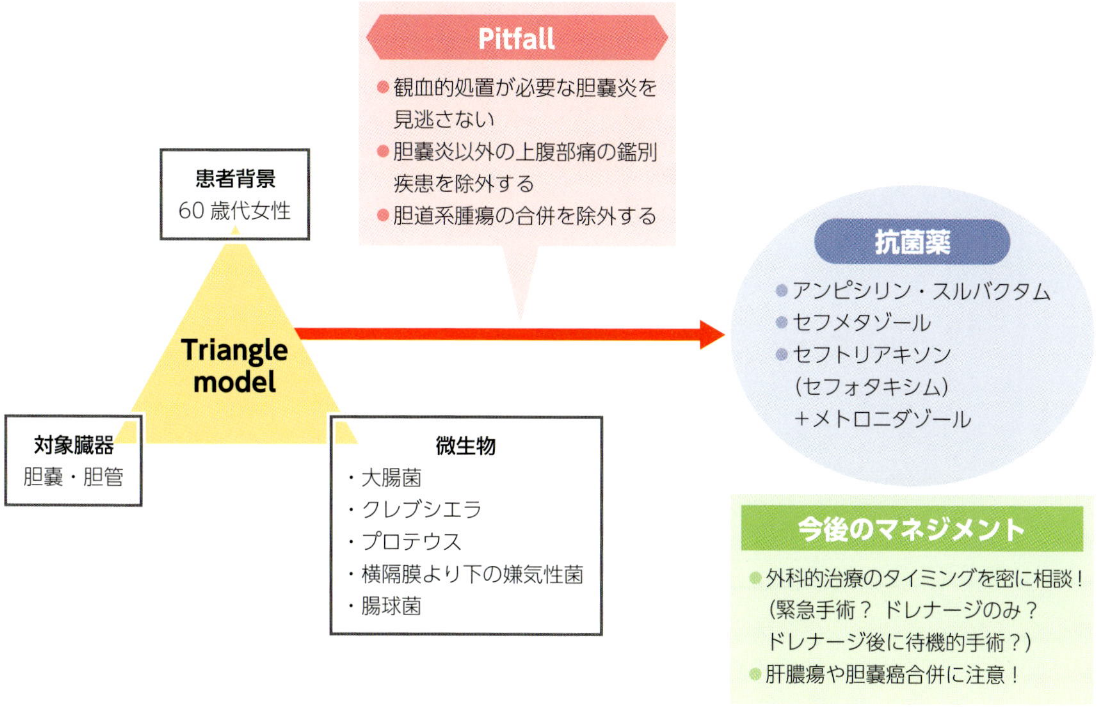

図1 症例1：「外来患者の胆嚢炎」のトライアングルモデル

Triangle model

- 患者背景：60歳代女性
- 対象臓器：胆嚢・胆管
- 微生物：
  ・大腸菌
  ・クレブシエラ
  ・プロテウス
  ・横隔膜より下の嫌気性菌
  ・腸球菌

Pitfall
- 観血的処置が必要な胆嚢炎を見逃さない
- 胆嚢炎以外の上腹部痛の鑑別疾患を除外する
- 胆道系腫瘍の合併を除外する

抗菌薬
- アンピシリン・スルバクタム
- セフメタゾール
- セフトリアキソン（セフォタキシム）＋メトロニダゾール

今後のマネジメント
- 外科的治療のタイミングを密に相談！（緊急手術？ ドレナージのみ？ ドレナージ後に待機的手術？）
- 肝膿瘍や胆嚢癌合併に注意！

　症例1では症状，身体所見，腹部エコー所見より急性胆嚢炎が疑われる．胆嚢炎は**急性胆嚢炎，無石胆嚢炎，慢性胆嚢炎の3つに分類される**が，90％は胆石嵌頓で胆嚢管閉塞をきたすことにより起こる**急性胆嚢炎**である．胆嚢炎と胆石発作の症状はほぼ同じだが，持続時間が重要である．**症例1**のように右季肋部痛が4〜6時間以上続く場合は胆嚢炎を示唆する．
　Murphy's signは重要な身体所見だが高齢者では感度が低下する．エコーのプローブで胆嚢を描出したのち，同部位を直接圧迫することで疼痛を誘発させるsonographic Murphy's signも有用である．sonographic Murphy's signは疼痛が誘発されれば陽性で，急性胆嚢炎を強く示唆する（感度63.0％，特異度93.6％）[1]．

1 患者背景・感染臓器から想起される対象微生物 〜腸管内に常在している原因微生物がターゲット〜

　急性胆嚢炎は腹腔内感染症なので，腸管内にいる細菌が原因微生物となる．すなわち大腸菌（*Escherichia coli*），クレブシエラ（*Klebsiella* spp.），プロテウス（*Proteus* spp.）などのグラム陰性桿菌，および横隔膜下の嫌気性菌であるバクテロイデス（*Bacteroides* spp.），クロストリジウム（*Clostridium* spp.）をカバーする．重症例では腸球菌（*Enterococcus* spp.）をカバーに加える．

2 忘れてはいけないPitfall 〜重症度と合併症の有無を考える〜

1）観血的処置が必要な重症胆嚢炎を見逃さない

　診断したらまず重症度を判定する．特に重症に分類されたものは迅速な処置が必要である

表1　急性胆嚢炎の重症度判定基準

重症急性胆嚢炎（grade Ⅲ） ※1つでも伴えば重症	①心機能不全：ドパミン≧5 μg/kg/分もしくはノルアドレナリンでの治療が必要な低血圧 ②神経障害：意識障害 ③呼吸不全：PaO$_2$/FiO$_2$比＜300 ④腎機能障害：乏尿，血清クレアチニン＞2.0 mg/dL ⑤肝機能障害：PT-INR＞1.5 ⑥血液異常：血小板＜10万/μL
中等症急性胆嚢炎（grade Ⅱ） ※1つでも伴えば中等症	①白血球数＞18,000/μL ②右季肋部の有痛性腫瘤触知 ③症状出現後72時間以上の症状の持続 ④顕著な局所炎症所見 　（壊疽性胆嚢炎，胆嚢周囲膿瘍，肝膿瘍，胆汁性腹膜炎，気腫性胆嚢炎など）
軽症急性胆嚢炎（grade Ⅰ）	「中等症」「重症」の基準を満たさないもの grade Ⅰは健康成人に起こった，臓器障害がなく，胆嚢の炎症が軽度であり，胆嚢摘出術を安全かつ低リスクで行える胆嚢炎と定義される

（文献2より引用）

（**表1**）[2]．また急性胆嚢炎に起こる合併症がないかどうかも確認する必要がある．炎症が胆嚢外に波及するような状況，例えば胆嚢穿孔を起こすと胆汁性腹膜炎となり筋性防御が出現する．ほかにも激しい炎症を示唆する壊疽性胆嚢炎，糖尿病患者では気腫性胆嚢炎などがないかどうか確認し，あればすみやかに外科コンサルトを行う．原因微生物検索のために血液培養2セット，ドレナージを行う場合は胆汁培養を提出し，グラム染色で確認する．

2）胆嚢炎以外の上腹部痛の鑑別疾患を除外する

　急性胆嚢炎に典型的な画像所見が得られない場合には診断が難しいこともあり，ほかの上腹部痛を起こす疾患の除外も重要である．鑑別診断としては，急性心筋梗塞，右下葉肺炎，右腎盂腎炎，尿管結石，急性膵炎，胃十二指腸潰瘍，肝炎，肝膿瘍，憩室炎，Fitz-Hugh-Curtis症候群などがあがる．

3）胆道系腫瘍の合併を除外する

　急性胆嚢炎の約1％に胆嚢癌が合併しており，高齢者ではその比率が高くなるので注意が必要である．

❸ 選択すべき抗菌薬 〜初回投与はfull dose〜

　前述の原因微生物をカバーする抗菌薬を選択する．腎排泄の抗菌薬の場合，腎機能低下を認めても1回目の量を減量する必要はなく，full doseの抗菌薬治療を開始した後に以降の投与量を調整する．重症度にもよるが脱水による急性腎障害を伴っている場合，補正により腎障害が改善する場合も多々あるため，入院してから数日はクレアチニンクリアランスが変動する．**変動する腎機能に合わせて投与方法を変更**することを忘れない．腎機能に基づいた投与方法の変更についてはSanford guideやJohns Hopkins ABX guideなどを参考にしていただきたい．

表2 推奨される抗菌薬の治療期間

	市中感染				医療関連感染
重症度	軽症（grade Ⅰ）		中等症（grade Ⅱ）	重症（grade Ⅲ）	－
疾患	胆嚢炎	胆管炎	胆嚢炎 胆管炎	胆嚢炎 胆管炎	医療関連の胆嚢炎，胆管炎
抗菌薬の治療期間	胆嚢摘出術が行われた場合は24時間以内に投与終了可能	感染症がコントロールされたら4〜7日間投与を推奨．グラム陽性球菌（腸球菌，レンサ球菌）による菌血症の場合，最低2週間投与を推奨			グラム陽性球菌の菌血症の場合，最低2週間投与を推奨
治療延長の要因	穿孔，気腫性変化，壊死を伴っている場合は4〜7日間の投与を推奨	胆管内に結石，閉塞がある場合は，その状況を解決できるまで抗菌薬投与を継続する			

（文献3より引用）

処方例

- アンピシリン・スルバクタム（ユナシン-Sキット®）1回3g　6時間ごと
- セフメタゾール（セフメタゾン®）1回1g　6時間ごと
- セフトリアキソン（ロセフィン®）1回2g　24時間ごと
  ＋メトロニダゾール（アネメトロ®）1回500mg　8時間ごと
- 治療期間は表2を参照

※ 抗菌薬とアンチバイオグラム

　大腸菌の耐性率が上昇傾向であるため，Tokyo Guidelines 2013，2010年米国外科学会・感染症学会の腹腔内感染症ガイドラインともに，院内のアンチバイオグラムで感受性率が80％以下の場合，アンピシリン・スルバクタム単剤での初期治療は推奨していない（Tokyo Guidelinesでは，80％以下の場合アミノグリコシドとの併用を推奨）[3,4]．しかし本邦では感受性率が保たれている地域も多いと予想されるため，ここでは第1選択として記載している．アンチバイオグラムは腹腔内感染症のみならず，感染症治療において非常に重要な情報を提示してくれるため，自分の院内のアンチバイオグラムについてぜひ一度微生物検査室に確認していただきたい．

※ 胆汁移行性と抗菌薬

　歴史的に抗菌薬の胆汁移行性について多くの検討がされてきたが，明確な細菌学的，および臨床面でのエビデンスは現時点ではなく，Tokyo Guidelines 2013準拠の日本語版ガイドラインには，胆汁移行性のよい抗菌薬がほかの抗菌薬に比べて有意に臨床アウトカムがよいというエビデンスは乏しいと記されている[5]．現時点では胆汁移行性はあまり気にせず，想定される原因微生物を確実にカバーできる抗菌薬を選択することを優先する．

4 今後のマネジメント 〜外科的処置のタイミング〜

1) 外科的治療のタイミングを密に相談！

　　胆石により起こる急性胆嚢炎は，保存的に治療した場合再発率が高いため，**基本は外科治療**となる．そのため，手術（腹腔鏡または開腹）のタイミングについて外科と相談する必要がある．軽症例では待機的手術となるが重症例では手術自体がハイリスクであり，その場合は経皮経肝胆嚢ドレナージ（percutaneous transhepatic gallbladder drainage：PTGBD）などのドレナージと抗菌薬併用で急性期を乗り切り，適応があればその後胆嚢摘出術を行うという流れを経ることもある．ただし胆嚢が穿孔して胆汁性腹膜炎を伴っている場合や，胆嚢捻転などでは緊急手術となりえる．抗菌薬治療期間は手術や種々のドレナージを行ったかどうかで異なるが，原則として血液培養陽性例は菌血症の治療期間に準じる（表2）[3]．

2) 肝膿瘍や胆嚢癌合併に注意！

　　また，治療開始時には判明しなかった肝膿瘍や胆嚢癌が治療開始後に判明することもあるため，経過が順調でない場合は再度評価が必要である．

症例❷　入院患者の胆管炎 (図2)

【症　例】80歳代女性．

【主　訴】脳梗塞後遺症で施設入所中，ADLは全介助．高血圧，糖尿病，脂質異常症，胆嚢結石を指摘されており治療中．今回誤嚥性肺炎で入院．治療後食事形態を調節しながら，施設へ戻る調整を行っていた．昨晩より悪寒戦慄を伴う39℃の発熱が出現．悪寒戦慄以外の症状ははっきりしない．

【身体所見】身長165 cm，体重60 kg，体温39.0℃，血圧90/60 mmHg，心拍数120回/分，呼吸数24回/分，SpO$_2$ 97％（room air）．
　　　　　　全身状態：ぐったりしている．頭頸部：眼球結膜黄染あり．頸部リンパ節は触知せず．胸部：呼吸音；右下肺の呼吸音が減弱，心雑音を聴取しない．腹部：平坦，軟．肝叩打痛軽度あり．肝腫大なし，脾腫なし．四肢，皮膚に明らかな所見なし．末梢カテーテル挿入部位に発赤，熱感，腫脹なし．

【検査データ】胸部X線検査：右胸水を軽度認める．腹部エコー：胆嚢結石，総胆管結石を認め，総胆管が拡張．

　　胆管炎は何らかの通過障害をきたして胆汁がうっ滞，その結果細菌が異常増殖，その胆汁が胆管内圧の上昇によって胆管から静脈へ逆流することで起こる炎症である．Charcotの三徴（発熱，右腹部痛，黄疸）が有名だが，**すべて揃うのは50〜70％程度**であるため，Charcotの三徴がないからといって胆管炎の除外はできない．①腸閉塞や便秘で腸管内圧が高くなっている場合，②腹部手術の既往があり解剖学的に異常をきたしている場合，③胆道系に悪性腫瘍が存在する場合，④胆道にデバイスが存在する場合，などで感染症を起こすリスクが上がる．

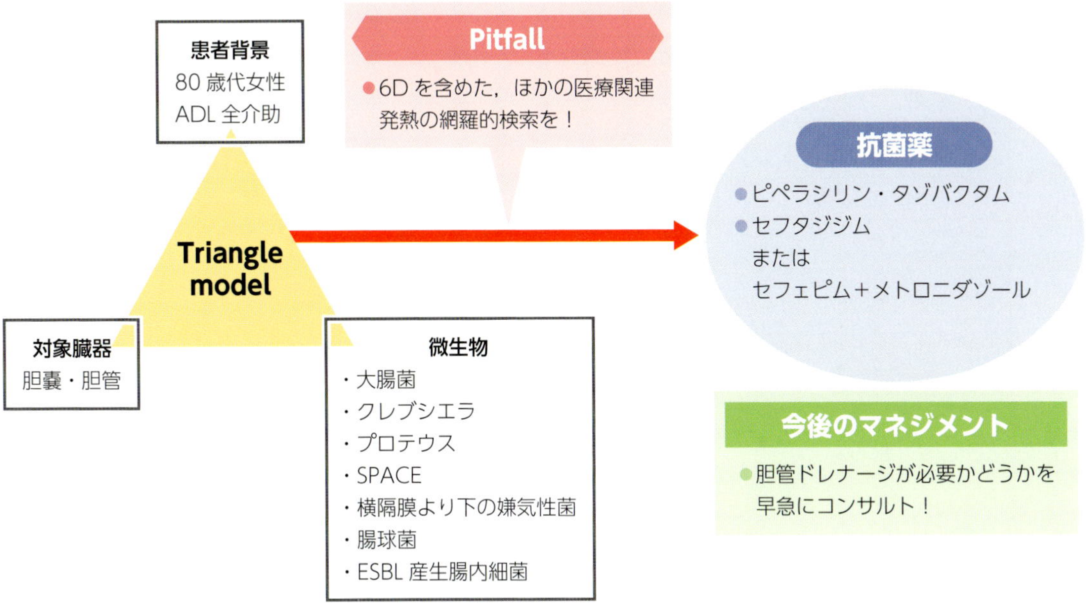

図2　症例2：「入院患者の胆管炎」のトライアングルモデル

1 患者背景・感染臓器から想起される対象微生物
～市中 vs 院内の違いを意識する①～

　症例2は入院患者の発熱であり，想起される微生物も**症例1**と異なる．**症例1**であげた微生物に加え，SPACEと呼ばれるグラム陰性桿菌（S：セラチア，P：緑膿菌，A：アシネトバクター，C：シトロバクター，E：エンテロバクター）やESBL（extended spectrum β lactamase：基質特異性拡張型βラクタマーゼ）産生腸内細菌のカバーを考慮する必要がある．なお，院内アンチバイオグラムのESBL産生腸内細菌の検出頻度によるが，米国の腹腔内感染症ガイドラインではESBL産生腸内細菌の検出頻度が20％以上の場合，初期治療としてピペラシリン・タゾバクタムおよびカルバペネム系抗菌薬を推奨している．

2 忘れてはいけないPitfall ～入院患者の発熱：アプローチはいつも同じ～

6Dを含めた，ほかの医療関連発熱の網羅的検索を！

　一般論として入院患者は高齢者が多い．高齢者は所見がはっきりせず，また病歴聴取が難しい場合も少なからずあり，いろいろな医療関連の処置が行われている．そのため入院患者は症状や所見が出にくいことを前提に病歴聴取や診察を進めていき，些細なサインを見逃さないことが重要である．入院患者が発熱したときの基本的アプローチはいつも同じであり，疑わしい疾患に決め打ちしてしまうのではなく**網羅的に鑑別**し，rule-in/rule-outしていくアプローチが重要である．特に頻度の高い**尿路感染症**，**院内肺炎**のみならず，**Device**（カテーテル関連を含む血流感染症および外科術後では手術部位感染）[6]，***Clostridium difficile* 関連下痢症**，**DVT**（deep vein thrombosis：深部静脈血栓症），**薬剤熱**（drug fever），**偽痛風**（CPPD），**褥瘡**（decubitus）などいわゆる**6D**[7] も鑑別にあげ，ワークアップを行う．

表3 急性胆管炎の重症度判定基準

重症急性胆管炎 (grade Ⅲ) ※1つでも伴えば重症	①心機能不全：ドパミン≧5 μg/kg/分もしくはノルアドレナリンでの治療が必要な低血圧 ②神経障害：意識障害 ③呼吸不全：PaO_2/FiO_2 比＜300 ④腎機能不全：乏尿，血清クレアチニン＞2.0 mg/dL ⑤肝機能不全：PT-INR＞1.5 ⑥血液異常：血小板＜10万/μL
中等症急性胆管炎 (grade Ⅱ) ※1つでも伴えば中等症	①白血球数＞12,000/μLまたは＜4,000/μL ②発熱（≧39℃） ③年齢（75歳以上） ④黄疸（総ビリルビン≧5 mg/mL） ⑤低アルブミン血症（＜健常値下限×0.7）
軽症急性胆管炎（grade Ⅰ）	初診で「中等症」「重症」の基準を満たさないもの

（文献5より引用）

3 選択すべき抗菌薬 〜市中 vs 院内の違いを意識する②〜

前述の原因微生物をカバーする抗菌薬を選択する．原則として入院後48時間以上経過した患者の感染症では，緑膿菌を含むグラム陰性桿菌をカバーする必要がある．

抗菌薬治療期間は急性胆嚢炎と同様である（表2）[3]．

処方例

- ピペラシリン・タゾバクタム（ゾシン®）1回4.5 g　6時間ごと　4〜7日間（重症度により異なる）
- セフタジジム（モダシン®）1回2 g　8時間ごと
  またはセフェピム（マキシピーム®）1回2 g　12時間ごと（重症時は保険適用外となるが8時間ごと）
  ＋メトロニダゾール（アネメトロ®）1回500 mg　8時間ごと　4〜7日間（重症度により異なる）

4 今後のマネジメント 〜処置のタイミング：日単位 vs 時間単位〜

胆管ドレナージが必要かどうかを早急にコンサルト！

胆管炎は胆汁うっ滞をきたし原因微生物が血中に逆流するため，あっという間に全身状態の悪化をきたすこともある．そのため胆嚢炎の外科手術は緊急を除き72時間以内と「日単位」だが，**胆管炎は「時間単位」での直接経皮経肝胆管ドレナージや内視鏡的ドレナージが必要**である．重症度の判定を行い，中等度，あるいは初期治療に反応しない軽症のケースでは早期の胆管ドレナージ，重症では緊急胆管ドレナージを考慮し（表3）[8]，診断した時点でドレナージの有無を上級医・消化器内科医と必ず相談する．

+α Lecture

「虫垂炎のトライアングルモデル」はどうなる？

現在に至るまで急性虫垂炎の治療は緊急の虫垂切除術が主流であったが，近年，抗菌薬治療の有用性に関するエビデンスが増えてきており，議論のある領域となっている[9]．

1 虫垂切除術 vs 抗菌薬治療

2015年に報告された18〜60歳の腹部CTで診断された合併症のない急性虫垂炎患者（糞石，穿孔，膿瘍形成，CTで腫瘍を疑う所見なし）530人に対して行われたランダム化比較試験[10]では，虫垂切除術の成功率（定義：問題なく虫垂切除術終了）99.6％に対して，抗菌薬治療群では治療成功率（定義：発症1年後に再発なし）72.7％だった．再発例における再発までの日数の中央値は102日であり，再発例は虫垂切除術を受けた．非劣性マージンの24％を満たさなかったため抗菌薬治療の非劣性は示されなかったものの，合併症発症率は虫垂切除群20.5％に対して抗菌薬治療群は2.8％であり，有意に低いという結果であった（p＜0.001）．抗菌薬治療群ではエルタペネム1回1g　1日1回　3日間（本邦未承認），その後レボフロキサシン1回500mg　1日1回＋メトロニダゾール1回500mg　1日3回経口投与で治療されている．

この結果をどう考えるかで虫垂炎診療のスタンスは異なってくるだろう．抗菌薬治療群で約70％治療に成功するということは，裏を返せば1年以内に約30％再発するということになる．治療奏効率が20％下がっても手術を回避できるなら回避したいと思う方もいれば，約30％の方が再発してしまうので，手術を受けたいと思う方もいるだろう．手術の侵襲を避けられるメリットは大きいものの，外科手術に比べて成功率が20％以上下がるため，これまでと同様虫垂切除術を基本に考え，患者の状態，ADL，希望，合併症のリスクとその重大性，社会復帰までの時間などを考慮にいれて抗菌薬治療を検討するのが現実的な対応だと考える．

2 エビデンスの注意点

注意する点は，多くの研究が単純性虫垂炎と診断されたケースに限定していることである．糞石合併例や穿孔例，また小児，高齢者，妊婦，免疫不全患者は除外されている．また初回発症例，再発例の区別はされていない．つまり，現時点での研究結果はすべての急性虫垂炎患者に当てはまるわけではないため，「単純性虫垂炎」を的確に診断する能力が必要となる．また腸内細菌に対して何らかの機能を担っているかもしれない虫垂を残すことができる一方で，抗菌薬使用量増加による耐性菌の出現や*Clostridium difficile*感染症の発生率の増加も懸念されるので，今後の臨床研究が待たれるところである．

3 深夜の虫垂炎をどうする？

話は少し変わるが，救急外来でよく遭遇する問題として，深夜に虫垂炎を診断した場合に翌朝まで抗菌薬治療で経過をみるか，深夜でも虫垂切除術を施行するかということがある．非穿孔性虫垂炎の診断で入院〜手術までの時間と穿孔率，手術部位感染（surgical site infection：SSI）発生率の関係を調べた研究[11]では，手術までの時間と穿孔には関連がないが，6時間を超えるとSSIのリスクは優位に上昇した（1.9％→3.3％）〔オッズ比（95％CI）：2.16（1.03〜4.52）；p＝0.03〕．SSIのオッズ比は2倍となるが，SSI発生率は1.4％の上昇のみと解釈することもできる．

この結果と自施設の診療体制，SSI発生率を参考に，夜間の対応をどうするかについて各施設の中で共通のコンセンサスを得ることが望ましいと考える．

おわりに ～胆嚢炎と胆管炎を区別しよう～

胆嚢炎と胆管炎では施行する処置とそのタイミングが変わるため，**胆道感染症と一括りにせず，できるだけ胆嚢炎と胆管炎を区別するよう心がけることが重要である**．病院によってコンサルトするタイミング，科のルールは異なるため（ドレナージは消化器内科，手術は外科，すべて外科or消化器内科など），深夜の救急当直時にコンサルトするときに備えて（!?）あらかじめ病院のルールを確認しておくことも円滑に物事を進めるための必須情報である．ぜひ確認していただきたい．

文 献

1）Ralls PW, et al：Prospective evaluation of the sonographic Murphy sign in suspected acute cholecystitis. J Clin Ultrasound, 10：113-115, 1982
　➡sonographic Murphy's signが急性胆嚢炎の診断に有用であることを示した論文．特異度が高いと報告している．

2）Yokoe M, et al：TG13 diagnostic criteria and severity grading of acute cholecystitis (with videos). J Hepatobiliary Pancreat Sci, 20：35-46, 2013
　➡急性胆嚢炎の症状や所見，検査の感度・特異度などが記載されている．

3）Gomi H, et al：TG13 antimicrobial therapy for acute cholangitis and cholecystitis. J Hepatobiliary Pancreat Sci, 20：60-70, 2013
　➡Tokyo Guidelines 2013の治療の部分である．重症度の分類，および重症度に応じた抗菌薬選択や治療期間が記載されている．

4）Solomkin JS, et al：Diagnosis and management of complicated intra-abdominal infection in adults and children: guidelines by the Surgical Infection Society and the Infectious Diseases Society of America. Clin Infect Dis, 50：133-164, 2010
　➡米国外科学会と米国感染症学会合同の腹腔内感染症ガイドライン．

5）Kiriyama S, et al：TG13 guidelines for diagnosis and severity grading of acute cholangitis (with videos). J Hepatobiliary Pancreat Sci, 20：24-34, 2013
　➡急性胆管炎の症状や所見，検査の感度・特異度などが記載されている．

6）「急性胆管炎・胆嚢炎診療ガイドライン2013」（急性胆管炎・胆嚢炎診療ガイドライン改訂出版委員会/編），医学図書出版，2013
　➡Tokyo guidelines 2013準拠の日本語版ガイドライン．アプリでもある．

7）「ジェネラリストのための内科診断リファレンス」（酒見英太/監，上田剛士/著），医学書院，2014

8）Weinstein RA：Nosocomial infection update. Emerg Infect Dis, 4：416-420, 1998
　➡入院患者の感染症の疫学は1975年から1990～1996年にかけて大差がないことがわかる．

9）Flum DR：Clinical practice. Acute appendicitis--appendectomy or the "antibiotics first" strategy. N Engl J Med, 372：1937-1943, 2015
　➡最新のレビュー．必読．

10）Salminen P, et al：Antibiotic Therapy vs Appendectomy for Treatment of Uncomplicated Acute Appendicitis: The APPAC Randomized Clinical Trial. JAMA, 313：2340-2348, 2015
　➡フィンランド6病院でのランダム化比較試験．同様のトライアルは欧州での研究がほとんど．

11）Teixeira PG, et al：Appendectomy timing: waiting until the next morning increases the risk of surgical site infections. Ann Surg, 256：538-543, 2012
　➡前述の通り．米国で8年間にわたり4,529人のデータを集積している．

7 「急性下痢症」のトライアングルモデル

北 和也

> **Point**
> - 急性下痢症は除外診断である．"腹痛をみれば腹腔外を"，"下痢をみれば腸管外を" 一度は考えよう！
> - 細菌性腸炎を考えれば，渡航・抗菌薬・食事について聴取しよう！
> - キャンピロバクター腸炎を疑えば，便のグラム染色をしてみよう！ 大腸型腸炎かどうか知りたいときは便中白血球をチェックしよう！
> - 発熱はないが強い腹痛と血便を認めるとき，EHECを見逃さない！ ベロトキシンを提出しよう！
> - 入院中の下痢には，まず *Clostridium difficile* 感染症を考えよう！
> - 抗菌薬が必要な下痢は，細菌性腸炎を含めかなり限定的である！

EHEC：enterohemorrhagic *Escherichia coli*（腸管出血性大腸菌）

はじめに

　一見，急性下痢症のような顔をした別の疾患（急性下痢症mimicker）は山ほどある．なかには緊急度・重症度の高いものも含まれる．急性下痢症を見た際の基本原則は，「安易に急性下痢症というゴミ箱診断をしない」ということである．
（※本稿では特に断りのない限り，単に"キャンピロバクター"は *Campylobacter jejuni/coli* を，"サルモネラ菌"は *non-typhoidal Salmonella* を，"エルシニア菌"は *Yersinia pestis* を除いた *Yersinia* 属菌のことをさす．）

症例❶ 外来における生来健康な成人の急性下痢症（図1）

　特に既往歴のない40歳代女性．10月下旬の夜，倦怠感とともに悪寒，筋肉痛，関節痛および頭痛を自覚した．翌日，近医受診時に施行されたインフルエンザ迅速検査は陰性であった．比較的元気であったため，この日は解熱薬のみで帰宅した．翌日から軽度の腹痛，テネスムスおよび水様便を数回認めた．嘔気，血便は認めなかった．夜間の悪寒を伴う発熱が続くため，次の日に当院受診．臍周囲から右下腹部に圧痛を認めた．生ものの食事歴はないと言うが，より詳細に病歴聴取したところ，鶏肉の"たたき"が大好物であり，発症3日前にも摂食していたことがわかった．

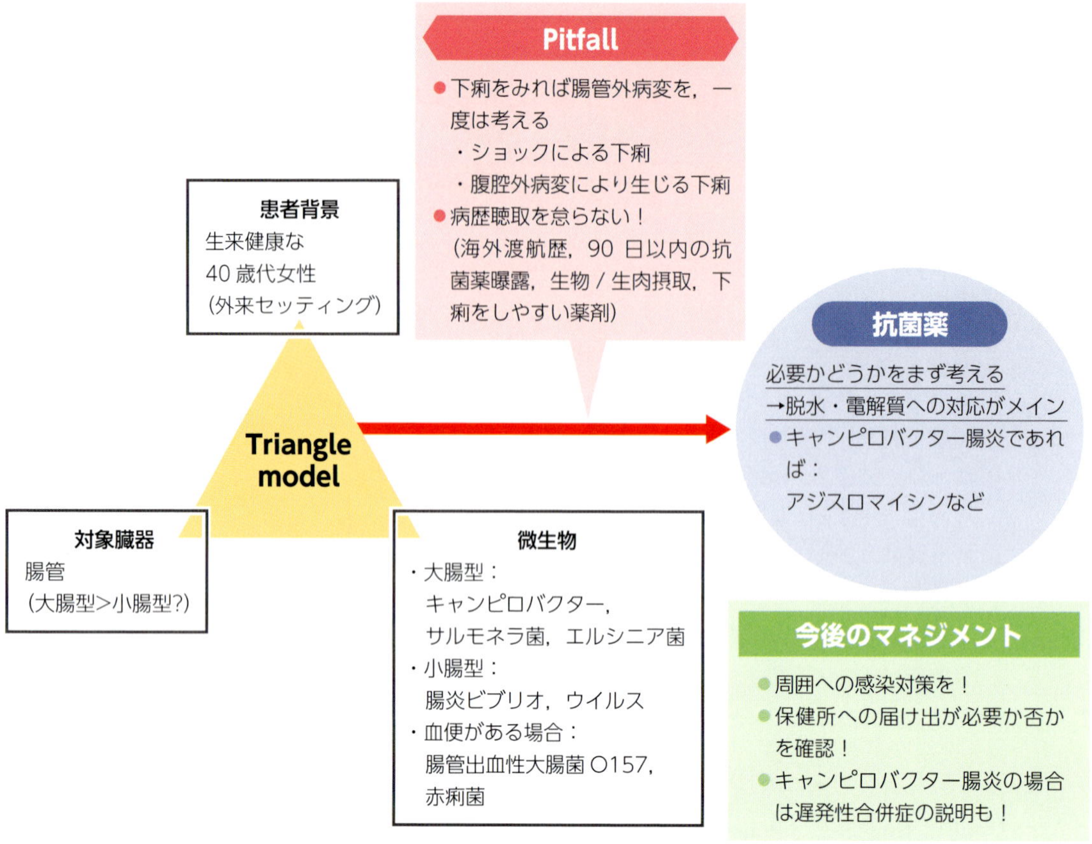

Pitfall

- 下痢をみれば腸管外病変を，一度は考える
  - ショックによる下痢
  - 腹腔外病変により生じる下痢
- 病歴聴取を怠らない！
  （海外渡航歴，90日以内の抗菌薬曝露，生物/生肉摂取，下痢をしやすい薬剤）

患者背景
生来健康な
40歳代女性
（外来セッティング）

Triangle model

対象臓器
腸管
（大腸型＞小腸型？）

微生物
- 大腸型：
  キャンピロバクター，サルモネラ菌，エルシニア菌
- 小腸型：
  腸炎ビブリオ，ウイルス
- 血便がある場合：
  腸管出血性大腸菌O157，赤痢菌

抗菌薬

必要かどうかをまず考える
→脱水・電解質への対応がメイン
- キャンピロバクター腸炎であれば：
  アジスロマイシンなど

今後のマネジメント

- 周囲への感染対策を！
- 保健所への届け出が必要か否かを確認！
- キャンピロバクター腸炎の場合は遅発性合併症の説明も！

図1　症例1：「外来患者における急性下痢症」のトライアングルモデル

1　患者背景・感染臓器から想起される対象微生物

　患者背景については，表1の項目が重要である．本症例ではシックコンタクト，海外渡航歴，抗菌薬内服歴は特になかった．そうすると，渡航歴のない40歳代健康女性における市中腸炎の鑑別を考えればよい．本症例では発症3日前に加熱不十分な鶏肉食事歴があったことから，food-borne infection，特にキャンピロバクター腸炎を考えた．

　ただし，患者自らが病歴聴取で教えてくれることは少なく，医師がかなり的を絞った病歴聴取をしなければ聞き出せないこともしばしばある．例えばキャンピロバクター腸炎はほとんどが鶏肉摂取や処理による感染であるので，「中まで火の通っていない鶏肉を最近食べませんでしたか？」などと具体的に尋ねる．また日本の食文化の影響（生肉を自分の箸で裏返すなど）からか，焼き肉やBBQなどでの感染例もよく経験する．病原微生物と聴取すべき病歴を整理しておくとよい（表2）．

　キャンピロバクター腸炎の潜伏期間はほとんどが2～4日（1～7日）であり，本症例に照らし合わせても矛盾はない．また，**キャンピロバクター腸炎では，消化器症状に対し12～24時間先行して，発熱・倦怠感・筋痛などの前駆症状（気道症状のないインフルエンザ様症状）がしばしばみられる**[5]．消化器症状出現前に受診する場合もある．"気道症状のない"インフルエンザ様症状を呈する患者に出会った際，食事歴をヒントに診断に迫れる場合がある（インフルエンザ流行期にも気道症状がない場合に積極的に確認してみよう）．

表1 患者背景・セッティング（おかれた状況）における鑑別のための重要項目

① 急性 or 亜急性 or 慢性
② 進行性 or 非進行性
③ 院内（入院）or 市中（外来）
④ 免疫不全の有無
⑤ 渡航歴
⑥ 抗菌薬使用歴（90日以内）
⑦ 食事歴
⑧ シックコンタクト・集団発生の有無
⑨ sexual contact

表2 病原微生物と聴取すべき病歴

環境因子（聴取すべき病歴）		病原微生物
食事から	鶏肉	サルモネラ菌，キャンピロバクター，赤痢菌
	牛肉（焼き肉，ユッケ，レバ刺し，ハンバーグなど）	EHEC
	豚肉	条虫などの寄生虫，エルシニア菌
	生レバー	EHEC，サルモネラ菌，キャンピロバクター
	シーフード，貝類	ビブリオ属，サルモネラ菌，A/B/C型肝炎ウイルス，アニサキス，ノロウイルス，貝毒（二枚貝），*Kudoa septempunctata*（ヒラメ刺身）
	乳製品（チーズ，ミルクなど）	リステリア菌（*Listeria monocytogenes*）
	卵	サルモネラ菌
	焼き飯，ピラフ	セレウス菌（*Bacillus cereus*）
	一晩おいたシチュー・カレー	ウェルシュ菌（*Clostridium perfringens*）
	化膿した手による調理	黄色ブドウ球菌
動物から	ペット	サルモネラ菌（亀など爬虫類），キャンピロバクター，寄生虫（*Cryptosporidium*，ランブル鞭毛虫など）
ヒトから	シックコンタクト	あらゆる腸内細菌，ウイルス，寄生虫
	施設入所	サルモネラ菌，キャンピロバクター，寄生虫（*Cryptosporidium*，ランブル鞭毛虫など），*Clostridium difficile*
	病院	*Clostridium difficile*
	スイミングプール	寄生虫（*Cryptosporidium*，ランブル鞭毛虫など）
	MSM	"gay bowel syndrome"（赤痢アメーバ，キャンピロバクター属，サルモネラ属など）
海外渡航		種々の大腸菌，サルモネラ属（チフス菌含む），キャンピロバクター，赤痢菌，寄生虫（*Cryptosporidium*，ランブル鞭毛虫など），赤痢アメーバ，ノロウイルス（旅客船の場合）

MSM：men who have sex with men
（文献2～4を参考に作成）

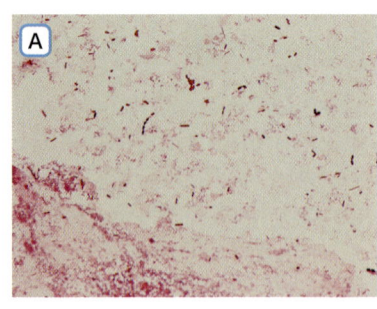

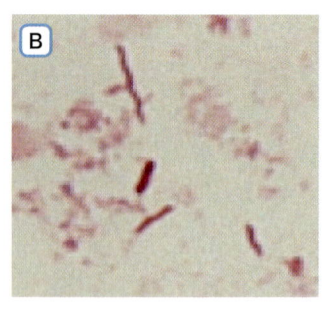

図2 *Campylobacter jejuni* の便グラム染色図
Bは拡大．らせん状のグラム陰性桿菌．形状がカモメに似ておりgull-wingと呼ばれる．
(症例2と別症例の画像)

本症例では診断確定のために，便グラム染色，便培養を行った．便グラム染色では，典型的ならせん状グラム陰性桿菌を検出した（図2）．キャンピロバクターの便グラム染色における感度は43.5〜94％と報告により幅があるものの，特異度は99％と非常に高い[6]．可能であれば夜間当直でもできるように訓練しておくとよい．

2 忘れてはいけないPitfall：下痢をみれば腸管外病変を，一度は考える

派手な所見（激しい嘔吐，強い腹痛，頻回の下痢）に飛びついて，「これは胃腸炎だな」と思考を早期閉鎖してはいけない．以下のような場合にあてはまらないか，考える必要がある．

1）ショックに伴う下痢

心原性ショック，敗血症性ショック，アナフィラキシーなど急激に起こるショックバイタルは腸管蠕動運動低下による腸液下痢を起こしやすい．また，下痢という病歴が実は黒色便・血便であり，出血性ショックだったということもある．病歴聴取が大事であることは当然だが，それよりも前に「バイタルサインは保たれているか」を確認しておく．

2）腹腔内病変により生じる下痢

腹痛を伴えば，急性虫垂炎，急性膵炎，憩室炎，虚血性腸炎，急性腸間膜動脈閉塞など，下痢とともに生じうる腹腔内疾患を必ず先に鑑別する．

3）腹腔外病変により生じる下痢

また，レジオネラ症は全身症状の一環として下痢を起こす．非感染症性疾患としての甲状腺機能亢進症，薬剤によるmicroscopic colitis（顕微鏡的大腸炎）などについても要注意である．

急性下痢症についてのアプローチはアルゴリズムをご参照いただきたい（図3）．

3 選択すべき抗菌薬

1）抗菌薬を使用しない，または判明すれば中止すべき状況

①脱水などがなく，軽症な場合は抗菌薬を**用いてはならない**
②合併症のないサルモネラ腸炎（キャリアの期間を延長するため）[7]
③EHECを疑う状況（大腸型腸炎で，**発熱はないが強い腹痛と血便を認めるとき（IBDや虚**

```
急性下痢症を疑うときの思考過程
         ↓
  shock vital は？ ──yes→  敗血症性ショック，アナフィラキシー，
         ↓no              心原性ショック，TSS，TSLS
         ↑no              などはある？ ──yes→ shockによる下痢
  腹痛はある？ ──yes→    腹腔外疾患，
         ↓no              ほかの腹腔内疾患によって
         ↑no              生じる下痢症はある？ ──yes→ 腹腔外疾患あるいは
                                                       ほかの腹腔内疾患
  海外渡航歴は？ ──yes→  渡航関連感染症の精査は陽性？
         ↓no              （便検査ウイルス性肝炎）──yes→ 渡航関連感染症
         ↑no
  抗菌薬使用歴は？──yes→ GDHやCDトキシンは陽性？──yes→ 偽膜性腸炎
         ↓no
         ↑no
  便秘薬使用歴は？──yes→ ほかの下痢症の可能性は否定的？──yes→ 浸透圧性下痢
         ↓no
  一般的な感染性胃腸炎を
  考慮して更なる病歴聴取 ──→ 市中発症の細菌性腸炎／ウイルス性腸炎の鑑別
  （血便の有無／シックコンタクト／食事歴）
```

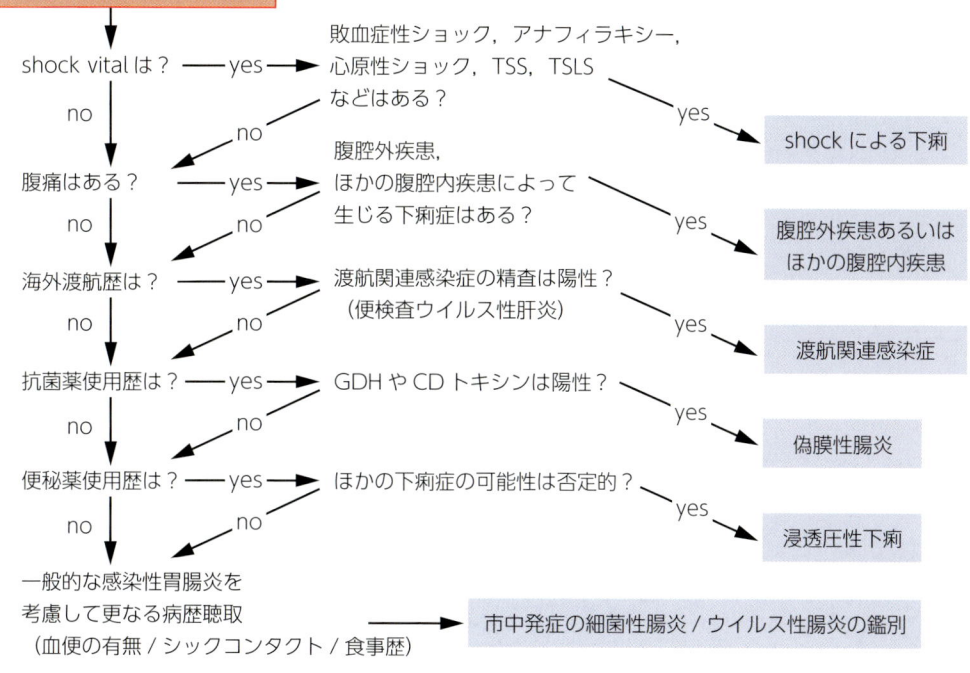

図3 急性下痢症診療のアルゴリズム
TSS：toxic shock syndrome，TSLS：toxic shock-like syndrome，GDH：glutamate dehydrogenase（グルタミン酸脱水素酵素），CD：*Clostridium difficile*.
（文献2を参考に作成）

血性腸炎との区別を要する）．EHECに抗菌薬を使用すると，特に小児の場合にはHUS（hemolytic uremic syndrome：溶血性尿毒症症候群）のリスクが増す[8]．

2）抗菌薬を使用する状況
①大腸型腸炎（細菌性腸炎）で，全身状態が悪い場合や免疫不全者・新生児・高齢者の場合
②以下のような抗菌薬の有用性が示されている特殊なケース[9]
- 旅行者下痢症
- 赤痢
- キャンピロバクター腸炎：ただし，通常キャンピロバクター腸炎は自然軽快するため，症状が軽度あるいは改善傾向の場合は抗菌薬は不要である．症状の強いキャンピロバクター腸炎に関しては使用を考慮する（キャンピロバクター腸炎では，抗菌薬投与により症状を1.3日短縮するとされる[10]．

③合併症を伴うサルモネラ感染症：50歳以上，3歳未満，細胞性免疫障害（AIDS，臓器移植後，ステロイド使用，リンパ腫などの悪性疾患），心臓弁膜症，人工関節，腎不全などは重症サルモネラのハイリスクである[11〜13]．

3）キャンピロバクター腸炎を疑ったとき
キャンピロバクター腸炎を疑う場合は，マクロライド系抗菌薬を使用する．

処方例

- アジスロマイシン 1回 500 mg　1日1回　3日間　など
  （食用家畜への抗菌薬投与の乱用により，キャンピロバクターに対するキノロン系抗菌薬の耐性化が世界中で問題となっている[1]．日本では家畜へのフルオロキノロン使用が制限されている）

なお，細菌性腸炎の抗菌薬治療は多岐にわたるため，原因微生物ごとの治療の詳細については成書をご参照いただきたい．本稿ではキャンピロバクター腸炎の処方例についてのみ記載している．

4　今後のマネジメント

1）周囲への感染対策を！

患者個人への治療を含めたマネジメントに加え，周囲への感染対策が大切である．キャンピロバクター腸炎は幸いヒト-ヒト感染は少ないため[1]，特殊な感染対策は通常不要であるが，EHECを含む food-borne infection を疑う場合，入院時には接触感染対策を行い，周囲に同様症状の方がいないかどうかは確認しておく．

2）保健所への届け出が必要か否かを確認！

EHECや細菌性赤痢が検出された場合には3類感染症であるため感染症法に従い，ただちに最寄りの保健所に届け出る義務がある．また，それ以外の病原微生物でも，集団発生食中毒などを疑った場合，食品衛生法第58条に従い，ただちに（24時間以内に）最寄りの保健所長に届け出る義務がある[4]．

3）キャンピロバクター腸炎の場合は遅発性合併症の説明も！

キャンピロバクター腸炎の患者さんに対しては，Guillain-Barré症候群（1,000分の1未満の症例に，1〜3週間後に発症），反応性関節炎（数週後に発症．HLA-B27との関連が指摘されている）などの遅発性合併症がありうることは伝えておく．特に両下肢脱力，多発関節痛の新規発症に注意を促し，症状出現時には再診していただくよう勧める．

症例❷　入院中の高齢患者の急性下痢症：特に CDI について （図4）

腎盂腎炎で入院中・抗菌薬治療中の，ADLほぼ寝たきりの80歳代女性．冠動脈心疾患と，5年前に右大腿骨頸部骨折の既往がある．入院後数日でいったん解熱していたが，入院12日目に再び高熱が出現し，大量の水様便を認めた．採血ではWBC 22,900/μL（好中球90％）と著明な白血球上昇を認めた．左側腹部と下腹部に自発痛，圧痛を認め，腹部CTでは下行結腸〜直腸にかけての浮腫，少量腹水を認めた．

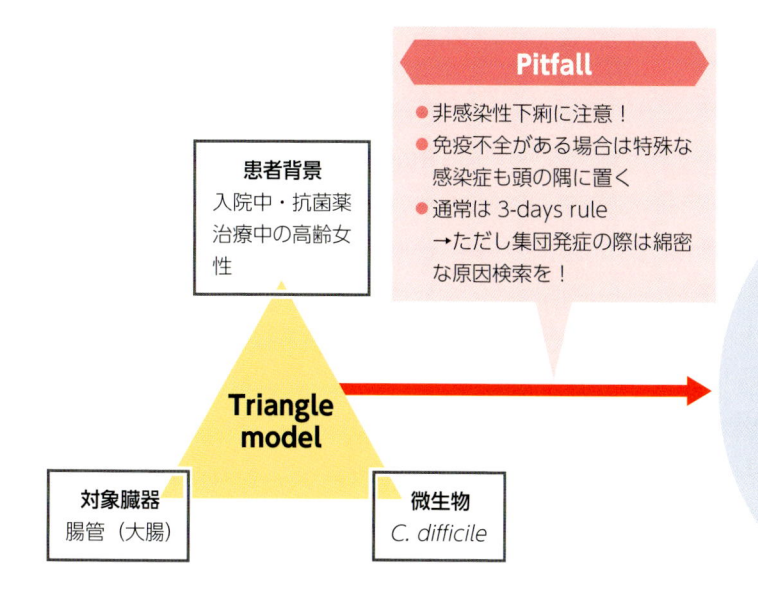

Pitfall

- 非感染性下痢に注意！
- 免疫不全がある場合は特殊な感染症も頭の隅に置く
- 通常は 3-days rule
  →ただし集団発症の際は綿密な原因検索を！

Triangle model

- 患者背景：入院中・抗菌薬治療中の高齢女性
- 対象臓器：腸管（大腸）
- 微生物：C. difficile

抗菌薬

可能な限り使用抗菌薬の中止

- 軽症・中等症：メトロニダゾール経口
- 重症：バンコマイシン経口
- その他：バンコマイシン経腸投与，直腸内投与，メトロニダゾール点滴・直腸内投与など

今後のマネジメント

- 再発に注意！（不必要な抗菌薬・プロトンポンプ阻害薬使用の制限）
- 接触感染対策を忘れない！

図4 症例2：「入院患者における急性下痢症」のトライアングルモデル

1 患者背景・感染臓器から想起される対象微生物

入院患者が下痢を起こした場合，外来患者と異なり考慮すべき原因は限られる．なかでも原因微生物に関しては *Clostridium difficile* 感染症（*Clostridium difficile* infection：CDI）か否かが重大な問題となる．なぜなら，CDIは死亡率を高める疾患だからである．CDIを起こした群は，起こさなかった対照群と比べて30日死亡率を2.5倍にしたというデータもある[14]．CDIは死に直結しうる疾患であることを強く認知すべきである．

抗菌薬使用によりCDI罹患リスクは異なるが，特に**クリンダマイシン（RR（相対危険度）31.8），セファロスポリン（RR 14.9），キノロン系（レボフロキサシンRR 4.1，シプロフロキサシンRR 5.0）はCDI罹患のハイリスク**である[15]．抗菌薬に関しては，3カ月以内の使用でもリスクと捉える必要がある．また，本患者には冠動脈疾患があり抗血小板薬とともにプロトンポンプ阻害薬を内服していたが，これもCDIリスク因子である[16]．CDIでは白血球著増がヒントになることもある．CDIの平均白血球数は15,800/μLで，26％が＞20,000/μL，6％が＞30,000/μLだったという報告もある[17]．

本症例ではCDトキシンA/Bを提出したところ陽性であったため，CDIと診断した．しか

し，CDトキシンは特異度90％後半の検査だが，感度は8割台と高くないため[18]，たとえ陰性だとしてもCDIを除外すべきではない．グルタミン酸脱水素酵素（glutamate dehydrogenase：GDH）は培養検査をgold standardとした際の感度・特異度ともに90％以上と高く[19]，検査可能であれば非常に有用なツールとなりうる．ただし，これら検査が陰性であっても，状況に応じて治療時期を逸さないことが大切である．

❷ 忘れてはいけないPitfall

市中発症の下痢症と同じく，ショックに伴う下痢を見逃さないことは大前提だが，入院中の下痢症には特有のPitfallがある．

1）非感染性下痢に注意！

入院中に発症する下痢として重症なのはCDIだが，実は下剤や経管栄養，そして抗菌薬そのものによる下痢症も頻度が高い[20]．CDIの除外とともに，下痢を起こしやすい要因がないかどうかについて整理する必要がある．

2）免疫不全がある場合は特殊な感染症も頭の隅に置く

好中球減少があり，かつ重症な場合には，複数菌感染による重篤なneutropenic enterocolitis（好中球減少性腸炎），細胞性免疫不全（ステロイド・免疫抑制薬使用，HIV患者などで考慮）が背景にある場合にはcytomegalovirus腸炎なども想起する．

3）通常は3-days rule：ただし集団発症の際は綿密な原因検索を！

入院3日目を過ぎると市中腸炎の可能性は激減する．各種培養検査のなかでも便培養は対象となる菌種が多いため煩雑であり，通常は院内下痢症に対して培養検査をオーダーすべきではない（3-days rule）．一方で，集団発症した場合には事情が異なる．ノロウイルス感染症，病院食による食中毒などを考慮し，必要があれば培養検査やノロウイルス抗原検査などを施行すべきである．

❸ 選択すべき抗菌薬

CDIと診断した場合の治療方針について説明する．ポイントは大雑把に，以下の4つである．

> ・現在使用の抗菌薬を可能な限り中止する（忘れがちなので注意！）
> ・軽症〜中等症例→メトロニダゾール経口
> ・重症例→バンコマイシン経口
> ・何より全身状態の立て直しを行う（十分な輸液など，敗血症治療に準ずる）

CDIの重症度は，IDSA guideline[21] では白血球とクレアチニン，バイタルサインなどが指標となり，下記に基づいて決定したうえで抗菌薬を選択する．

> ・mild-to-moderate disease：WBC≦15,000/μL，かつCre≦CDI発症前の1.5倍
> ・severe disease：WBC≧15,000/μL，またはCre≧CDI発症前の1.5倍
> ・severe and complicated disease：低血圧 or ショック or イレウス or 巨大結腸

表3 CDI治療の概要

重症度	診断基準	治療
軽症〜中等症	下痢あり かつ 重症・複雑性にあてはまらない	メトロニダゾール経口 1回500 mg 1日3回 10日間 もし5〜7日で改善しなければ， バンコマイシン経口 1回125 mg 1日4回 10日間へのスイッチを考慮
重症	血清Alb＜3.0 g/dL かつ WBC≧15,000/μL or 腹部圧痛	バンコマイシン経口 1回125 mg 1日4回 10日間
重症 かつ 複雑性	以下のいずれか ・ICU入室 ・血圧低下（昇圧薬の必要性は関係なし） ・体温38.5℃以上 ・麻痺性イレウスまたは著明な腹部膨満 ・意識変容 ・白血球≧35,000/μLまたは＜2,000/μL ・血清Lac＞2.2 mmol/L ・終末臓器障害	・著明な腹部膨満なし 　バンコマイシン経口 1回500 mg 1日4回 　＋メトロニダゾール静注 1回500 mg 8時間ごと ・麻痺性イレウス or 中毒性結腸炎 or/and 著明な腹部膨満 　バンコマイシン経口 1回500 mg 1日4回 　＋バンコマイシン注腸 1回500 mg（500 mLの生食に溶解） 1日4回 　＋メトロニダゾール 1回500 mg 8時間ごと

昇圧薬が必要な血圧低下，敗血症と臓器不全（腎・肺）の徴候，意識変容，白血球≧50,000/μL・Lac≧5 mmol/L，内科的治療で5日経っても改善しない複雑性CDIのいずれかを満たす場合は外科的治療を考慮すべき（外科コンサルト）．
（文献19を参考に作成）

　現在のCDIの標準治療は表3の通りである．嚥下機能障害などで経口摂取が困難な症例では，経鼻胃管からの上記抗菌薬使用，メトロニダゾール腟錠の経直腸投与（1回250 mg 8時間ごと：保険適用外）を考慮する．なお，**バンコマイシンの点滴は腸管に到達しないので禁忌**である．また，乳酸値＞5 mmol/L，WBC≧50,000/μLとなるような重症CDIにおいては，救命のための全結腸切除術も考慮する．

4 今後のマネジメント

1）再発に注意！

　CDI患者の6〜25％は再発しうることが知られている[21]．再発は治療終了後1〜2週間に多いが，12週経過後にも再発することがある．再発例にはバンコマイシン漸減療法のレジメンがあり，便移植などの治療も研究されている．CDIリスク因子への対応（不必要な抗菌薬・プロトンポンプ阻害薬使用の制限）も引き続き重要である．

2）接触感染対策を忘れない！

　CDIは容易に水平感染しうる病気であり，特に医療者の手が媒介しうる．*C. difficile*は芽胞を有しているため，アルコール消毒による手指衛生は無効である．ハンドソープ・流水での手洗いを念入りに行い，可能であれば個室隔離とする．

+α Lecture

旅行者下痢症について [22〜24]

　旅行者下痢症とは，「海外旅行中，または旅行後に発症する下痢」である．病原微生物だけでなく，環境の変化や食事などさまざまな要因が影響している．2週間の旅行において約半数の海外旅行者が旅行者下痢症に罹患するとされる．

1 原因

　原因としては細菌性が多く，なかでも腸管毒素原性大腸菌（ETEC：enterotoxigenic E. coli，O-157のようなenterohemorrhagic E. coliとは種類が違うので要注意）の頻度が圧倒的に高い．ついでサルモネラ菌，赤痢菌，キャンピロバクターが多い．ETECは中南米やアフリカ，南アジアでの下痢症の主要な原因であるが，東南アジアでは主要な原因ではない．東南アジアではキャンピロバクターが多い．

　最近，キノロン系抗菌薬が耐性菌化の傾向にあるので予防薬・治療薬としては使用しづらい．そのため，empiric therapyとしてはアジスロマイシンなどのマクロライド系抗菌薬を使用するとよい（これは国内症例でも同様である）．

2 持続性下痢症との鑑別

　また，7日以上下痢が続いている場合は，持続性下痢症として鑑別を行う必要がある．持続性下痢症ではジアルジア，クリプトスポリジウム，サイクロスポラ，アメーバ赤痢などの原虫感染症も考慮されるが，最も多いのはpost-infectious IBS（感染症後過敏性腸症候群）である．急性細菌性腸炎の罹患後の3分の1の症例で，IBS様の腹部症状を訴え続けることが知られており，これをpost-infectious IBSと呼ぶ．原虫感染症については，一般の便培養検査では検出できないため，疑った場合は便原虫検査・虫卵検査を提出し，グラム染色などで直接鏡検する．病原体を確定せずにやみくもに抗菌薬を使用することは，無用な副作用を生みうることから避けるべきである．

3 Pitfall

　本文でも記載した通り，下痢症状に気を取られすぎると思わぬ落とし穴にはまり込む恐れがある．アフリカ渡航の発熱患者では，たとえ下痢がみられていたとしても，まずはマラリア除外を最優先するように心がける．また，腸チフス・パラチフスは下痢症状が出ると思われがちであるが，むしろ菌血症に伴う発熱などの全身症状が中心であり（enteric fever），下痢よりも便秘が出ることがある（特に小児）．

　最後に，下痢症に限らないが，旅行者であることにとらわれすぎないことも重要である．渡航歴のある下痢症について，旅行者下痢症とばかり考えるあまり，一般的な下痢の原因についてすっかり頭から抜け落ちるというPitfallには気をつけたい．

おわりに

急性下痢症についての基本は，下記3点にある．
① まずはショック・腸管外病変を除外し，その後で網羅的病歴聴取で原因を追求する
② 市中下痢症では，抗菌薬が必要なセッティングはそれほど多くないことを理解する
③ 院内下痢症では死亡率の高いCDIに焦点を合わせ，除外できなければ治療に踏み切る
これらをもとに，漏れのない急性下痢症診療をしていただきたい．

■ 文　献

1) Allos BM：Campylobacter jejuni Infections: update on emerging issues and trends. Clin Infect Dis, 32：1201-1206, 2001
2) 佐田竜一：感染性胃腸炎＝「"除外×2"，のち"落とし穴×3"，ところにより一時 市中腸炎」．JIM，24：724-728, 2014
3) 「Principles of Clinical Gastroenterology」（Yamada T, et al, eds），Wiley-Blackwell, 2011
4) 厚生労働省：「医師・医療機関向け情報」（http://www.mhlw.go.jp/stf/seisakunitsuite/bunya/kenkou_iryou/shokuhin/iryou/index.html）
5) Blaser MJ, et al：Campylobacter enteritis: clinical and epidemiologic features. Ann Intern Med, 91：179-185, 1979
6) 成田　雅：便グラム染色．「感度と特異度からひもとく感染症診療のDecision Making」（細川直登/編），pp81-84，文光堂，2012
7) Neill MA, et al：Failure of ciprofloxacin to eradicate convalescent fecal excretion after acute salmonellosis: experience during an outbreak in health care workers. Ann Intern Med, 114：195-199, 1991
8) Wong CS, et al：The risk of the hemolytic-uremic syndrome after antibiotic treatment of Escherichia coli O157:H7 infections. N Engl J Med, 342：1930-1936, 2000
9) Guerrant RL, et al：Practice guidelines for the management of infectious diarrhea. Clin Infect Dis, 32：331-351, 2001
10) Ternhag A, et al：A meta-analysis on the effects of antibiotic treatment on duration of symptoms caused by infection with Campylobacter species. Clin Infect Dis, 44：696-700, 2007
11) 「サンフォード 感染症治療ガイド2015（第45版）」（菊池　賢，橋本正良/監），ライフサイエンス出版，2015
12) 「Johns Hopkins ABX Guide」（Bartlett JG, et al, eds），Jones&Bartlett Pub, 2011
13) 「レジデントのための感染症診療マニュアル（第3版）」（青木　眞/著），医学書院，2015
14) Hensgens MP, et al：All-cause and disease-specific mortality in hospitalized patients with Clostridium difficile infection: a multicenter cohort study. Clin Infect Dis, 56：1108-1116, 2013
15) Dial S, et al：Patterns of antibiotic use and risk of hospital admission because of Clostridium difficile infection. CMAJ, 179：767-772, 2008
16) Dial S, et al：Proton pump inhibitor use and risk of community-acquired Clostridium difficile-associated disease defined by prescription for oral vancomycin therapy. CMAJ, 175：745-748, 2006
17) Wanahita A, et al：Conditions associated with leukocytosis in a tertiary care hospital, with particular attention to the role of infection caused by clostridium difficile. Clin Infect Dis, 34：1585-1592, 2002
18) Planche T, et al：Diagnosis of Clostridium difficile infection by toxin detection kits: a systematic review. Lancet Infect Dis, 8：777-784, 2008
19) Shetty N, et al：The role of glutamate dehydrogenase for the detection of Clostridium difficile in faecal samples: a meta-analysis. J Hosp Infect, 77：1-6, 2011
20) Polage CR, et al：Nosocomial diarrhea: evaluation and treatment of causes other than Clostridium difficile. Clin Infect Dis, 55：982-989, 2012
21) Cohen SH, et al：Clinical practice guidelines for Clostridium difficile infection in adults: 2010 update by the society for healthcare epidemiology of America（SHEA）and the infectious diseases society of America（IDSA）. Infect Control Hosp Epidemiol, 31：431-455, 2010
22) 「キーストンのトラベル・メディシン」（岩田健太郎/監訳），メディカル・サイエンス・インターナショナル，2014
23) 「症例から学ぶ 輸入感染症 AtoZ」（忽那賢志/著），中外医学社，2015
24) DuPont AW：Postinfectious irritable bowel syndrome. Clin Infect Dis, 46：594-599, 2008

8 「上気道感染症・深頸部感染症」のトライアングルモデル

髙増英輔，綿貫　聡

> **Point**
> - A群溶血性レンサ球菌診断にはCentor criteriaとRADTを組み合わせて用いる
> - killer sore throatを見分ける方法を知っておく
> - 深頸部感染症による致死的合併症を避けるためにドレナージ術を含めたすみやかな介入を行う

はじめに

　咽頭痛を訴える症例には高頻度で遭遇するが，鑑別は多岐にわたり，発熱を伴う場合には多くが感染性である．代表的なものはA群溶血性レンサ球菌（Group A streptococci：GAS）による咽頭・扁桃炎で，抗菌薬投与が必要となるが，実臨床ではそれ以外の症例への抗菌薬の不必要な投与が問題とされている[1]．一方で，咽頭痛のなかにはいわゆる，**killer sore throat** と呼ばれる致死的な病態が隠れている場合があり，早期からの治療介入が必要となるため，その見極めが重要であるとともにマネジメントを知っておく必要がある．

症例❶　若年男性の急性咽頭炎（図1）

　特記既往のない10歳代の男性．2日前から39℃の発熱と咽頭痛が出現し，症状改善ないため救急外来を受診した．
　診察上，白苔・滲出を伴う右扁桃の著明な腫大と両側前頸部リンパ節の腫大・圧痛を認めた．咳はない．modified Centor criteriaでは4点で，rapid-antigen-detection testも陽性であった．

1　患者背景・感染臓器から想起される対象微生物

　感染性咽頭炎の鑑別疾患に関しては表1を参考にしてほしい．上気道感染症（急性咽頭炎）の原因で最も多いのはウイルス感染症で，少なくとも全体の50％程度を占める[1,2]．しかし，臨床上，**最も問題となるのはGAS**である．GASは基本的にはself-limiting disease（自己限定性疾患）であるが，無治療であれば症状が4〜5日続くこと，感染後にリウマチ熱や糸球体腎炎を合併しうることなどが問題となる．

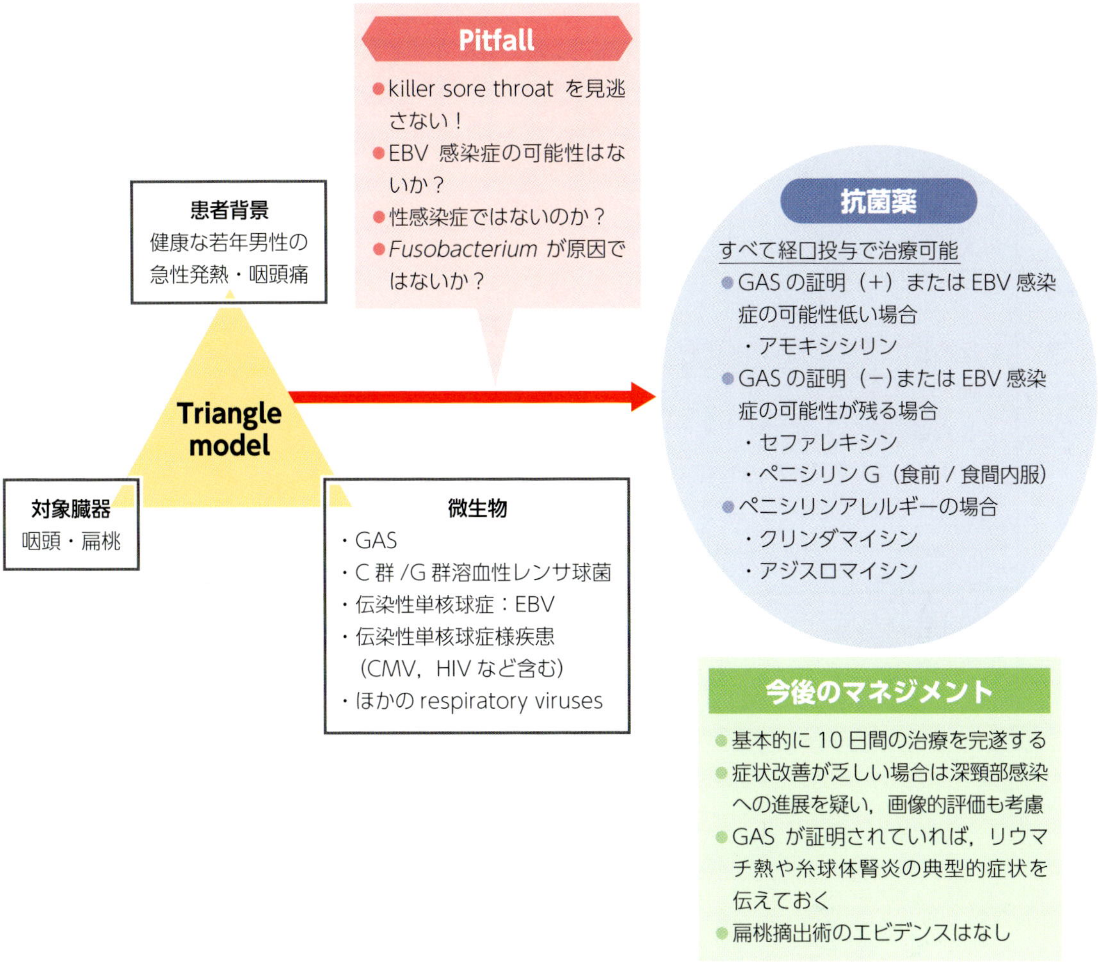

図1 症例1：「若年男性の急性咽頭炎」のトライアングルモデル

患者背景
健康な若年男性の急性発熱・咽頭痛

対象臓器
咽頭・扁桃

微生物
- GAS
- C群/G群溶血性レンサ球菌
- 伝染性単核球症：EBV
- 伝染性単核球症様疾患（CMV，HIVなど含む）
- ほかのrespiratory viruses

Pitfall
- killer sore throat を見逃さない！
- EBV感染症の可能性はないか？
- 性感染症ではないのか？
- *Fusobacterium* が原因ではないか？

抗菌薬
すべて経口投与で治療可能
- GASの証明（＋）またはEBV感染症の可能性低い場合
  - アモキシシリン
- GASの証明（－）またはEBV感染症の可能性が残る場合
  - セファレキシン
  - ペニシリンG（食前/食間内服）
- ペニシリンアレルギーの場合
  - クリンダマイシン
  - アジスロマイシン

今後のマネジメント
- 基本的に10日間の治療を完遂する
- 症状改善が乏しい場合は深頸部感染への進展を疑い，画像的評価も考慮
- GASが証明されていれば，リウマチ熱や糸球体腎炎の典型的症状を伝えておく
- 扁桃摘出術のエビデンスはなし

---

self-limiting diseaseであるにもかかわらず抗菌薬を使用する理由としては，
- 有症期間の短縮（最大48時間）
- 化膿性合併症である扁桃周囲膿瘍や咽後膿瘍の予防
- 急性リウマチ熱のリスク低下
- 患者の周囲にGASが拡散することの予防

（抗菌薬治療により24時間以内に菌は増殖できなくなる）
などがあがる．しかし，糸球体腎炎の予防にはつながらない．

一方で，抗菌薬乱用を防ぐためにGAS感染か否かをできるだけ正確に診断することは重要である[3]．GAS感染においては，臨床所見と検査を組み合わせて診断を行う．GASによる咽頭炎におけるスコアリングとして有名なものに **Centor and McIsaac score** がある．

> **MEMO** Centor and McIsaac score：症状と年齢でポイントをつけるシステム
> ・下記①〜④の各項目が陽性なら1ポイント
>   ①発熱（38℃以上），②滲出性扁桃炎（白苔付着＋扁桃発赤），③咳がない，④前頸部の有痛性リンパ節腫脹

表1　感染性咽頭炎の鑑別疾患

原因微生物	鑑別疾患・臨床的特徴
ウイルス感染	
リノウイルス・コロナウイルス	感冒症状
アデノウイルス	急性角結膜炎
インフルエンザウイルス	インフルエンザ（急性の発熱・頭痛・筋痛・関節痛）
エンテロウイルス	手足口病・ヘルパンギーナ
EBV・CMV・HIV	伝染性単核球症
HIV	急性HIV感染
細菌感染	
GAS	咽頭炎・猩紅熱，TSS（黄色ブドウ球菌でも生じる）
C/G群溶血性レンサ球菌	咽頭炎
レンサ球菌属と嫌気性菌の混合感染	扁桃周囲炎・膿瘍，咽後膿瘍
インフルエンザ桿菌	急性喉頭蓋炎
Fusobacterium necrophorum	Lemierre症候群
Corynebacterium diphtheriae	ジフテリア
淋菌	咽頭炎
梅毒	Ⅱ期梅毒
Mycoplasma pneumoniae	気管支炎・肺炎

TSS：toxic shock syndrome（毒素性ショック症候群）

・年齢別の点数
　15歳未満　：＋1ポイント
　16～44歳　：　0ポイント
　45歳以上　：－1ポイント

　しかし，これ単独だと確定診断に至るには不十分であり，Centor and McIsaac score 3点で約30％，4点でも50％程度の感度しかない[4]．抗菌薬を過剰投与してしまう懸念もある．
　上記をふまえて，実臨床で適正かつ最もcost-effectiveな抗菌薬使用をすべきである．推奨されるアプローチとしては，**modified Centor criteriaで検査前確率を検討し，必要な場合のみGAS迅速抗原検査**（rapid antigen detection test：**RADT**．感度70～90％程度，特異度：95％）で診断・抗菌薬治療を行うという手法がある[5,6]．なお，RADT陽性はGASのキャリアーにおける偽陽性を含んでいるため，**RADTだけで判断することは不十分**である．やはり臨床症状でのスコアリングも重要である．

❷ 忘れてはいけないPitfall

1) killer sore throatを見逃さない！

　『killer sore throat』をきたす疾患を表2に記載する．これらの病態は受診時には軽症でバイタルに異常がなくとも，急速に進行するため致死的な状態まで増悪することが少なくない．このため，**咽頭痛の経時的増悪・嚥下障害・開口障害・頸部痛**など，killer sore throatの徴候を見逃さないことが最重要となる．

表2　killer sore throatをきたす疾患

①急性喉頭蓋炎
②Ludwig's angina
③扁桃周囲膿瘍
④咽後膿瘍
⑤Lemierre症候群

2）EBV感染症の可能性はないか？

ウイルス感染は頻度が高く自然軽快するものがほとんどだが，いわゆる，common coldとは異なる臨床経過をたどるEBV感染症や急性HIV感染症も重要な鑑別である[1, 2]．特にGAS感染の証明がされておらず，かつsexual activityが高い場合や思春期の場合に検討すべきである．また，抗菌薬治療に際してはEBV感染症におけるアンピシリン・アモキシシリン使用で高率（80％以上とする報告あり）に皮疹の発現がみられるため，抗菌薬選択時には注意が必要である．

3）EBV以外の性感染症の可能性はないか？

HIVや梅毒，淋菌，クラミジアなどの性感染症による咽頭炎の場合には早期介入が必要なため，病歴聴取からのスクリーニングを忘れないようにしたい．

4）*Fusobacterium*が原因菌のことも！

昨今では若年者における*F. necrophorum*の割合が多いとの報告があり注意したい[6]．同菌の咽頭炎ではCenter criteriaも高いスコアとなり，臨床上の区別は困難である．また，*F. necrophorum*はペニシリン系の抗菌薬にも耐性をもつためやっかいである．

3 選択すべき抗菌薬

咽頭炎で抗菌薬治療を行う場合には，GASをターゲットとしてnarrow spectrum（狭域スペクトル）で副作用が少ない抗菌薬が選択されるが，日本特有の悩ましい問題がある．

IDSA guideline[5]では消化管吸収効率のよいペニシリンVの内服か，ペニシリンGベンザチンの筋肉注射が第1選択である．しかし，日本ではどちらも採用がなく，唯一使用できるペニシリンGは胃酸で分解されやすく消化管吸収効率がよくない．そのため，実際の外来診療ではアモキシシリンや第1世代セフェムを使用することが多い．ただし伝染性単核球症ではこれらを使用すると皮疹が出やすいことから，GASの証明ができている場合，ないしは伝染性単核球症の可能性がかなり低い場合に使用すべきである．ペニシリンGを使用する場合には胃酸分泌の少ない食前か食間の内服とする．

ペニシリンアレルギーがある場合にはクリンダマイシンやアジスロマイシンを使用する．アジスロマイシンの場合は5日間の投与となるが，それ以外の場合は10日間の投与を行う[1]．

処方例：すべて経口投与で治療可能

【GASの証明がなされているまたはEBVの可能性がかなり低い場合】
- アモキシシリン（サワシリン®）1回500 mg　1日3回　10日間

【GASの証明がなされていない場合またはEBVの可能性が残る場合】
- セファレキシン（セファレキシン顆粒500 mg「JG」）1回1,000 mg　1日2回　10日間
- ペニシリンG（バイシリン®G顆粒）1回40万単位　1日3回（食前/食間内服）10日間

【ペニシリンアレルギーがある場合】
- クリンダマイシン（ダラシン®カプセル）1回300 mg　1日3回
- アジスロマイシン（ジスロマック®）1回12 mg/kg　1日1回　5日間

4 今後のマネジメント

　GAS感染と診断し治療を開始した場合，**通常は24〜48時間以内に治療効果が認められる**．症状の持続はGASキャリアーに生じたウイルス性咽頭炎をみている可能性がある．一方で症状が重篤化する場合には，深頸部感染症を除外する必要がある．また，GAS感染症を起こした小児に対しては，感染が落ち着いたのちに多発関節痛や結節性紅斑などの急性リウマチ熱，急性浮腫，血尿・蛋白尿などで出現する糸球体腎炎などを起こしうる可能性について保護者へ伝えておく．特に急性リウマチ熱予防のために，症状が改善したとしても10日間（アジスロマイシンなら5日間）の治療を完遂するよう伝えておく．
　なお，基本的にはRADTや咽頭培養は治療開始後に再検する必要はない[4]．
　また扁桃炎をくり返す場合における扁桃摘出術のエビデンスはない．

症例❷　高齢者の深頸部感染症（図2）

　10年以上前から2型糖尿病，高血圧症，脂質異常症の既往のあるADL自立した60歳代女性．3週間前からの37.5℃の発熱と頭痛が出現し症状が持続していた．昨日より悪寒・戦慄を伴う39℃の発熱の増悪がみられ，左顎下部の疼痛を自覚したため救急外来を受診

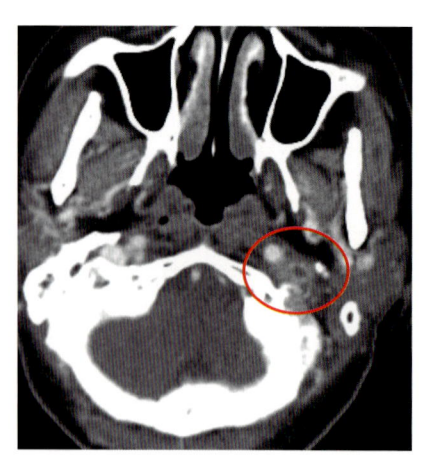

図3　頭頸部造影CT

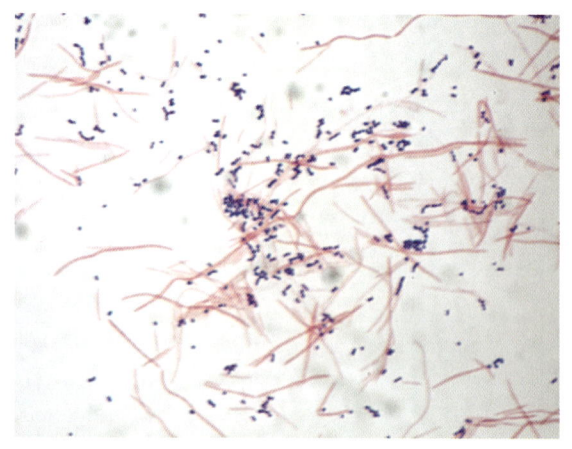

図4　髄液グラム染色
細長いグラム陰性桿菌（*F. nucleatum*）とグラム陽性レンサ球菌（*Peptostreptococcus* spp.）がみられる．

した．

診察上，項部硬直と左胸鎖乳突筋に沿った疼痛と同部位の発赤・熱感を認めた．また，血液検査で著明な炎症反応の上昇とDIC所見がみられた．造影CTで左内頸動脈の塞栓所見（図3）が認められた．後日，血液培養2セット・髄液培養から*Fusobacterium nucleatum*と*Peptostreptococcus* spp.が検出された（図4）．

DIC：disseminated intravascular coagulation（播種性血管内凝固症候群）

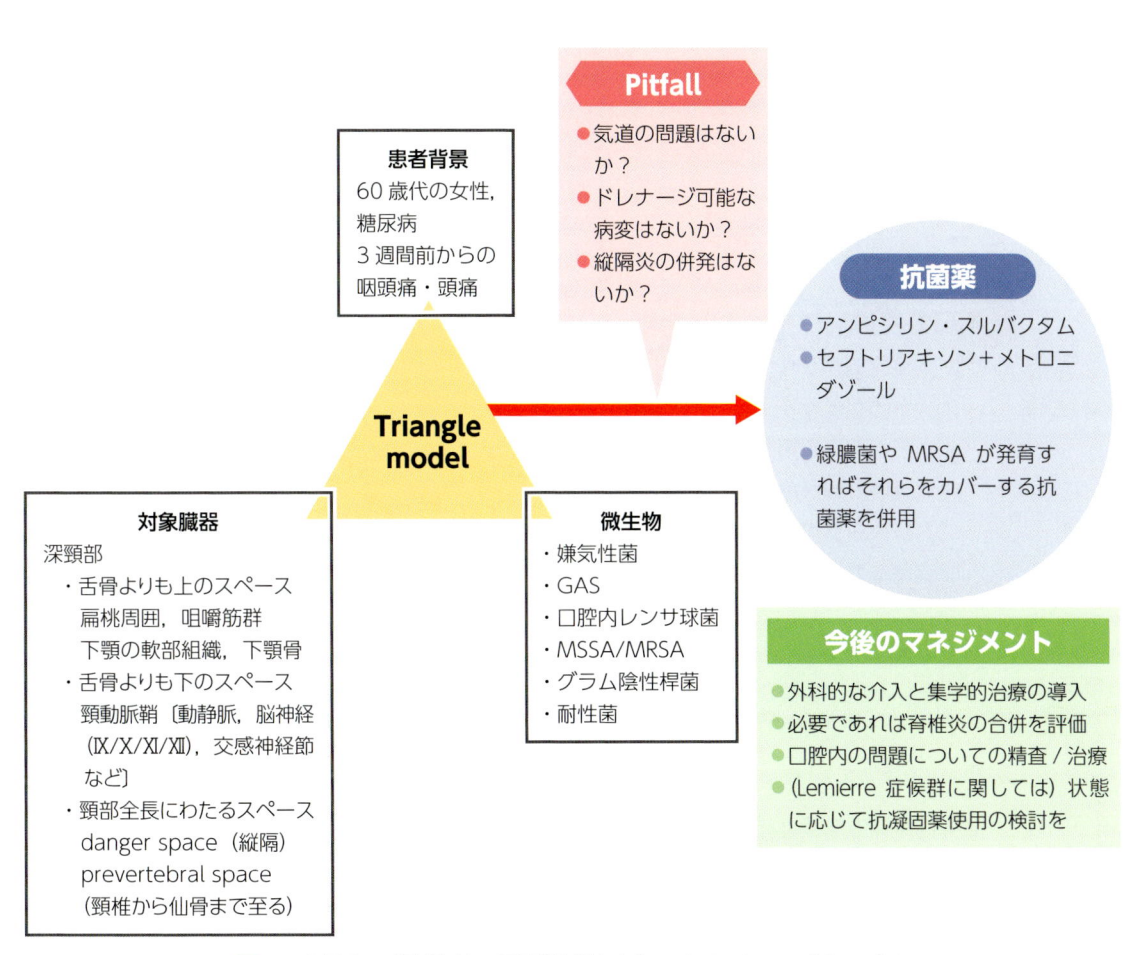

図2 症例2：「高齢者の深頸部感染症」のトライアングルモデル

1 患者背景・感染臓器から想起される対象微生物

深頸部感染症の原因菌はGASや緑色レンサ球菌（viridans group streptococci）をはじめとした**口腔内レンサ球菌や*Fusobacterium* spp., *Peptostreptococcus* spp.**などの**嫌気性菌**が最も多い．このほか，黄色ブドウ球菌（MSSA/MRSA）などのブドウ球菌，クレブシエラ（*Klebsiella pneumoniae*），インフルエンザ桿菌（*Hemophilus influenzae*）などのグラム陰性桿菌が原因として考えられる[7]．さらに患者背景をふまえて耐性菌の検討も必要が出てくる．

本症例のような深頸部感染症は本来小児・若年者での発生が多いという点と，**最も注意すべき背景因子が糖尿病**である点が重要である[7]．また，深頸部感染症における感染の原因となる**疾患は咽頭炎や歯性感染症が最も多く**，このほか，顎下腺炎やリンパ節炎，中耳炎なども原因となる[7]．

なお，**Lemierre症候群でも糖尿病がリスク因子**となる．原因菌としては F. necrophorum の頻度が最も高い[8]．

※ 深頸部感染の際には，まず，その解剖を理解する必要がある

深頸部には複雑に臓器が集中するため，その間の疎な結合組織を通して感染が進展しやすい．こうした深頸部のスペースは大きく3つに分けて考えると理解しやすい．前頸部は舌骨に筋，および筋膜が集中するため，ここを境に上下に明確に分離できる．このことから，①舌骨よりも上のスペース，②舌骨よりも下のスペース，③頸部全長にわたるスペース，の3つに分類することができる[9]．

図5に深頸部の簡単な解剖とそれぞれの特徴を示すので参照いただきたい．

❷ 忘れてはいけないPitfall

本症例のような深頸部感染症の最大の問題点はその致死的な合併症である．気道閉塞や縦隔炎が問題となり[9]，集学的な介入が必要となることも少なくない（表3，4）．

このため，深頸部感染症が疑われた場合には，

①気道の問題がないか：挿管・人工呼吸管理を行うかどうかを厳重に判断
②ドレナージ可能な病変がないか：膿汁はできるだけ出す
③縦隔炎の併発がないか：可能であればすみやかに洗浄ドレナージ

などに関してCTによるスクリーニングを行い，状況に応じて外科的なドレナージ術が必須となる．

表3 致死的な深頸部感染症の合併症

合併症	頻度（%）
気道閉塞	31
敗血症	22
縦隔炎	16
肺炎	12
頸静脈塞栓 ± septic embolism	11
胸水	4
DIC	1

（文献7より引用）

表4 Lemierre症候群の合併症

肺病変 ・septic embolism ・肺炎 ・肺膿瘍 ・胸水 ・肺化膿症
化膿性関節炎
骨髄炎
肝膿瘍
中枢神経病変 ・脳膿瘍 ・髄膜炎 ・海綿静脈洞塞栓
軟部組織膿瘍・皮膚膿疹
敗血症性ショック

（文献8より引用）

A

①顎下隙
口腔底と舌骨の間にあるスペースで，下顎骨のアーチ内を下方に広がっている．このスペースの感染症では歯性感染症，特に齲歯由来の歯根部感染症が多い．症状としては，口腔の痛み，嚥下時痛，嚥下障害，など．
疎な空間で蜂窩織炎が急速に進行して筋膜炎や膿瘍形成に至るとLudwig's anginaと呼ばれる．腫脹が強くなると急速な上気道閉塞から窒息に至ることもある．

②咽頭傍隙
咽頭の外側に位置するスペースで，耳下腺，下顎骨，咀嚼筋群，扁桃，頸動脈鞘，などに囲まれている．①と③をつなぐスペースで，ここに炎症が及ぶと①や③へ拡大しえるので注意が必要である．咽頭炎，乳突蜂巣炎，耳下腺炎，歯性感染症，などからの炎症が波及する．症状としては，頸部痛と開口障害があり，開口障害はこのスペースに接する内翼突筋の炎症により生じるため，このスペースの炎症を示唆する重要な所見である．重篤な合併症として，気道閉塞や頸動脈鞘に炎症が及んで血栓性静脈炎（Lemierre症候群）となることがある．

③咽頭後隙／"Danger" space／椎前隙
咽頭のすぐ後方のスペースは3つに分かれており，咽頭後隙は頸部から縦隔まで，"Danger" spaceは縦隔〜横隔膜まで，椎前隙は最長で尾骨まで続いている．これらのスペースに炎症が波及すると重力に従って容易に下方に拡大する．

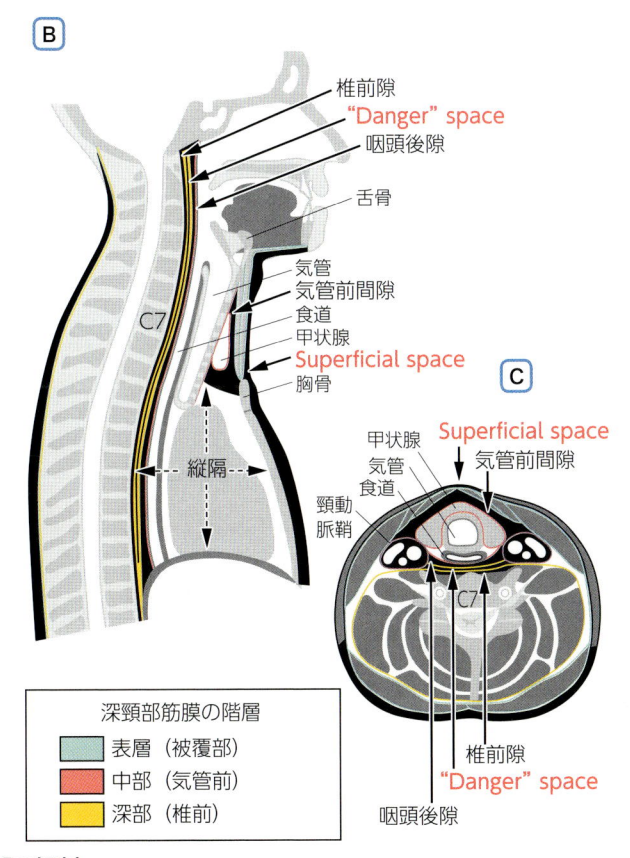

図5 深頸部の解剖
重要な深頸部の特徴と③に関しての図を示す．
B：頸部の矢状断．C：C7レベルの冠状断．

3 選択すべき抗菌薬

診断後は上記の原因菌をターゲットとした早急なempiricalな抗菌薬治療の導入が必要となる．基本的には**口腔内レンサ球菌と口腔内嫌気性菌をカバーする**目的で抗菌薬を選択する．

処方例
① アンピシリン・スルバクタム（ユナシン®-S）1回3g　1日4回　4週間以上
② セフトリアキソン（ロセフィン®）1回1g　1日1回
　　＋メトロニダゾール　1回500mg　1日3回
③ 培養検査から緑膿菌やMRSAが検出されればそれらもカバーする

4 今後のマネジメント

抗菌薬治療の継続と必要に応じて外科的な介入を行う．また，病態の進行が急速なことも少なくなく，重篤な症例では気管挿管での管理など集学的介入が必要となることも多い．Lemierre症候群でも，保存的な治療でコントロール不良の場合にはseptic emboliをきたした血管の置換術が必要となることもある．

治療期間は塞栓が消えるまでであるが，おおむね4週間程度である．なお，抗凝固薬の必要性に関してのエビデンスは確立していないが，血栓が頭蓋内へ進展する場合には検討すべきである[10]．また，頸椎に接する部分に炎症が波及する場合には，化膿性脊椎炎を合併することもある．その場合は抗菌薬治療期間を延長する可能性もあるため，必要であればMRIで脊椎の炎症を評価すべきである．

+α Lecture

伝染性単核球症と伝染性単核球症様疾患について

伝染性単核球症（infectious mononucleosis：IM）は1889年にPfeifferらにより"glandular fever"としてはじめて報告された．現在用いられているIMの名の由来は，末梢血中に多数の異型リンパ球を伴ったリンパ球（単核球）の増加がみられた感染性疾患であったことにあり，古典的には発熱，咽頭痛，頸部リンパ節腫脹を3徴とする病態で10〜30歳代の若年者に多くみられる．

EBV感染はIMとほぼ同義語として用いられる．IMの原因のうち約90％以上を占め[10]，感染者のB細胞内に感染をきたす．しかしながら，EBV以外でも同様の臨床所見を呈する疾患があり，それらを伝染性単核球症様疾患（IM-like syndrome：IML）として区別することもある[11]．EBV以外の原因としては，CMV・ヒトヘルペスウイルス-6（human herpes virus-6：HHV-6）・HIV・アデノウイルス・単純ヘルペスウイルス（herpes simplex virus：HSV）・*Streptococcus pyogenes*・*Toxoplasma gondii*などがあがる（表5）．ここで重要なことはIMを疑う場合に，鑑別として性感染症，特に頻度は低いものの（1％以下）急性HIV感染を見逃さないということであり，病歴を聴取するうえで注意が必要である．

また，EBV感染の診断に関しては，EBV-specific-serologic testが必要であることはよく知られている．確定診断には，抗EBV VCA IgM抗体・抗EBV VCA IgG抗体・抗EBNA IgG抗体の提出が必要とされている．VCA IgMは発症時から陽性となり，4〜8週後まで持続した後に陰性と

なる．VCA IgGは発症から1〜2週後から出現し，その後は長期的に抗体価が減少していく．EBNA IgGは発症後3〜6週時より出現し，その後，生涯持続するため既感染の有無のチェックに有用となる（図6）．これらを組み合わせてEBV初感染によるIMの診断を行うこととなる．

　治療に関しては，基本的には対症療法で経過をみながら症状が軽快するのを待つ形となる．

表5　IMLの主な原因

原因	IMLに占める割合（％）	急性期の診断
EBV	50〜90％	抗EBV VCA IgM/IgG 抗EBNA IgG
HHV-6	9％	抗HHV 6 IgM/IgG HHV-6 PCR
CMV	5〜7％	抗CMV IgM CMV-PCR
HHV-1	6％	Slide-based DFA
GAS	3〜4％	RADT 咽頭培養
トキソプラズマ	≦3％	抗トキソプラズマ IgM/IgG
HIV	≦2％	HIV-1 PVL HIVウイルス量測定
アデノウイルス	≦1％	EIA

（文献2を参考に作成）

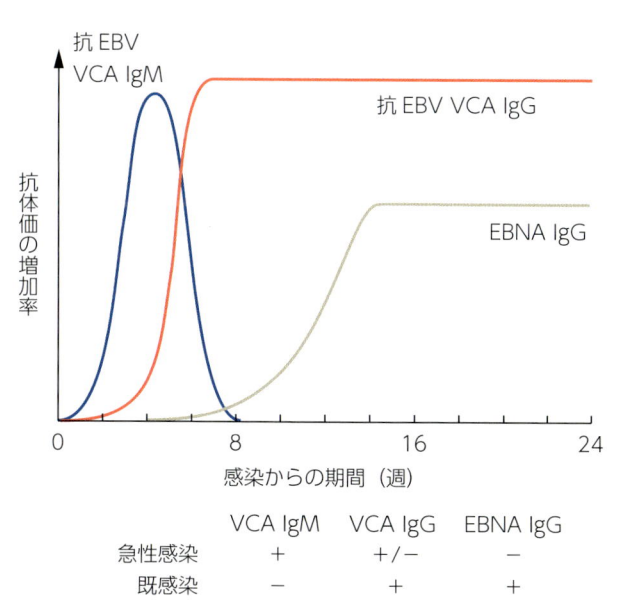

	VCA IgM	VCA IgG	EBNA IgG
急性感染	＋	＋/－	－
既感染	－	＋	＋

図6　伝染性単核球症におけるEBV特異抗体の推移
（文献1より引用）

おわりに

　　上気道感染症は遭遇する機会の多い感染症であるが，そのなかに致死的な病態である深頸部感染症が隠れていることがある．だからこそ，日頃からマネジメントには気を配り，killer sore throatを見逃さないようにしたい．

文献

1) Bisno AL：Acute pharyngitis. N Engl J Med, 344：205-211, 2001
2) Ebell MH, et al：The rational clinical examination. Does this patient have strep throat? JAMA, 284：2912-2918, 2000
3) Wessels MR：Clinical practice. Streptococcal pharyngitis. N Engl J Med, 364：648-655, 2011
4) Fine AM, et al：Large-scale validation of the Centor and McIsaac scores to predict group A streptococcal pharyngitis. Arch Intern Med, 172：847-852, 2012
5) Shulman ST, et al：Clinical practice guideline for the diagnosis and management of group A streptococcal pharyngitis: 2012 update by the Infectious Diseases Society of America. Clin Infect Dis, 55：1279-1282, 2012
6) Centor RM, et al：The clinical presentation of Fusobacterium-positive and streptococcal-positive pharyngitis in a university health clinic: a cross-sectional study. Ann Intern Med, 162：241-247, 2015
7) Boscolo-Rizzo P, et al：Deep neck infections: a study of 365 cases highlighting recommendations for management and treatment. Eur Arch Otorhinolaryngol, 269：1241-1249, 2012
8) Kuppalli K, et al：Lemierre's syndrome due to Fusobacterium necrophorum. Lancet Infect Dis, 12：808-815, 2012
9) Reynolds SC & Chow AW：Life-threatening infections of the peripharyngeal and deep fascial spaces of the head and neck. Infect Dis Clin North Am, 21：557-576, viii, 2007
10) Luzuriaga K & Sullivan JL：Infectious mononucleosis. N Engl J Med, 362：1993-2000, 2010
11) Hurt C & Tammaro D：Diagnostic evaluation of mononucleosis-like illnesses. Am J Med, 120：911.e1-911.e8, 2007

9 「化膿性関節炎・脊椎炎」のトライアングルモデル

井藤英之

> **Point**
> - 化膿性関節炎・脊椎炎ともに感染性心内膜炎の除外を忘れない
> - グラム染色・関節液培養・血液培養を重視すると同時に，「検査が陰性」であることにだまされない
> - 発症リスク・再発リスクを知る

はじめに

化膿性関節炎・脊椎炎ともに内科医・感染症科医・整形外科医の連携が必要な疾患である．感染性関節炎は細菌・ウイルスによるものに大別され，さらに細菌による化膿性関節炎は淋菌性と非淋菌性に分けられる．また人工関節の有無によっても対処が異なってくる．

化膿性脊椎炎は診断が遅れやすい疾患であり，どのような場合に疑うかを知り，検査特性を熟知する必要がある．

さらに，関節炎・脊椎炎がそもそもの原因なのか，何らかの感染から二次的に起こっているかを常に検討する必要がある．

今回は紙面の都合上，化膿性関節炎に関しては一般的な原因別に特徴を記す．また化膿性脊椎炎に関してはどのような時に疑い，検査をいかに解釈し診断を進めるかを中心に記す．

症例① 急性の単関節炎（図1）

【症　例】70歳代男性
【主　訴】発熱・左膝疼痛
【現病歴】変形性膝関節症に対して近医にて関節注射を定期的に受けていた．来院前日より左膝疼痛増悪を自覚した．来院当日に38℃台の発熱があったため，外来受診した．歩行困難感あり，経口摂取量も低下している．糖尿病あり．手術歴はない．
【身体所見】血圧142/74 mmHg，心拍数92回/分，体温37.8℃，呼吸数18回/分，SpO_2 97％（room air），JCS 0
　　　　　左膝に熱感・腫脹・発赤を認める．その他体幹・四肢に皮疹を認めない．
【血液検査】白血球13,400/μL，CRP 12.6 mg/dL
【関節穿刺液】白血球52,360/μL，グラム染色では多核白血球を多数認めるが菌体・結晶を認めない．

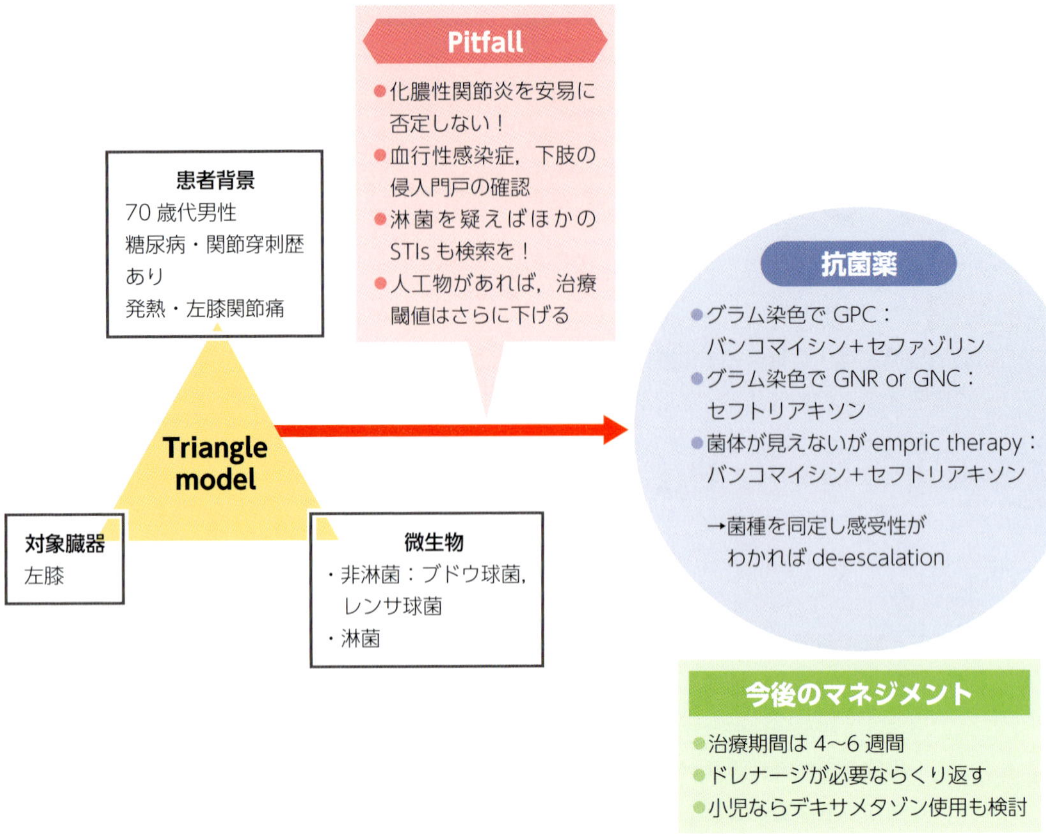

患者背景
70歳代男性
糖尿病・関節穿刺歴あり
発熱・左膝関節痛

対象臓器
左膝

微生物
・非淋菌：ブドウ球菌，レンサ球菌
・淋菌

Triangle model

Pitfall
- 化膿性関節炎を安易に否定しない！
- 血行性感染症，下肢の侵入門戸の確認
- 淋菌を疑えばほかのSTIsも検索を！
- 人工物があれば，治療閾値はさらに下げる

抗菌薬
- グラム染色でGPC：バンコマイシン＋セファゾリン
- グラム染色でGNR or GNC：セフトリアキソン
- 菌体が見えないがempric therapy：バンコマイシン＋セフトリアキソン

→菌種を同定し感受性がわかればde-escalation

今後のマネジメント
- 治療期間は4〜6週間
- ドレナージが必要ならくり返す
- 小児ならデキサメタゾン使用も検討

図1 症例1：「急性の単関節炎」のトライアングルモデル
GPC：グラム陽性球菌（Gram-positive coccus），GNR：グラム陰性桿菌（Gram-negative rods），
GNC：グラム陰性球菌（Gram-negative coccus）

1 患者背景・感染臓器から想起される対象微生物

化膿性関節炎のリスク因子は1）関節変形，2）患者背景，3）処置関連の3種類に大別される．

1）関節変形

変形性膝関節症や関節リウマチなどにより変形をきたした関節は，化膿性関節炎を起こしやすい．すでに人工関節に置換されている場合も同様で，その際は症状が軽微な場合もあるため注意が必要である．

2）患者背景

化膿性関節炎は**80歳以上の高齢者と小児で多い**疾患である．また皮膚潰瘍・白癬などの皮膚バリアの破綻，糖尿病，アルコール多飲などは背景因子として重要なリスクである．静脈注射常用者や透析患者も菌血症を起こしやすいことから化膿性関節炎のリスクが高い．

3）処置関連

病院での関節穿刺後は10,000回あたり4例程度に化膿性関節炎が発症し，関節鏡後は10,000回あたり14例とされる[1]．

原因微生物としては**ブドウ球菌とレンサ球菌**が最多で全体の9割を占める[2]．これらは頻

度が多いのみならず関節破壊が顕著なので，必ず押さえるべき原因菌である．

Risky sexual behaviorがありそうな患者（風俗店利用，不特定多数との性交渉歴など）の場合は淋菌感染も考慮すべきである．また高齢者の場合は尿路感染をくり返すことや皮膚潰瘍からグラム陰性桿菌が血流感染を起こす結果として化膿性関節炎を起こしうる．

❷ 忘れてはいけないPitfall

1）穿刺液の細胞数が50,000/μL未満でも，グラム染色陰性でも，痛風・偽痛風の結晶が見えても，化膿性関節炎は否定できない！

急性単関節炎の際，化膿性関節炎の除外診断は以下のような理由から非常に難しい．

①**穿刺液の細胞数**：一般的には50,000/μLのときに化膿性関節炎を疑うとされるが[1]，残念ながらその感度は6〜7割程度とされる[3, 4]．

②**グラム染色**：グラム染色の感度は5割程度，関節液の培養検査も6〜7割の感度しかない[5]．そのため微生物検査が陰性の場合でも，血液培養やPCR（淋菌PCR：必要であれば提出）などの結果を参考に臨床経過から総合的に判断すべきである．

③**結晶の有無**：結晶性関節炎に化膿性関節炎が合併することがある．これは前述した通り，化膿性関節炎がトラブルを抱えた関節に起こりやすいことを考えると理解しやすい．関節液の白血球数などでも化膿性関節炎と結晶性関節炎の鑑別は苦慮することがある．グラム染色で結晶が見えたとしても，化膿性関節炎合併の可能性を常に考慮しておくべきである．化膿性関節炎は**死亡率の高い疾患であるのみならず，4分の1で関節機能が低下する**ことが知られている．上記の検査による安易な除外は危険であり，場合によっては各種培養・PCR検査を提出し，抗菌薬を投与しながら検査結果を待つことも十分考慮されるべきである．

2）感染性心内膜炎など血行性感染症の精査，侵入門戸の確認

化膿性関節炎における微生物の侵入門戸は，**血行性感染が最多**である．そのため，化膿性関節炎を診たときに最も重要なのは**感染性心内膜炎**をはじめとした，その他感染源となる部位の検索である．**他症状や心雑音の確認・心エコーは必須**である．もちろん関節穿刺歴の聴取や，皮膚バリアの障害の有無を確認することも欠かせない．

3）淋菌を疑った場合にはほかのSTIsの鑑別を

淋菌感染症を疑った場合には，ほかのSTIs（sexually transmitted infections）を精査する必要がある．HIV，B型・C型肝炎，梅毒などは抗体精査を行う．*Chlamydia trachomatis*に関連した症状（尿道炎，反応性関節炎など）があれば尿中*C. trachomatis* PCRもチェックする．

4）人工物の有無を把握する！ その時は化膿性関節炎の治療閾値はさらに下げるべし！

人工関節感染症（prosthetic joint infection：PJI）は通常の化膿性関節炎とは診断も治療も大きく異なるため，人工関節の有無は，とても重要な情報である．

①**診断**：一般的な化膿性関節炎であれば関節穿刺液の白血球数は数万単位になることが多いが，人工関節の化膿性関節炎では細胞数はずっと少ないことの方が多い．術後6カ月以上経過した人工膝関節におけるPJIについての検討では，1,700/μLをcut-offにすると感度97％，特異度94％だとされる[6]．人工股関節置換後の患者においては4,200/μLをcut-offにすると感度84％，特異度93％との報告もある[7]．明確な数字を覚えておく必要はない

が，「人工関節感染症のときの細胞数は低くても当てにならない」と理解すべきである．
②**治療**：常に人工関節再置換をするかどうかが鍵となる．急性関節炎の方が炎症は強くなるため保存的治療が可能なこともある．一方，慢性関節炎は人工関節再置換をした方がよいとされる．

ガイドラインでは「人工関節置換後30日以内ないしは症状が3週間未満で，かつ関節運動不全がなく，瘻孔がなく，原因微生物が内服抗菌薬に感受性あればデブリードマンのみでよい場合もあるが，それら以外であれば基本的には再置換を検討する」とされている．さらに人工関節抜去を考慮する際には，
- 一期的手術：1回の手術で人工関節の再置換まで行う
- 二期的手術：1回の手術でデブリードマン，2回目以降で人工関節の再置換
- 下肢切断

という3つの選択肢を臨床状況に応じて選択するが，これらは整形外科専門医，患者・家族の意向などに基づいた綿密な話し合いが必要となる．

3 選択すべき抗菌薬

⚠️で述べたように**黄色ブドウ球菌とレンサ球菌のカバーは外せない**．加えて淋菌・グラム陰性桿菌・MRSAの関与を考えながら抗菌薬選択を行う．

> **処方例**
> 【関節液グラム染色でグラム陽性球菌が確認可能な場合】
> - セファゾリン（セファメジン® α）1回1〜2g　1日3回　4〜6週間
> - バンコマイシン（塩酸バンコマイシン）投与量はTDM次第　4〜6週間
>
> 【関節液グラム染色でグラム陰性桿菌が確認可能な場合 or
> 高齢者でグラム染色陰性の場合・淋菌の関与を考える場合】
> - セフトリアキソン（ロセフィン®）1回1g　1日1回　4〜6週間
>
> 【グラム染色で菌が見えないが，empiric therapyを行う場合】
> - セフトリアキソン（ロセフィン®）1回1g　1日1回　4〜6週間
> - バンコマイシン（塩酸バンコマイシン）投与量はTDM次第

4 今後のマネジメント

1）治療期間は基本4〜6週間だが，症状や炎症の持続に基づき調整する

基本的には最低2週間の経静脈的投与後，経口抗菌薬にスイッチ可能とされている．その上で**計4〜6週間**の抗菌薬投与を行う[1]．ただし肩や膝の場合は経静脈的投与を長めにした方がよいとの意見もあり，感染症科医・整形外科医と協議しながら診療にあたる．

2）関節液貯留が続けば穿刺をくり返す

液貯留が持続している場合は，**穿刺排液ドレナージをくり返す**のがよい．部位によっては内科医だけでは関節穿刺が困難な場合もあるため整形外科医と協力する．筆者は膝以外の部位に関しては整形外科医と協議してから施行することが多い．場合によっては関節鏡や手術によるドレナージを要することもある．

3）小児の場合，デキサメタゾン併用も検討

小児においてはデキサメタゾン併用とプラセボのランダム化比較試験[8]があり，デキサメタゾン 0.2 mg/kg 8 時間ごとの 12 回投与を行う群ではプラセボ群と比べ，疾病期間の短縮，関節破壊や機能低下の減弱が得られたとされる．成人ではまだ明確なエビデンスは乏しいため行わないが，今後の知見が待たれるところでもある．

症例❷　化膿性脊椎炎（図2）

【症　例】60 歳代男性
【主　訴】発熱・腰痛
【現病歴】糖尿病性腎症にて週 3 回の維持透析を受けている．来院 1 週間前より 37℃台の発熱と腰痛が出現した．近医にて感冒の診断で加療されるも改善なく，外来紹介受診した．
【身体所見】血圧 135/70 mmHg．心拍数 86 回/分，体温 37.6℃，呼吸数 18 回/分，SpO_2 98 %（room air），JCS 0
　　　　　　胸骨第 2 肋間に Levine I 度の収縮期駆出性心雑音を聴取．脊椎叩打痛ははっきりしなかった．皮疹なし．
【血液検査】白血球 11,400/μL，赤沈 105 mm/1 時間，ALP 421 IU/L，CRP 6.72 mg/dL．
【腰椎 X 線】L2，L3 に圧迫骨折を認める．

1　患者背景・感染臓器から想起される対象微生物

化膿性脊椎炎を生じやすいのは，**免疫抑制状態・糖尿病・悪性腫瘍・維持透析などのリスクをもつ高齢者**とされる．やや男性に多いとされる．

細菌の侵入経路としては，血行性・脊椎手術・周囲軟部組織からが多いとされる．そこから考えると原因菌は想像しやすい．原因菌としては，**多くは黄色ブドウ球菌とレンサ球菌**であり，両者で 50 % 以上を占める[9]．ついで，コアグラーゼ陰性ブドウ球菌，大腸菌，腸球菌が続く．尿路感染後や泌尿器科・婦人科手技に伴う場合は大腸菌などの腸内細菌群・腸球菌などが考えやすく，術後症例や麻薬常習者の場合は緑膿菌の可能性が高くなる．

また**腰椎（58 %）→胸椎（30 %）→頸椎（11 %）**の順に化膿性脊椎炎の生じやすさに差があることも知っておくとよい[4]．

2　忘れてはいけない Pitfall

1）感染性心内膜炎の評価を忘れない

化膿性関節炎と同様に血行性感染が多いため，**感染性心内膜炎の有無確認**は必須である．化膿性脊椎炎の約 30 % に感染性心内膜炎の合併があったとする報告もある[10]．また逆も真であり，感染性心内膜炎の患者を診る場合は化膿性脊椎炎の合併を検索すべきである．さらに，感染性心内膜炎を伴う場合は化膿性脊椎炎の再発率も高くなるとされている．

図2 症例2：「化膿性脊椎炎」のトライアングルモデル

患者背景
糖尿病，維持透析中の60歳代男性
1週間前からの発熱・腰痛

Pitfall
- 感染性心内膜炎の評価を忘れない
- 処置が必要な脊椎周囲感染症チェック
- 結核・転移性腫瘍の有無チェック
- 所見がなくても鑑別に残しておく

Triangle model

対象臓器
脊椎

微生物
- 黄色ブドウ球菌
- レンサ球菌
- コアグラーゼ陰性ブドウ球菌
- 腸球菌
- 大腸菌
- 緑膿菌などグラム陰性桿菌
- 結核

抗菌薬
菌種が同定できるまではなるべく治療を始めない
- MSSAの場合：セファゾリン
- MRSAの場合：バンコマイシン
- empiric therapy（やむをえない時）：バンコマイシン＋セフトリアキソン

→感受性がわかればde-escalation

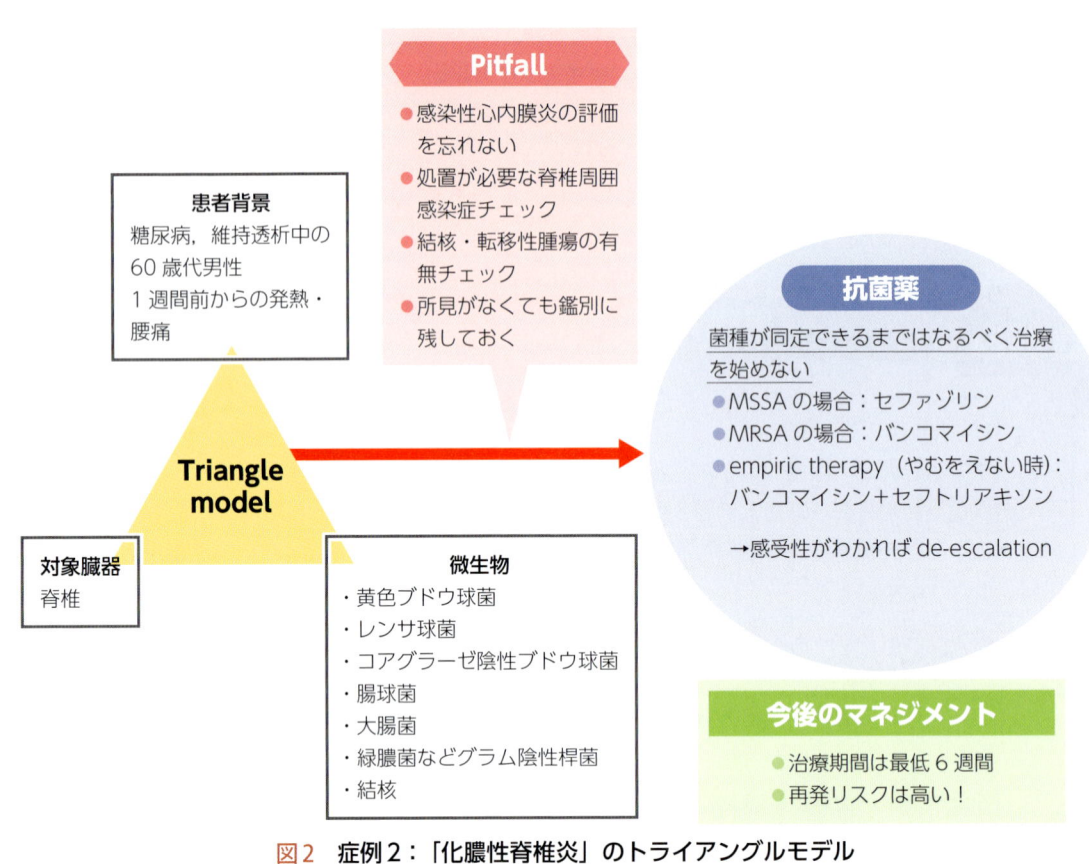

今後のマネジメント
- 治療期間は最低6週間
- 再発リスクは高い！

2）処置が必要な脊椎周囲感染症を忘れない

化膿性脊椎炎と診断した場合，その周辺に膿瘍がないかを正確に把握し，可能であればドレナージを行うことが重要である．特に硬膜外膿瘍は，神経圧迫をきたして生活機能に著しい障害をもたらすことがあるため，もし神経障害があれば来院後24時間以内にドレナージを行うべきである．一般に硬膜外膿瘍の部位別の合併頻度は，化膿性脊椎炎の生じやすさと逆になるとされ，頸椎（28％）が最も多く，胸椎（22％），腰椎（12％）の順に合併しやすい[11]．化膿性脊椎炎と診断した場合には**神経所見を丁寧に取得し，神経学的異常がある場合は早急に画像評価を行う**．また処置が必要であれば整形外科紹介が必要である．

3）結核・転移性腫瘍を忘れない

血液培養が陽性であれば診断は早いが，そうでなければ結核性脊椎炎などの抗酸菌感染症や転移性脊椎腫瘍が重要な鑑別疾患となる．病歴や画像所見から化膿性脊椎炎以外の疾患がないか確認する．鑑別が困難なこともあるが，一般的な鑑別点は表1のようになっている[12,13]．

4）脊椎叩打痛なし・血液培養陰性・MRIで所見なしにだまされない

身体所見上で目立つ脊椎叩打痛を呈する症例は少ない．とはいっても軽微なものも含めれば腰痛を呈する症例は多いため，**「高齢者・不明熱・腰痛」がある場合は積極的に化膿性脊椎炎を疑うべき**である．

表1 化膿性脊椎炎・結核性脊椎炎・転移性脊椎腫瘍の鑑別点

鑑別点	化膿性脊椎炎	結核性脊椎炎	転移性脊椎腫瘍
好発年齢	60歳代	さまざま（蔓延度による）	40〜70歳
進行	比較的急速	緩徐	緩徐なことが多い
罹患椎体数・部位	連続する2椎体が多い 胸椎が多い	3椎体以上であることが多い 腰椎が多い	さまざま．椎弓より椎体が先に変化する
椎間板	高度・高頻度に障害を受ける	初期には保たれることが多い	保たれる

　化膿性脊椎炎の血液培養陽性率は58％と低く，血液培養陰性であった場合は骨生検を検討すべきである[9]．骨生検の陽性率は77％である．すでに抗菌薬投与がなされている場合は抗菌薬中止48時間後に生検するのが好ましい．

　MRIは画像診断のなかでも化膿性脊椎炎の診断性能が高いモダリティだが，発症1週間以内では10％の患者でMRIに特記所見を認めないとされる（1のルールと記憶する）．

　以上より，**脊椎叩打痛なし・血液培養陰性はいずれも化膿性脊椎炎を除外するものではないこと，MRI所見なしは特に発症早期の化膿性脊椎炎を除外できないことには注意する**．不明熱の精査の際に，症状がなくても化膿性脊椎炎の可能性を考慮するのはこれらの情報が背景となる．

3 選択すべき抗菌薬

　化膿性脊椎炎は，敗血症，硬膜外膿瘍，弁破壊を伴う感染性心内膜炎などの重篤な病態がなければ比較的緩やかな病状の進行を呈する．そのため，抗菌薬を先行投与する前に原因菌の同定に時間をかける方がよい[14]．菌感受性が判明すれば可能な限りde-escalationする．

処方例

【MSSAが原因菌と考えられる場合】
- セファゾリン（セファメジン® α）1回2g　1日3〜4回

【MRSAが原因菌と考えられる場合】
- バンコマイシン（塩酸バンコマイシン）1回15〜30 mg/kg　8〜12時間ごと（トラフ値15〜20 μg/mL）

【原因菌が不明な状況で抗菌薬を使用する場合】
- セフトリアキソン（ロセフィン®）1回1〜2g　1日1回
- バンコマイシン（塩酸バンコマイシン）1回15〜30 mg/kg　8〜12時間ごと（トラフ値15〜20 μg/mL）
  →菌種が同定されれば可能な限りde-escalation

4 今後のマネジメント

1）治療期間は最短で6週間：状況により変更を！

　IDSAのガイドラインでは人工物のない化膿性脊椎炎の場合，かつブルセラ症・サルモネラ症でない場合には治療期間は **6週間** が推奨されている[15]．しかし臨床状況に応じて変更することも重要であり（＋α Lecture参照），特に人工物が挿入されている場合には長期間，ないしはchronic suppresionとして永続的に内服治療を続けることもある．

　化膿性脊椎炎の改善を確認する方法は確立されたものがない．ある報告ではCRPや赤沈でのフォローを推奨しているものもあるが，完全ではない．一般的な抗菌薬治療期間を完遂し，症状・炎症反応など総合的に再発していないか経過観察することが重要と考えられる．

2）再発リスクがあることを伝えておく

　再発リスクは報告により差があるものの8〜14％程度と推測されている[9, 11]．**特に感染性心内膜炎合併例では再発リスクが高い**．患者には治療完遂後も再発する可能性があることを伝えておくとよい．

＋α Lecture

化膿性脊椎炎の治療期間の検討

　化膿性脊椎炎については2015年にIDSAガイドラインが発表され，経静脈的ないしは移行性のよい経口抗菌薬投与を6週間行うことが推奨された[16]．本稿では，ガイドラインの下地になった根拠論文について検討する．

1 Bernardらの報告[15]

- 359人の化膿性脊椎炎と診断された18歳以上の患者（フランスの71施設）
- open-label，ランダム化比較試験，非劣性試験，ITT解析
- 6週間vs12週間（ただし第1選択は経口キノロンとリファンピシン併用）
- 除外基準は余命が1年以内，妊婦，授乳婦，再発例，脊椎人工物，真菌や抗酸菌，原因菌不明
- primary outcomeは1年後の治癒（発熱なし，腰痛なし，CRP≦1 mg/dL，もしくは膠原病科医，感染症科医，微生物学者が判定）

　この論文の結果では6週間の治療は12週間の治療と比較し非劣性とされている．ただし，以下の点に注意したい．

1）治療失敗に関与しうる因子について層別解析されており，75歳以上・免疫不全・心内膜炎合併・神経学的異常・膿瘍の存在，の5因子において再発率が高かった．多変量解析において有意差があったのは75歳以上，黄色ブドウ球菌感染の2つであった．症例数をさらに蓄積すれば，治療失敗に関連する因子について，より正確な判断ができるかもしれない

2）脱落率が18％である．ランダム化されているためこれ自体は結果に関与しないが，脱落率が高い場合は研究そのものの質が低くなる

3）1年以上期間を空けて再発している化膿性脊椎炎を散見することを鑑みると，追跡期間12カ月というのは短いのかもしれない

2 Roblotらの報告[17]

- 10年間の後方視的研究
- 110人の臨床的・MRIやCTの画像的・微生物的に診断された患者
- 6週間以内 vs それ以上

　結果的に，6週間以上の治療した群のうち5人が再発（化膿性脊椎炎もしくは菌血症）を起こしたが，その他は3年以上たっても再発なしという結果から6週間以内の治療でよいとの結論を導いている．

　しかし，3年近くで110人中19人が死亡し，特に6週間以上群では最初の半年で4人が死亡している．両群の患者背景に差があった可能性は残る[17]．

3 MRSAのIDSAガイドライン[18]

　Bernardらの報告でもMRSAは治療失敗のリスク因子としてあげられているためIDSA guidelineを参照した．

- MRSAによる化膿性脊椎炎についてはcontrolled trialがなく適切な治療期間を提示できない．2本の後方視的研究を引用して8週間以上の治療を推奨してはいるが，これらはMSSAも多く含んでいるため，黄色ブドウ球菌による化膿性脊椎炎についての情報として把握すべきかもしれない引用されている研究の概要を下記に示す．

① 血液培養陽性の黄色ブドウ球菌性脊椎炎133例（すべてMSSA）の後方視的研究では，治療期間ごとの再発率を2カ月ごとに評価している．8カ月以上の治療期間が得られた群では，それより短い群よりも再発率が低かった[19]．

② 血液培養陽性の黄色ブドウ球菌性脊椎炎40例（うちMRSAは13例）の後方視的研究では，経静脈的抗菌薬投与期間の平均が58.6日間で，83％が寛解していた．寛解に関連する因子は経静脈的抗菌薬投与期間が8週間を超えるか否かだけであった[20]．

　以上から得られる結論は，下記の通りである．
- 化膿性脊椎炎の治療期間は，合併症がなければ6週間でも許容される
- 再発リスク因子となりうるものを把握し，リスクをもつ患者には治療期間延長も検討する
- MRSA含む黄色ブドウ球菌の場合は，8週間以上が妥当な治療期間かもしれない

おわりに

　化膿性関節炎・脊椎炎は本文中に示すように診断確定が困難な場合があり，総合的判断を要することが多い．環境にもよるが，感染症科医・整形外科医とのコミュニケーションが要求される疾患であることを肝に銘じていただきたい．

■ 文献

1) Mathews CJ, et al：Bacterial septic arthritis in adults. Lancet, 375：846-855, 2010
　➡ 化膿性関節炎のレビューとしてよくまとまっている．必読文献である．
2) Margaretten ME, et al：Does this adult patient have septic arthritis? JAMA, 297：1478-1488, 2007

3) McGillicuddy DC, et al：How sensitive is the synovial fluid white blood cell count in diagnosing septic arthritis? Am J Emerg Med, 25：749-752, 2007
4) Baran S, et al：Diagnosing joint infections: synovial fluid differential is more sensitive than white blood cell count. Eur J Orthop Surg Traumatol, 24：1469-1474, 2014
5) Weston VC, et al：Clinical features and outcome of septic arthritis in a single UK Health District 1982-1991. Ann Rheum Dis, 58：214-219, 1999
6) Trampuz A, et al：Synovial fluid leukocyte count and differential for the diagnosis of prosthetic knee infection. Am J Med, 117：556-562, 2004
7) Schinsky MF, et al：Perioperative testing for joint infection in patients undergoing revision total hip arthroplasty. J Bone Joint Surg Am, 90：1869-1875, 2008
8) Odio CM, et al：Double blind, randomized, placebo-controlled study of dexamethasone therapy for hematogenous septic arthritis in children. Pediatr Infect Dis J, 22：883-888, 2003
9) Mylona E, et al：Pyogenic vertebral osteomyelitis: a systematic review of clinical characteristics. Semin Arthritis Rheum, 39：10-17, 2009
10) Neben-Wittich MA, et al：Obstructive intramural coronary amyloidosis and myocardial ischemia are common in primary amyloidosis. Am J Med, 118：1287, 2005
11) McHenry MC, et al：Vertebral osteomyelitis: long-term outcome for 253 patients from 7 Cleveland-area hospitals. Clin Infect Dis, 34：1342-1350, 2002
12) Lee KY：Comparison of pyogenic spondylitis and tuberculous spondylitis. Asian Spine J, 8：216-223, 2014
13) Bilsky MH, et al：The diagnosis and treatment of metastatic spinal tumor. Oncologist, 4：459-469, 1999
14) Zimmerli W：Clinical practice. Vertebral osteomyelitis. N Engl J Med, 362：1022-1029, 2010
　⇒こちらは化膿性脊椎炎に関してのレビューである．文献1の文献同様必読文献．
15) Bernard L, et al：Antibiotic treatment for 6 weeks versus 12 weeks in patients with pyogenic vertebral osteomyelitis: an open-label, non-inferiority, randomised, controlled trial. Lancet, 385：875-882, 2015
16) Berbari EF, et al：2015 Infectious Diseases Society of America (IDSA) Clinical Practice Guidelines for the Diagnosis and Treatment of Native Vertebral Osteomyelitis in Adults. Clin Infect Dis, 61：e26-e46, 2015
17) Roblot F, et al：Optimal duration of antibiotic therapy in vertebral osteomyelitis. Semin Arthritis Rheum, 36：269-277, 2007
18) Liu C, et al：Clinical practice guidelines by the infectious diseases society of america for the treatment of methicillin-resistant Staphylococcus aureus infections in adults and children. Clin Infect Dis, 52：e18-e55, 2011
19) Jensen AG, et al：Bacteremic Staphylococcus aureus spondylitis. Arch Intern Med, 158：509-517, 1998
20) Priest DH & Peacock JE Jr：Hematogenous vertebral osteomyelitis due to Staphylococcus aureus in the adult: clinical features and therapeutic outcomes. South Med J, 98：854-862, 2005

第1章 感染症トライアングルモデル

10 「手術部位感染症」のトライアングルモデル

伊東直哉

> **Point**
> - 手術部位感染症は"守りの感染症"．適切な管理によって発症を予防しうる
> - 手術部位感染症の成立には内的因子，外的因子，微生物因子が関係する
> - 手術部位によって想定される原因菌と使用抗菌薬が異なる
> - 手術部位感染症以外の感染症を除外する

はじめに

　手術部位感染症（surgical site infection：SSI）とは，「手術後30日以内に発生した，手術に関連した感染，人工物の移植を伴う場合は術後1年以内に発生したもの」と定義される[1]．SSIは外科手術を受けた入院患者の2〜5％に発生し，発生することによって在院日数が7〜11日延長する．また，SSIを発症しなかった群に比較し，死亡リスクが2〜11倍上昇する．一方で**SSIは最大60％が防ぎうる感染症**であり，その発生を最小限に抑えることが重要である[2]．

　肺炎，尿路感染症などのある意味予防しようのない突然攻めてくる感染症（もちろん予防方法がないわけではない）とは異なり，SSIは手術という予定侵襲に備えられる**「守りの感染症」**であるといえる．

症例❶　表層切開創のSSI（図1）

　コントロール不良の糖尿病（HbA1c 8.2％）で近医通院中であったBMI 30の40歳代男性．進行胃癌に対して幽門側胃切除術施行．
　術後5日目に38.5℃の発熱あり．手術創部周囲3 cm程が発赤しており，ドレッシング剤に膿が付着していた．血圧110/60 mmHg，脈拍110回/分，整，呼吸回数20回/分．創部を開放したところ，皮下から多量の膿が排出され，膿瘍のグラム染色ではグラム陽性レンサ球菌とグラム陰性桿菌を多数認めた（図2）．CTでは深部に膿瘍を認めていない．

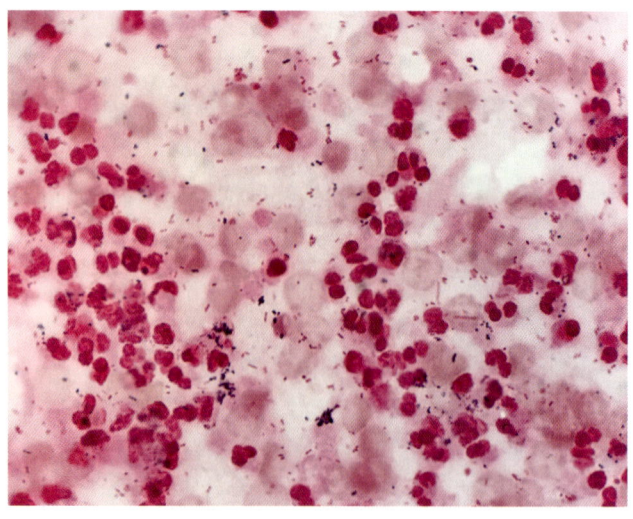

図2 症例1：膿瘍のグラム染色 強拡大（倍率1,000倍）

術前に必要なマネジメント（+α Lecture 参照）
- 1カ月前から禁煙
- 術前の感染症治療
- 手術時の手洗い/二重手袋
- 周術期抗菌薬投与
- 正常体温の維持
- 血糖管理
- 剃毛を避ける
- 不必要な輸血の回避
- 低酸素の回避

患者背景
肥満・糖尿病を有する40歳代男性
胃癌のため胃切除術後5日目の発熱

Pitfall
- 深部切開部位のSSIや臓器・体腔SSIの合併をチェック

Triangle model

対象臓器
皮膚～皮下組織

微生物
- 黄色ブドウ球菌
- グラム陰性桿菌
- レンサ球菌
- 口腔内嫌気性菌

抗菌薬
できる限り培養検体を採取するとともに下記抗菌薬を投与
- 軽症時：アンピシリン・スルバクタム
  セフメタゾール
- 重症時：ピペラシリン・タゾバクタム
  +バンコマイシン
  セフメタゾール +バンコマイシン

今後のマネジメント
- 創部処置
- 血糖の管理
- 菌種・感受性がわかれば必ずde-escalation
- 内服抗菌薬へのスイッチ

図1 症例1：「表層切開創のSSI」のトライアングルモデル

表1 手術部位感染症の危険因子

内的因子（患者因子）	外的因子（手術関連因子）
・年齢 ・放射線治療歴 ・皮膚軟部組織感染症の既往 ・血糖コントロール不良 ・肥満 ・喫煙 ・免疫抑制薬 ・低アルブミン血症 ・術前の感染症	・術前の剃毛 ・手術時手洗いの不足 ・皮膚の消毒方法 ・不適切な手袋の着用 ・抗菌薬の予防投与，タイミング，投与期間 ・輸血 ・外科医のスキル ・無菌操作 ・手術時間 ・手術室換気 ・手術器具の滅菌
微生物因子	
・病原性の強さ ・微生物の量	

（文献2を参考に作成）

表2 手術部位ごとのSSIの原因となる病原体

手術部位	病原体
すべてのグラフト，人工物，インプラントの移植	黄色ブドウ球菌，表皮ブドウ球菌
心臓	黄色ブドウ球菌，表皮ブドウ球菌
脳神経外科	黄色ブドウ球菌，表皮ブドウ球菌
胸壁	黄色ブドウ球菌，レンサ球菌，グラム陰性桿菌
眼科	黄色ブドウ球菌，表皮ブドウ球菌
整形外科（関節全置換，人工物や骨移植を行う骨接合，外傷など）	黄色ブドウ球菌，表皮ブドウ球菌，グラム陰性桿菌
胸部（開胸肺手術，心臓でない胸骨切開）	黄色ブドウ球菌，表皮ブドウ球菌，肺炎球菌，グラム陰性桿菌
血管	黄色ブドウ球菌，表皮ブドウ球菌
虫垂切除	グラム陰性桿菌，嫌気性菌
胆道	グラム陰性桿菌，嫌気性菌
結腸・直腸	グラム陰性桿菌，嫌気性菌
胃十二指腸	グラム陰性桿菌，レンサ球菌，口腔内嫌気性菌
頭頸部（口咽頭粘膜まで）	黄色ブドウ球菌，レンサ球菌，口腔内嫌気性菌
婦人科・産科	グラム陰性桿菌，腸球菌，B群レンサ球菌，嫌気性菌
泌尿器	グラム陰性桿菌

（文献1を参考に作成）

1 患者背景・感染臓器から想起される対象微生物

　本症例では表層切開創のSSI（皮下膿瘍）が疑われる．基礎に肥満とコントロール不良の糖尿病があることもSSIのリスクを高めている．SSIのリスク因子については表1を参照いただきたい．

　原因菌に関しては，**黄色ブドウ球菌**はほぼすべての手術のSSIで原因となる可能性があり，胃十二指腸手術ではグラム陰性桿菌，レンサ球菌，口腔内嫌気性菌がこれに加わる（表2）．

　膿のグラム染色においてグラム陽性レンサ球菌とグラム陰性桿菌を多数認めており，最終

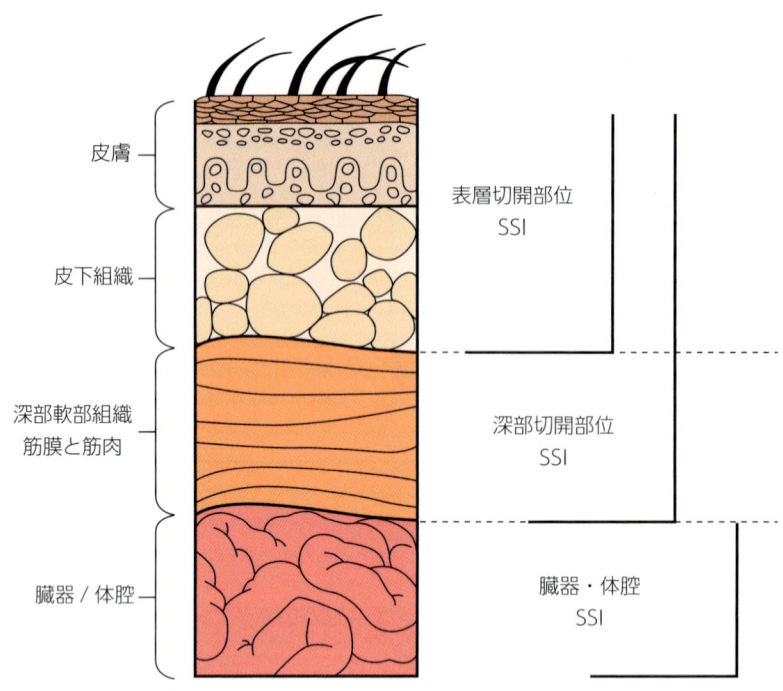

図3　SSIの深度による分類
（文献1より引用）

的な培養結果はα溶血レンサ球菌，γ溶血レンサ球菌，*Peptostreptococcus* sp., *Prevotella* sp. といった口腔内の常在菌が検出された．

なお一般的に，**開放創表面や留置されたドレーンからの培養は表層に定着した菌のみを検出しているだけで真の原因菌でない可能性がある**．培養採取時は体表からでなく，本来は無菌であるはずの深部から培養検体を採取する努力が必要である．

❷ 忘れてはいけないPitfall：深部切開部位/臓器・体腔SSIの合併

SSIは深度により①**表層切開部位SSI**，②**深部切開部位SSI**，③**臓器・体腔SSI**に分類される（図3）．それぞれの深達度における診断基準を表3に示す．深達度が深いほど治療が困難となるため，常にその深達度に注意を要する．

❸ 選択すべき抗菌薬

原則としてすべてのSSIにおいて，創部の発赤・硬化を認めた場合は創の開放を行う．通常，軽症であればルーチンでの抗菌薬投与は推奨されないが，**体温＞38℃，WBC＞12,000/μL，硬化もしくは壊死を伴う創部周囲の発赤が5 cmを超える場合は抗菌薬投与を行う**[3]（図4）．

本症例では全身症状を伴っており，抗菌薬投与が考慮される．グラム染色の所見を参照し，レンサ球菌と腸内細菌のグラム陰性桿菌，口腔内嫌気性菌をターゲットに抗菌薬投与を行う．

表3　SSI診断基準

表層切開部位SSI
・手術後30日以内に起こった感染で，切開部の皮膚または皮下組織のみに留まり，さらに少なくとも以下の1つが認められる 　1．切開部の表面から，検査上の確定診断の有無を問わず，排膿がある 　2．切開創の表層から無菌的に採取された液体または組織の培養から病原菌が分離される 　3．以下の感染の症状や愁訴のうち少なくとも1つがある 　　・疼痛または圧痛 　　・限局性腫脹 　　・発赤，発熱 　　・切開部の培養が陰性でも外科医が意図的に皮膚浅層の縫合を開けた場合 　4．外科医または主治医が浅部切開部位のSSIと診断した ・以下の状態はSSIとはしない 　1．縫合糸膿瘍（縫合糸の穿通した穴に限局した炎症または浸出） 　2．会陰切開部や新生児の包皮切開層の感染 　3．熱傷の感染 　4．筋膜や筋層に波及した切開部のSSI（深部切開部位SSIを参照） ※感染した会陰切開，環状切開部および熱傷には別の特別な基準がある
深部切開部位SSI
・人工物の埋めこみが行われなかった場合には術後30日以内，移植人工物が残された場合には術後1年以内に手術に関連した感染が起こり，さらに手術切開部位の深部組織（例えば，筋膜や筋層）を含む ・さらに以下のうちの少なくとも1つが認められる 　1．手術部位の器官・体腔からではなく，切開深部からの排膿 　2．深部切開創が自然に離開したか，切開創の培養は陰性であっても次の感染の症状や徴候のうち少なくとも1つがあり，外科医が創を意図的に開放した場合 　　・38℃以上の発熱 　　・限局した疼痛 　　・圧痛 　3．深部切開創の膿瘍やほかの感染の証拠が，直接的な検査やあるいは再手術，組織病理学または画像検査で認められる 　4．外科医または主治医が深部のSSIと診断した ※1　浅部深部両方に感染が及ぶ場合は深部のSSIとして報告 ※2　切開創からのドレーンされる臓器・体腔のSSIは深部のSSIとして報告
臓器・体腔SSI
・人工物の埋めこみが行われなかった場合には術後30日以内，移植人工物が残された場合には術後1年以内に手術と関連した感染や切開部以外に術中開放操作された（例えば臓器や体腔など）身体のいずれかの部分に感染が生じた場合 ・さらに次のうち少なくとも1つが認められる 　1．臓器・体腔に入っているドレーンから排膿がある 　2．臓器・体腔から無菌的に採取された液または組織から病原体が分離された 　3．臓器・体腔から膿瘍またはほかの感染の証拠が，直接的な検査や再手術，組織病理学または画像検査で認められる 　4．臓器・体腔感染が外科医または主治医によって診断される

（文献1より引用）

処方例：できる限り培養検体を採取するとともに下記抗菌薬を投与する

【軽症時】

- アンピシリン・スルバクタム（ユナシン®）1回1.5g　6時間ごと
- セフメタゾール（セフメタゾン®）1回1g　8時間ごと

※軽症の時は狭域抗菌薬で治療を開始し，臨床経過を参考にしてスペクトラムを広げることを検討してもよいかもしれない（ただし必ず各施設のアンチバイオグラムを参照すること）

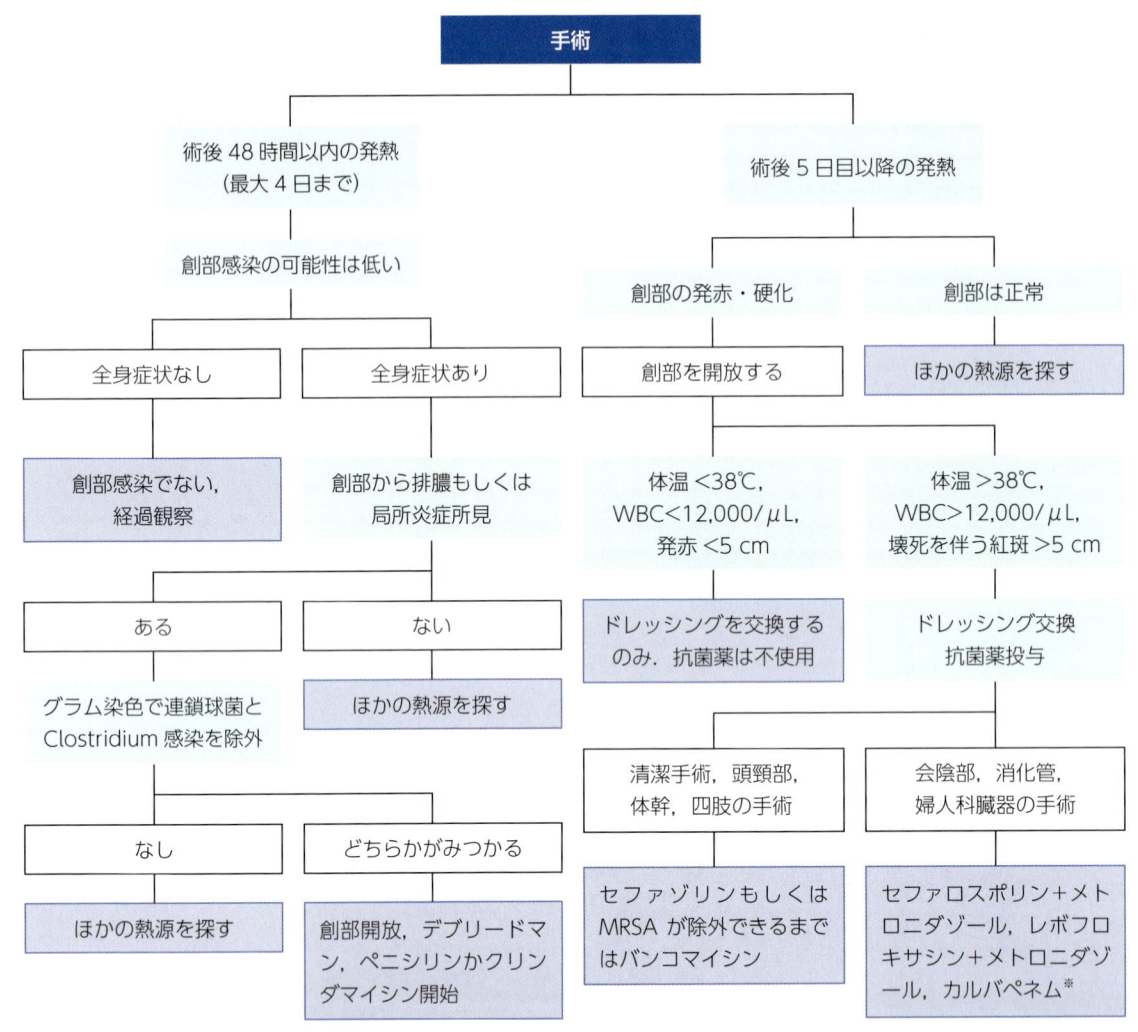

```
                                    手術
        ┌────────────────────────────┴────────────────────────────┐
   術後48時間以内の発熱                                       術後5日目以降の発熱
    (最大4日まで)
   創部感染の可能性は低い                              ┌──────────────┴──────────────┐
                                                   創部の発赤・硬化                創部は正常
  ┌───────┴───────┐                                    │                    ┌──────────┐
全身症状なし    全身症状あり                          創部を開放する              │ほかの熱源を探す│
    │              │                                    │                    └──────────┘
┌──────────┐  ┌──────────────┐                ┌────────┴────────┐
│創部感染でない,│  │創部から排膿もしくは│                体温<38℃,           体温>38℃,
│ 経過観察   │  │ 局所炎症所見    │                WBC<12,000/μL,      WBC>12,000/μL,
└──────────┘  └──────────────┘                発赤<5 cm            壊死を伴う紅斑>5 cm
                ┌──────┴──────┐                     │                    │
               ある           ない             ┌──────────┐         ┌──────────┐
                │              │              │ドレッシングを交換する│         │ドレッシング交換│
         ┌──────────────┐ ┌──────────┐      │のみ.抗菌薬は不使用│         │抗菌薬投与  │
         │グラム染色で連鎖球菌と│ │ほかの熱源を探す│      └──────────┘         └──────────┘
         │Clostridium感染を除外│ └──────────┘            │                    │
         └──────────────┘                        ┌──────────┐         ┌──────────┐
          ┌──────┴──────┐                      │清潔手術,頭頸部,│         │会陰部,消化管,│
         なし        どちらかがみつかる              │体幹,四肢の手術│         │婦人科臓器の手術│
          │              │                        └──────────┘         └──────────┘
    ┌──────────┐ ┌──────────────┐             ┌──────────┐         ┌────────────────┐
    │ほかの熱源を探す│ │創部開放,デブリードマ│         │セファゾリンもしくは│         │セファロスポリン+メト│
    └──────────┘ │ン,ペニシリンかクリン│         │MRSAが除外できるまで│         │ロニダゾール,レボフロ│
                │ダマイシン開始    │            │はバンコマイシン  │         │キサシン+メトロニダゾ│
                └──────────────┘             └──────────┘         │ール,カルバペネム※│
                                                                       └────────────────┘
```

図4 創部SSIの診療アルゴリズム

※ガイドラインでは広域スペクトラムが推奨されているが,軽症例で院内感受性率に問題なければセフメタゾール,アンピシリン・スルバクタムの使用も考慮される.カルバペネムは過剰使用により多剤耐性菌を生み出す懸念があるため,可能な限り温存しておく方が望ましい.
(文献3より引用)

※菌種・感受性がわかれば必ずde-escalationを行う
※局所の炎症が改善していることを確認し,計5〜10日間の治療を行う

【重症時】
- ピペラシリン・タゾバクタム(ゾシン®)1回4.5 g　6時間ごと
  +バンコマイシン(塩酸バンコマイシン)1回15〜20 mg/kg　12時間ごと
- セフメタゾール(セフメタゾン®)1回1 g　6〜8時間ごと
  +バンコマイシン(塩酸バンコマイシン)1回15〜20 mg/kg　12時間ごと
- 重症の時はまず広域抗菌薬で治療を開始し,培養結果を参照してde-escalationを行う
※局所の炎症が改善していることを確認し,計5〜10日間の治療を行う

4 今後のマネジメント

1）創部洗浄などの局所処置を継続
治療において最も効果があるのはドレナージである．今ひとつよくならない場合はドレナージ不足が原因であることが多い．

2）血糖管理
本症例は糖尿病を有しており，SIRS（systemic inflammatory response syndrome：全身性炎症反応症候群）も併発しているため血糖管理については意識を傾けるべきである．「Surviving Sepsis Campaign Guidelines 2012」では180 mg/dL未満の血糖管理を推奨しており，本症例では特に血糖チェックと是正が必要である[4]．一方，80〜110 mg/dL程度の厳格な血糖管理は重症低血糖を引き起こしやすく，死亡率上昇と相関するため行わない[5]．

3）de-escalation
提出した培養検査結果が出たら，必ずde-escalationすること．院内の耐性菌誘導を減らす重要な戦略であるため必ず行う．

4）内服薬への変更を検討
ドレナージが十分，24時間以上の解熱，バイタルが安定している，経口摂取可能などの条件が揃えば，その時点で内服への切り替えを検討する．表4にNottingham大学病院が提唱している抗菌薬の内服スイッチに関するガイドライン（**COMS**）を示す[6]．COMSはそれぞれ，

> **C**：clinical improvement observed（臨床的に改善している）
> **O**：oral route is not compromised（経口投与可能）
> **M**：markers showing a trend towards normal（バイタルの安定とWBCの改善）
> **S**：specific indication/deep-seated infection（特別な病態と深部感染症）

の頭文字である．**静注での抗菌薬治療開始から24〜48時間の時点でCOMSを考慮すると**よい．

5）術前のマネジメント
SSIは「守りの感染症」であり，何よりもまず発症予防が重要である．トライアングルモデルの上部にSSI予防に必要な項目を列挙したが，詳細は＋α Lectureを参照いただきたい．

> **MEMO** 糖尿病の管理と禁煙について
>
> 本症例はコントロール不良の糖尿病がSSIの発症リスクとなっており，またSSI治療の阻害因子ともなる．2014年に公開されたCDCの手術部位感染症予防のためのガイドライン草案では，糖尿病の有無にかかわらず，周術期血糖コントロールを実施し，血糖の目標値を200 mg/dL未満にすることを推奨している[7]．目標HbA1cに関する推奨は草案では明記されてないが，Drongeらの報告では，可能であれば術前にHbA1cを7 mg/dL未満にすることを推奨している[8]．また本症例では避けられなかったが，喫煙もSSIのリスク因子の1つであり，通常，手術30日前には禁煙させることが推奨される．

表4 抗菌薬の内服スイッチに関する指針（COMS）

C	**clinical improvement observed**（臨床的に改善している）
O	**oral route is not compromised**（経口投与可能） →嘔吐なし，吸収障害なし，絶食中でない，嚥下機能障害がない，意識障害がない，重症下痢がない 　もし経管栄養されていれば剤型を薬剤師と相談
M	**markers showing a trend towards normal**（バイタルの安定とWBCの改善） ・24時間以上解熱している（36℃＜体温＜38℃） ・下記がないこと 　心拍数＞90回/分 　呼吸数＞20回/分 　血圧不安定 　4,000＜WBC＜12,000 ※好中球減少がなくて，ほかの条件が問題なければWBCの値のみでスイッチを妨げてはならない
S	**specific indication/deep-seated infection**（特別な病態と深部感染症） 初回から2週間の静注療法が必要な深部感染症 　・肝膿瘍 　・骨髄炎，化膿性関節炎（患者が安定した時点で高用量の経口クリンダマイシンでもよいかもしれない） 　・膿胸 　・空洞を伴う肺炎 長期間の経静脈投与が必要となるハイリスク感染症 　・黄色ブドウ球菌菌血症 　・重症壊死性軟部組織感染症 　・化学療法に伴う重症発熱性好中球減少症 　・人工物感染 　・髄膜炎，脳炎 　・頭蓋内膿瘍 　・縦隔炎 　・心内膜炎 　・嚢胞性線維症/気管支拡張症の急性増悪 　・ドレナージが不十分な膿瘍，膿胸

（文献6を参考に作成）

症例❷ 臓器・体腔のSSI（図5）

　重喫煙歴のある50歳代男性．3日前から右下腹部痛・嘔気を自覚していた．来院当日痛みが増強したため，外来受診した．急性虫垂炎の診断で同日緊急で虫垂切除術が施行された．術中の虫垂の炎症が強く，鉗子で摘んだ際に虫垂がちぎれてしまった．周術期の抗菌薬は当日のみセフメタゾールが投与された．術後経過は良好だったが，退院の予定であった術後7日目に38℃の発熱を認めた．創部は正常で同部に軽度の圧痛を認める．CTで回盲部周囲に膿瘍を疑わせる病変を認めた．CTガイド下にドレナージを行い，膿が吸引されグラム染色では多数の白血球と中型のグラム陰性桿菌と小型のグラム陰性桿菌を認めた（図6）．

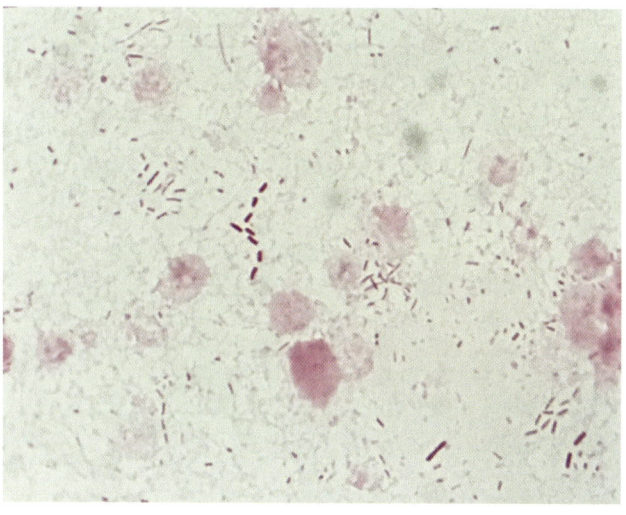

図6 症例2：膿瘍のグラム染色 強拡大（倍率1,000倍）

術前に必要なマネジメント（＋α Lecture 参照）
・1カ月前から禁煙
・術前の感染症治療
・手術時の手洗い／二重手袋
・周術期抗菌薬投与
・正常体温の維持
・血糖管理
・剃毛を避ける
・不必要な輸血の回避
・低酸素の回避

患者背景
重喫煙者の50歳代男性
虫垂切除術後7日目の腹痛・発熱

対象臓器
腹腔内膿瘍

微生物
グラム陰性桿菌，嫌気性菌

Triangle model

Pitfall
● ほかの熱源の精査
● すみやかなドレナージの検討

抗菌薬
ドレナージ・デブリードマンを行うとともに下記抗菌薬を投与
● 軽症時：アンピシリン・スルバクタム
　　　　　または
　　　　　セフメタゾール
● 重症時：ピペラシリン・タゾバクタム
　　　　　＋バンコマイシン
　　　　　または
　　　　　セフメタゾール ＋バンコマイシン

今後のマネジメント
● ドレーンの早期抜去を検討
● 菌種・感受性がわかれば必ず de-escalation
● 治療期間はドレナージが完全にできていれば計4〜7日間

図5 症例2：「臓器・体腔のSSI」のトライアングルモデル

表5 手術創分類

クラス	条件	具体例
クラスⅠ 清潔（Clean）	・感染や炎症がない ・呼吸, 消化管, 生殖器, 尿路は含まれない ・一次縫合	乳房切除術, 甲状腺摘出術
クラスⅡ 準清潔（Clean-Con-taminated）	・管理された状態の呼吸器, 消化器, 生殖器, 尿路に対する手術 ・胆道, 虫垂, 腟, 口咽頭も含める ・特別な汚染がない	肺切除術, 胃切除術, 子宮摘出術, 胆嚢摘出術
クラスⅢ 汚染（Contaminated）	・開放性の, 新鮮な, 偶発的な傷 ・無菌的操作を損なう手術（開胸心マッサージなど） ・腸管内容物の流出 ・膿がない急性炎症の手術	急性胆嚢炎, 急性虫垂炎
クラスⅣ 不潔・感染（Dirty-Infected）	・古い外傷性の傷で壊死組織が残っていたり, 臨床的に感染が存在していたり, 内臓穿孔がある ・術後感染を起こす細菌が, 手術前から術野に存在する場合	消化管穿孔, 腹腔内膿瘍

（文献1を参考に作成）

1 患者背景・感染臓器から想起される対象微生物

　本症例では術後に腹腔内膿瘍を形成した臓器・体腔のSSIが疑われる．合併症のない急性虫垂炎の治療に関しては，抗菌薬治療と虫垂切除術のどちらを選択すべきかは未だcontroversialな問題だが（第1章-6, +αLecture参照），**急性期に手術をすると，SSIの発生率が上がる**という問題がある．表5に手術創分類を示すが，手術創の汚染度が上がるほど微生物の菌量および曝露が増え，SSIリスクの高い手術となる．本症例ではクラスⅢの汚染手術に相当し，SSIのハイリスク手術になる．なお，急性期手術に伴うSSIのリスクを抑えるために本邦でも徐々にinterval appendectomy（IA：待機的虫垂切除術．抗菌薬治療を先行させ，8〜12週後に手術を行う）が行われている[9]．

　原因菌に関しては，**グラム陰性桿菌，嫌気性菌**が原因となる可能性が推定される（表2）．実際に膿瘍のグラム染色でも中型のグラム陰性桿菌と小型のグラム陰性桿菌を多数認めており，腸内細菌と嫌気性菌の関与が疑われる．

2 忘れてはいけないPitfall

1）他疾患の除外

　術後患者の発熱の原因は多岐にわたる．本症例では創部自体はきれいであったため，熱源を探すことが重要である．まず原因を考えるにあたり，術後の自然経過，術後何日目の発熱かによって鑑別が異なることを知っておくとよい．手術内容や時間，侵襲性によっても異なるが術後の発熱は通常，2, 3日以内に抗菌薬の投与なしに自然に改善する[10]．表6に手術後の発熱の原因を示すが，感染性以外にも非感染性で特に致死的となる発熱の原因（深部静脈血栓症や肺塞栓症など）については常に意識することを心がける．特に，体温以外のバイタルに変化がある場合には注意が必要である．

　また，手術後日数別の発熱の原因を表7に示す．時期は，
①急性期：術後1週間以内の発熱

表6 手術後の発熱の原因

感染性		SSI，肺炎，尿路感染症，カテーテル関連血流感染症，抗菌薬関連下痢症，副鼻腔炎，中耳炎，耳下腺炎，腹腔内膿瘍，髄膜炎，急性胆嚢炎，輸血関連ウイルス疾患，異物感染，骨髄炎，感染性心内膜炎
非感染性	SSIを除く手術部位の炎症	血腫，縫合糸に対する反応
	血栓	深部静脈血栓症，肺塞栓症
	炎症性	痛風，偽痛風，膵炎
	血管系	脳梗塞，脳出血，くも膜下出血，心筋梗塞，腸管虚血/梗塞
	その他	薬剤性，薬物/アルコール離脱，輸血への反応，移植片拒絶反応，甲状腺機能亢進症，副腎不全，腫瘍熱

(文献11を参考に作成)

表7 術後日数別にみた発熱の原因

術後1週間以内	術後1〜4週間	術後1カ月以上
・人工呼吸器関連肺炎・誤嚥性肺炎，膀胱カテーテル関連尿路感染症 ・SSI（稀） ・カテーテル関連血流感染症 ・血栓性静脈炎/深部静脈血栓症 ・肺塞栓症	・SSI ・カテーテル関連血流感染症，*Clostridium difficile* 感染症 ・薬剤熱 ・血栓性静脈炎/深部静脈血栓症 ・肺塞栓症	・輸血関連のウイルス感染症 ・SSI（人工物関連） ・遅延性蜂窩織炎（静脈・リンパの途絶を伴う術後） ・感染性心内膜炎

(文献11を参考に作成)

②亜急性期：術後1〜4週間の発熱
③晩期：術後1カ月以上経過した発熱
で分けて考える．

2）可及的すみやかなドレナージを検討する

すべての膿瘍はドレナージされるべきであり，それが治療経過に最も影響する因子である．開腹ドレナージか経皮的ドレナージを選択するかは外科医・放射線科医と十分に相談して決定する．ドレナージ自体が感染の治療になることに加え，検体が得られることで原因菌を確定させることができるため，可能な限り実施してもらうよう外科医と綿密に打ち合わせる必要がある．

3 選択すべき抗菌薬

くり返しになるが，治療において最も重要なことは膿瘍のドレナージである．抗菌薬に関しては，**腸内細菌と嫌気性菌をカバーした抗菌薬**を投与すべきである．ドレナージが完全にできていれば，計4〜7日間の治療でよいが[12]，ドレナージ後も膿瘍が残存するようであれば3〜4週間以上の長期治療を考慮する．

処方例：何よりもまずドレナージ・デブリードマンを行うとともに下記抗菌薬を選択する
【軽症時】
● アンピシリン・スルバクタム（ユナシン®）1回3g　6時間ごと

- セフメタゾール（セフメタゾン®）1回1g　6時間ごと
- 軽症の時は狭域抗菌薬で治療を開始し，臨床経過を参考にしてスペクトラムを広げることを検討してもよいかもしれない（ただし必ず各施設のアンチバイオグラムを参照すること）

【重症時】
- ピペラシリン・タゾバクタム（ゾシン®）1回4.5g　6時間ごと
  ＋バンコマイシン（塩酸バンコマイシン）1回15〜20 mg/kg　12時間ごと
- セフメタゾール（セフメタゾン®）1回1g　6時間ごと
  ＋バンコマイシン（塩酸バンコマイシン）1回15〜20 mg/kg　12時間ごと
- 重症の時はまず広域抗菌薬で治療を開始し，培養結果を参照してde-escalationを行う

4　今後のマネジメント

1）ドレーン抜去を早期に検討する

治療目的で挿入したドレーンも，長期留置すれば感染の原因になり得るため，ドレナージが十分できていればドレーンの抜去を行うべきである．末梢静脈カテーテル1本でさえ感染の原因の1つとなるため，毎朝担当患者に"なぜこのデバイスが必要なのか"を考え，不要と判断すればすぐに抜去する習慣を身につけることが肝要である．

2）de-escalationと，長期的な抗菌薬投与の検討

抗菌薬は培養結果を参照して適宜de-escalationする．膿瘍化しているため，2週間静注での抗菌薬投与を行った後に可能であればCOMSに基づき内服抗菌薬への切り替えの是非を検討する（表4）．

+α Lecture

SSIのリスクファクター，予防に必要なこと

SSIの危険因子は，内的因子（患者因子），外的因子（手術関連因子），微生物因子に分けられる（表1）．周術期における抗菌薬投与は「手術部位の菌量を減らして感染の機会を減らす」といった重要な役割を担う．しかしながらSSIの予防に必要なことはそれだけではない．目の前の患者の手術において現実的に介入できないこともあるが，それでも予防のために改善可能なことは多く存在する．2014年のSHEA/IDSA/AHA/APIC合同のSSI予防のためのガイドラインから，今日からでも使えるSSIの予防法の一部を紹介する[2]．

1　術前の感染症の治療（Grade Ⅱ）

待機手術において手術部位から離れた部位の感染症は可能な限り治療しておく（例えば尿路感染症）．ただしコロナイゼーションとコンタミネーションをルーチンに治療することは避ける．

2　術前の剃毛を避ける（Grade Ⅱ）

毛が手術操作を邪魔しないのならば剃毛は行わない．どうしても剃毛が必要であればカミソリは

使用せずに電気クリッパーか脱毛剤を使う．

3 血糖管理（Grade I）

術後血糖は180 mg/dL以内に維持する．糖尿病患者は可能であれば術前にHbA1cを7.0％以下にしておく．

4 禁煙（Grade I）

手術前30日前には禁煙させる．

5 手術時手洗い（Grade II）

適切な消毒薬を用いて2～5分間，手から肘上まで行う．

6 周術期抗菌薬投与（Grade I）

投与開始時期は通常手術開始0～30分前に投与を開始し，3時間を越える手術では濃度維持のために2回目の投与を行う．また予防的抗菌薬は術後24時間以内に投与を中止する（成人の心臓胸部手術の場合，中止は48時間以内でも可とされる）．漫然と投与することは*Clostridium difficile*感染症や耐性菌発生に繋がるため行わない．

7 輸血を可能な限り避ける（Grade II）

輸血はマクロファージの機能低下からSSIのリスクを高める．可能な限り術中の出血を減らし，輸血をするにしても本当に必要な場合にのみに限定されるべきである．

8 二重手袋（Grade III）

すべての手術チームのメンバーが二重手袋を装着し，穴が開いたときには交換する．

9 正常体温の維持（Grade I）

低体温はSSIのリスクとなるため，周術期は35.5℃以上を維持する．

10 低酸素を避ける（Grade I）

低酸素はSSIのリスクとなるため，術中術後の組織低酸素を避ける．

SSIは守りの感染症である．適切な管理によって発症を予防することも可能である．外科系医師を志す医師は，上記予防策をできるだけ遵守すべきである．また万が一起きてしまった場合は，何が原因だったのかをその都度検討し，予防の質を向上させる策を講じるべきである．

おわりに

SSIの治療に関して述べてきたが，何よりもまずSSIは予防が重要である．起こってしまったら治療が必要だが，起こらないに越したことはない．診療の派手さはないが，予防を最大限に行うことで一歩先ゆく診療をめざそう．

■ 文 献

1) Mangram AJ, et al：Guideline for prevention of surgical site infection, 1999. Hospital Infection Control Practices Advisory Committee. Infect Control Hosp Epidemiol, 20：250-78; quiz 279-80, 1999
　→1999年のCDCガイドライン．現在改訂中である．

2) Anderson DJ, et al：Strategies to prevent surgical site infections in acute care hospitals: 2014 update. Infect Control Hosp Epidemiol, 35 Suppl 2：S66-S88, 2014
　→2014年に公開された，SHEA/IDSA/AHA/APIC合同のSSI予防のための指針である．

3) Stevens DL, et al：Practice guidelines for the diagnosis and management of skin and soft tissue infections: 2014 update by the Infectious Diseases Society of America. Clin Infect Dis, 59：e10-e52, 2014
　→2014年のIDSAの皮膚軟部組織感染症ガイドライン．

4) Dellinger RP, et al：Surviving sepsis campaign: international guidelines for management of severe sepsis and septic shock: 2012. Crit Care Med, 41：580-637, 2013
　→集中治療領域で注目されている2012年の敗血症診療ガイドライン．

5) Finfer S, et al：Intensive versus conventional glucose control in critically ill patients. N Engl J Med, 360：1283-1297, 2009
　→2009年に報告された，ICU患者を対象にした強化インスリン療法の有効性を検討したランダム化比較試験．

6) Nottingham University Hospitals Antibiotic Guidelines Committee：Guideline for the intravenous to oral switch of antibiotic therapy. (http://www.pharmyaring.com/pic/p_100119223056.pdf)
　→2010年にNottingham大学病院が提唱した抗菌薬の内服スイッチに関するガイドラインである．

7) Berrios-Torres SI, et al：Draft Guideline for the Prevention of Surgical Site Infection. (http://www.jscva.org/files/CDC-SSI_Guideline_Draft2014.pdf)
　→2014年に公開されたCDCの手術部位感染症予防のためのガイドライン草案である．草案から正式なガイドラインが作成されるまでだいたい1～5年程度かかるようだ．

8) Dronge AS, et al：Long-term glycemic control and postoperative infectious complications. Arch Surg, 141：375-80; discussion 380, 2006
　→HbA1c<7 mg/dLでSSIが減ったとする報告．

9) 大滝雅博，二瓶幸栄：Interval appendectomy-本邦での現状と問題点について-．日本外科感染症学会雑誌，12：39-44, 2015

10) Dauleh MI, et al：Open versus laparoscopic cholecystectomy: a comparison of postoperative temperature. J R Coll Surg Edinb, 40：116-118, 1995
　→腹腔鏡下胆嚢摘出術と開腹手術の術後発熱の比較．

11) Postoperative fever, up to date.
　→手術後の発熱に関して詳しく記載されている．

12) Solomkin JS, et al：Diagnosis and management of complicated intra-abdominal infection in adults and children: guidelines by the Surgical Infection Society and the Infectious Diseases Society of America. Clin Infect Dis, 50：133-164, 2010
　→2010年のIDSAの成人・小児における複雑性腹腔内感染症のガイドライン．

11 「カテーテル関連血流感染症」のトライアングルモデル

清水彰彦, 細川直登

> **Point**
> - カテーテルが入った患者の発熱では, 末梢・中心静脈にかかわらず必ず血液培養を採取する
> - 原則は, カテーテル抜去＋末梢血管から2セット血液培養
> - カテーテルが抜去できないときには, カテーテルからと末梢血管から各1セット血液培養
> - 初期治療では, 絶対にグラム陽性球菌のカバーをする

はじめに

カテーテル関連血流感染症（catheter-related bloodstream infections：CRBSI）は, 中心静脈・末梢静脈を問わず血管内カテーテルが留置されているすべての患者に起きうる感染症である. 発症すると, 入院コストの増加, 入院期間の延長, 院内死亡率が上昇することが知られている. 適切な予防策を実施するとともに, 担当医としてCRBSIを早期に診断し治療を行うことが重要である. 本稿では, 2009年の米国感染症学会のガイドライン[1]に基づいてCRBSIのマネジメントを概説する.

症例① 透析用カテーテルのCRBSI （図1）

【主　訴】80歳代女性. 腎機能障害を認め, 当院へ搬送となった. 入院2日目に, 右内頸静脈に透析用カテーテルを挿入され, 血液透析を開始した. 腎機能障害の原因は顕微鏡的多発血管炎と診断され, プレドニゾロンの投与が開始された. 入院後16日目に, 発熱と悪寒戦慄を認めた. ほかの随伴症状は認めない.

【身体所見】血圧157/69 mmHg, 心拍数76回/分, 体温38.6℃, 呼吸数24回/分, SpO_2 96%（room air）.
意識清明, 比較的活気あり, 眼瞼結膜：出血斑なし, 頸部：カテーテル刺入部に発赤・圧痛・硬結・滲出液なし, 呼吸音：ラ音なし, 心音：心雑音なし, 腹部：平坦かつ軟, 圧痛なし, CVA叩打痛なし, 皮膚：皮疹なし, 四肢：関節腫脹や圧痛なし, 末梢静脈カテーテルは留置されていない.

【検査結果】血液培養：結果待ち, 尿グラム染色：陰性, 胸部X線：異常影なし.

CVA：costovertebral angle（肋骨脊椎角）

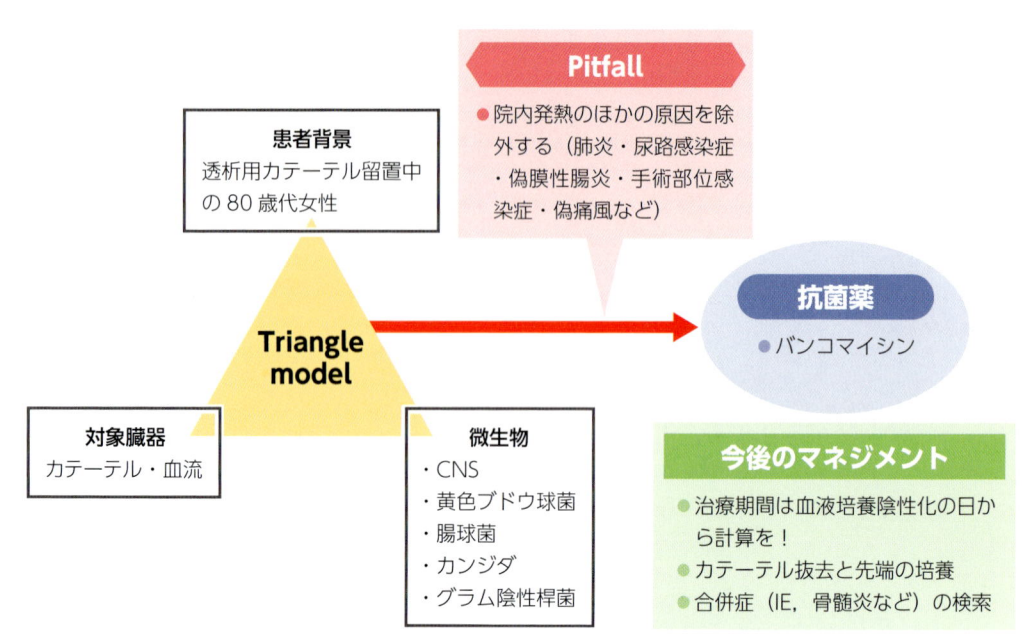

図1 症例1:「透析用カテーテルのCRBSI」のトライアングルモデル

患者背景
透析用カテーテル留置中の80歳代女性

対象臓器
カテーテル・血流

微生物
- CNS
- 黄色ブドウ球菌
- 腸球菌
- カンジダ
- グラム陰性桿菌

Pitfall
- 院内発熱のほかの原因を除外する（肺炎・尿路感染症・偽膜性腸炎・手術部位感染症・偽痛風など）

抗菌薬
- バンコマイシン

今後のマネジメント
- 治療期間は血液培養陰性化の日から計算を！
- カテーテル抜去と先端の培養
- 合併症（IE、骨髄炎など）の検索

表1 CRBSIの原因菌と頻度一覧

原因菌	発生率
コアグラーゼ陰性ブドウ球菌（CNS）	31%
黄色ブドウ球菌	20%
腸球菌	9%
カンジダ	9%
大腸菌	6%
クレブシエラ	5%
緑膿菌	4%
その他の腸内細菌群	2%
アシネトバクター	1%

（文献3より引用）

1 患者背景・感染臓器から想起される対象微生物

中心静脈カテーテル留置中に突然発症した悪寒戦慄を伴う発熱は、カテーテル刺入部に異常がみられなくても、CRBSIの可能性を念頭に置くべきである。原因菌としては、コアグラーゼ陰性ブドウ球菌（coagulase-negative staphylococci：CNS）、黄色ブドウ球菌など**グラム陽性球菌が上位を占める**[2]。大腸菌・クレブシエラ・緑膿菌などのグラム陰性桿菌や、カンジダが原因菌となる頻度は比較的少ない（表1）。そのため、まずグラム陽性球菌に対する治療を開始すべきである。患者の状態が重症、好中球減少状態、鼠径部にカテーテルが挿入されているなどの状況では、グラム陰性桿菌の関与も考える。敗血症の患者で完全静脈栄養、広域抗菌薬の使用、血液悪性腫瘍、骨髄移植後または固形臓器移植後、鼠径部にカテーテルが挿入されているなどの状況ではカンジダの関与も考える。

また，CRBSIが疑われたら，可能な限り**カテーテルを抜去し先端の5 cmを培養に提出する**とともに，**末梢血の血液培養を2セット**採取する．しかし，抜去困難な場合はdifferential time to positivity という手段もある（＋α Lecture 参照）．

❷ 忘れてはいけないPitfall：入院患者の発熱の原因を網羅する！

入院中の患者は，**「基礎疾患があり」「さまざまな医療行為を受けており」「病院内という（耐性菌が多い）特殊な環境で生活している」と認識することが重要**である．入院患者の発熱の原因となる疾患の頻度は，市中発症の発熱と大きく異なる．考えるべき熱源は，感染症であれば肺炎・尿路感染症・偽膜性腸炎・CRBSI・手術部位感染症などである．感染症以外の原因も重要であり，偽痛風・痛風，深部静脈血栓症・肺塞栓症，薬剤熱などの可能性も考える．全身状態・バイタルサイン，随伴症状，経過（原病や既往歴・合併症を含む）を確認し，メディカルスタッフからの情報もできる限り収集し，熱源の手がかりがないか検討する．身体所見では，デバイス（カテーテル，その他人工物）の確認と全身の丁寧な診察が重要である．その上で行うべき検査としては，**血液検査・血液培養（2セット）・尿一般検査／塗抹培養・胸部X線**があげられる．随伴症状に応じて，喀痰グラム染色・培養，*Clostridium difficile*トキシン検査（下痢や腹痛があれば），その他培養（髄液・関節液・胸水・腹水など），画像検査（CTなど）を必要に応じて追加する．

❸ 選択すべき抗菌薬

もっとも頻度の高いグラム陽性球菌をカバーすることから考慮する．医療曝露が多いことから，CRBSIを疑った場合にはMRSAのカバー目的にバンコマイシンで治療することが適切である．この症例では，全身状態が比較的良好であり，背景からもグラム陰性菌が原因である可能性は低いと考えられるが，重症例ではグラム陰性菌のカバーも考慮する．その上で，菌種の同定と感受性検査をもとに，適切なde-escalationを行う．

処方例
- バンコマイシン（塩酸バンコマイシン）1回15〜20 mg/kg　1日2回
  ※重症例では初回25〜30 mg/kg投与し，loadingすることもある
  ※血中濃度をモニターし，トラフ値15〜20 μg/mLを維持するのが望ましい
  ※菌種の同定と感受性検査をもとに，適切なde-escalationを行う

❹ 今後のマネジメント

1）治療期間は血液培養が陰性化してから計算を！

治療期間はガイドラインに基づいて決定するが，血液培養が陰性になった日を1日目として計算する．原因菌によっては，スペクトラムがより狭域の抗菌薬に変更する．

2）血管内カテーテルはできることなら抜去を！

CRBSIと診断した場合，CNSが原因であれば抗菌薬ロック療法を行いながらカテーテル温存治療を行うことができるものの，可能であればカテーテルは抜去したい．

MEMO 抗菌薬ロック療法（antibiotic lock therapy：ALT）について

CRBSIの治療は，全身の抗菌薬投与に加えて感染したカテーテルの抜去が原則である．ALTは，カテーテルを温存するために内腔に抗菌薬を高濃度で注入する方法であるが，抜去する場合と比較して再発が多い．長期留置カテーテルで，合併症がなく，CNSやグラム陰性桿菌によるCRBSIでカテーテル抜去ができない場合など，適応は限定される．

3）合併症（特に心内膜炎）のスクリーニングを考慮！

CRBSIの合併症で注意すべきは，**感染性心内膜炎（infective endocarditis：IE），血栓性静脈炎，骨髄炎**である．合併症の有無により抗菌薬の投与期間の延長が必要となる．IEについては，経胸壁心エコー（transthoracic echocardiography：TTE）では感度が不十分であり，以下の状況では経食道心エコー（transesophageal echocardiography：TEE）の実施が望ましい．

・人工弁，ペースメーカーまたは埋め込み式除細動器など，血管内人工物が存在する
・持続菌血症/カンジダ血症：カテーテルを抜去し適切な抗菌薬が投与されているにもかかわらず，72時間以上血液培養が陰性化しない
・Janeway病変/点状出血などIEを疑う身体所見がある

なお，TEEは，菌血症・カンジダ血症の発症後少なくとも5〜7日経過してから施行するのが望ましい．IEの合併が強く疑われる場合には，初回のTEEが陰性でも，TEEを再検すべきである．

本症例では，末梢静脈2セットからMSSAを検出した（図2）．抜去したカテーテルの先端からもMSSAが検出され，CRBSIの診断が確定した．合併症や持続菌血症はなく，バンコマイシンからセファゾリンに変更し血液培養陰性を確認してから4週間の治療を行った（表2）．

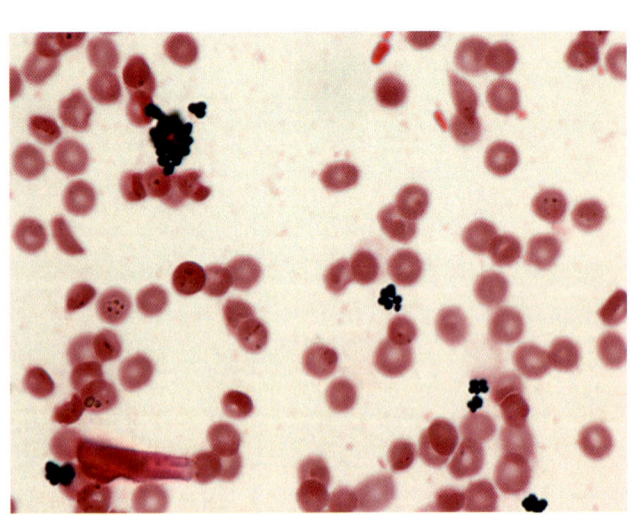

図2 症例1：血液培養のグラム染色所見（MSSA）

表2 一般的なCRBSIの治療期間

原因菌	抗菌薬投与期間
コアグラーゼ陰性ブドウ球菌（CNS）	5〜7日間 （カテーテルを温存するときは10〜14日間）
黄色ブドウ球菌	14日間以上（IEを否定できないときは4〜6週間）
腸球菌	7〜14日間
カンジダ	14日間
グラム陰性桿菌	7〜14日間

（文献1を参考に作成）

症例❷ 中心静脈栄養カテーテルのCRBSI (図3)

【主　訴】70歳代男性．中咽頭癌に対して放射線療法を行っていた．腫瘍が増大し，経口摂取困難となり，中心静脈カテーテルから完全静脈栄養を開始された．入院30日目に，悪寒戦慄を伴う発熱を認めた．誤嚥性肺炎と診断され，ピペラシリン・タゾバクタムで治療開始するも，48時間経過しても解熱しないためバンコマイシンを追加した．発熱3日目に，血液培養2セットの両方から*Candida*属と考えられる酵母様真菌が発育した（図4）．

【身体所見】血圧138/88 mmHg，心拍数96回/分，体温39.2℃，呼吸数22回/分，SpO$_2$ 96％（room air）．
意識清明，比較的活気あり，眼瞼結膜：出血斑なし，頸部：気管切開孔には発赤や浸出液なし，リンパ節は両側で腫大，呼吸音：ラ音なし，心音：心雑音なし，腹部：平坦かつ軟，圧痛なし，CVA叩打痛なし，皮膚：皮疹なし，四肢：関節腫脹や圧痛なし，左上腕PICCカテーテル刺入部に発赤・圧痛・硬結・浸出液なし，末梢静脈カテーテルは留置されていない．

【検査結果】血液培養：酵母様真菌（のちに*Candida albicans*と判明，図4），尿グラム染色：陰性，胸部X線：異常影なし．

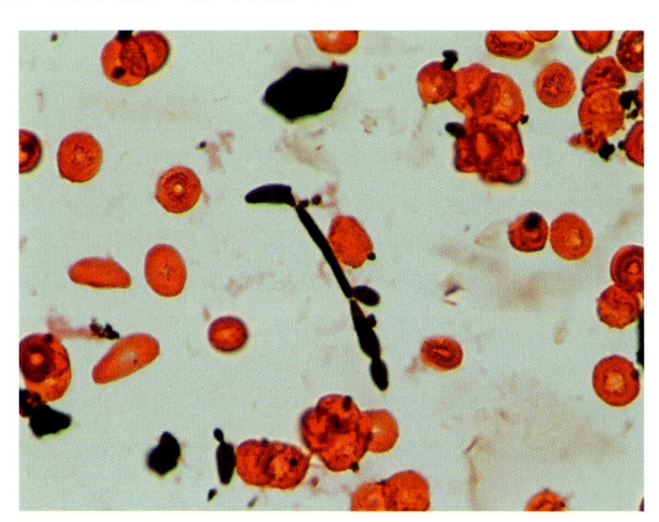

図4　症例2：血液培養のグラム染色所見*Candida*属

PICC：peripherally inserted central catheter（末梢挿入中心静脈カテーテル）

1 患者背景・微生物から想起される感染臓器

カンジダは皮膚や腸管に常在する真菌である．しかし，血液培養から検出された場合，原則としてコンタミネーションとは考えず，カンジダ血症として対処する必要がある．血流感染（CRBSIやIE）以外に，慢性播種性カンジダ症（肝臓・脾臓などの深部臓器），腹膜炎（腹腔内），骨髄炎・関節炎，尿路感染症などが鑑別にあがる．

カンジダ症の危険因子として，（広域）抗菌薬使用の既往，長期間の入院・ICU滞在，細胞

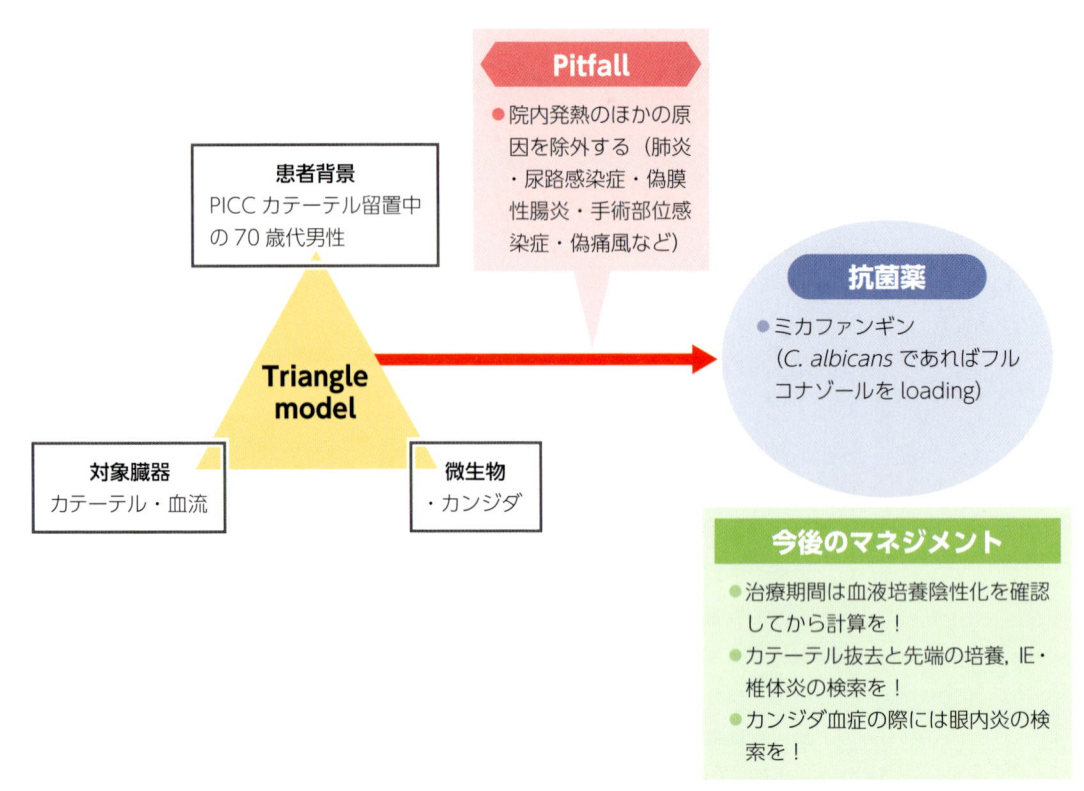

図3 症例2:「中心静脈栄養カテーテルのCRBSI」のトライアングルモデル

患者背景
PICCカテーテル留置中の70歳代男性

対象臓器
カテーテル・血流

微生物
・カンジダ

Pitfall
- 院内発熱のほかの原因を除外する（肺炎・尿路感染症・偽膜性腸炎・手術部位感染症・偽痛風など）

抗菌薬
- ミカファンギン（*C. albicans* であればフルコナゾールを loading）

今後のマネジメント
- 治療期間は血液培養陰性化を確認してから計算を！
- カテーテル抜去と先端の培養，IE・椎体炎の検索を！
- カンジダ血症の際には眼内炎の検索を！

性免疫不全，悪性腫瘍，長時間の好中球減少状態，栄養不良，中心静脈カテーテルの使用・中心静脈栄養，急性腎不全，以前に培養でカンジダが検出されている，などがあげられる．一方で，カンジダが気道感染を起こすことはきわめて稀である．本症例のように，肺炎と診断して治療を開始していても，抗菌薬開始時に血液培養が採取されていれば，治療方針の修正が可能である．

❷ 忘れてはいけないPitfall

症例1と同じく，入院患者の発熱（感染性・非感染性含む）の鑑別を尽くすことが重要である．

❸ 選択すべき抗菌薬

カンジダは，菌種により抗真菌薬の感受性が大きく異なり，albicansとnon-albicansに大別される．*C. albicans*は，アゾール系（フルコナゾールなど），アムホテリシンB，キャンディン系（ミカファンギンなど）に感受性がある．*C. tropicalis*も，*C. albicans*と同じく多くの抗真菌薬に感受性がある．*C. parapsilosis*にはキャンディン系が効きにくいとされ，*C. glabrata*と*C. krusei*にはフルコナゾールが効きにくいとされる．*C. lusitaniae*は，アムホテリシンBに自然耐性であるので注意が必要である．

*C. albicans*と判明したらフルコナゾール（ジフルカン®）に変更する．フルコナゾールの投与方法は，初日にloadingとして800 mg/日を投与し，翌日からは400 mg/日を投与する．

表3 Candida の種と感受性

菌種	フルコナゾール	ボリコナゾール	アムホテリシンB	ミカファンギン
C. albicans	S	S	S	S
C. tropicalis	S	S	S	S
C. parapsilosis	S	S	S	S〜R
C. glabrata	S-DD〜R	S〜R	S〜I	S〜R
C. krusei	R	S	S〜I	S
C. lusitaniae	S	S	S〜R	S

I：中等度耐性，S：感受性，R：耐性，S-DD：用量や臓器移行性によっては感受性
（文献2を参考に作成）

non-albicans については，フルコナゾールに感受性のある菌種であればフルコナゾールで治療する．菌種ごとの感受性については表3に示す．

処方例
- ミカファンギン（ファンガード®）1回100 mg　24時間おき

4　今後のマネジメント：合併症（特に眼内炎）の検索を！

IEの精査に加えて，**カンジダ眼内炎**（眼科診察），**椎体炎**（背部痛や脊柱叩打痛があればMRI検査）の有無は必ず確認すべきである．血液培養の再検は，持続菌血症の確認と治療期間決定のために必ず行う．カンジダ眼内炎は自覚症状がなく病勢が進行することがあり，失明に至る疾患である．また，ミカファンギンは眼内移行性が乏しいため，眼内炎を合併した症例では，治療薬を変更する必要がある．合併症がなければ，血液培養陰性化を確認後，14日間の治療が推奨される．

+α Lecture

CRBSIの診断に必要なこと

1　CRBSIに必要な所見

CRBSIで，カテーテル刺入部の発赤や圧痛などの炎症所見がみられる頻度は10％以下と少ない[4]．このような所見を認めたら，CRBSIの可能性はきわめて高いが，刺入部に所見がないからといってCRBSIは否定できない．つまり，刺入部の炎症所見は，特異度は高いが感度の低い所見である．

カテーテル留置中の患者が発熱した場合には，常にCRBSIを想起し適切な検体採取を行う必要がある．IDSAガイドラインによるとCRBSIの基本的な診断の定義は，「カテーテル先端と，少なくとも1カ所の末梢血管からの血液培養結果が一致する」ことである．原則としては血液培養2セットを末梢血管から採血し，CRBSIが疑わしければ，清潔にカテーテルを抜去して，先端5 cmを培養に提出する．CRBSIを疑わない時には，カテーテル先端の培養は提出しない．

2　カテーテル抜去が難しい場合は？

しかし現実には，血管確保が困難な症例においてカテーテル抜去が難しいこともある．その場合，

カテーテルを抜去せず診断する手段として，「カテーテルハブと末梢血管から同時に同量の採血をし，カテーテルの方が2時間以上早く陽性となればCRBSIと診断する」(differential time to positivity：DTP) という基準が，確定診断の代替手段として提案されている．この方法は感度96.4％，特異度90.3％と報告されている[5]．

同時に採血することが難しい場合には，時間がかかる末梢静脈穿刺を先に行い，直後に中心静脈からの採血を行うとよい．カテーテルハブからの培養採取はコンタミネーションが多い．採取方法に関するエビデンスは乏しいが，当院では三方活栓やハブについた汚れが十分に落ちるようにアルコール綿で拭いてから採取している．三方活栓の内側をアルコールに浸した綿棒で消毒する方法もある．アルコールにより樹脂が劣化する恐れもあるため，注意が必要である．

3 マルチルーメンカテーテルからの採血

ダブルルーメンやトリプルルーメンカテーテルにおいて，すべてのルーメンから採血すべきかは未解決の問題とされる．しかし，CRBSIの見逃しは避けなければならない問題である．ダブルルーメンのうち1カ所のみの採取だと27.2％，トリプルルーメンから1カ所のみ採取で37.3％，2カ所のみ採取で15.8％もCRBSIを見逃す可能性がある[6]．もし逆流採血を行う場合には，すべてのルーメンからの採血が望ましい．

おわりに

CRBSIの診断には，血液培養の採取が必須である．血管内カテーテルが留置されている患者の発熱を見たときには，必ず血液培養を2セット採取するように心がけたい．また，治療期間も血液培養が陰性化した日を基準に決定するので，必ず血液培養を再検すること．不要になったカテーテルはすみやかに抜去するように，毎日検討することが大切である．

■ 文 献

1) Mermel LA, et al：Clinical practice guidelines for the diagnosis and management of intravascular catheter-related infection: 2009 Update by the Infectious Diseases Society of America. Clin Infect Dis, 49：1-45, 2009
　⇒一度は目を通しておきたいガイドライン．
2) Pappas PG, et al：Clinical practice guidelines for the management of candidiasis: 2009 update by the Infectious Diseases Society of America. Clin Infect Dis, 48：503-535, 2009
3) Wisplinghoff H, et al：Nosocomial bloodstream infections in US hospitals: analysis of 24,179 cases from a prospective nationwide surveillance study. Clin Infect Dis, 39：309-317, 2004
4) Safdar N & Maki DG：Inflammation at the insertion site is not predictive of catheter-related bloodstream infection with short-term, noncuffed central venous catheters. Crit Care Med, 30：2632-2635, 2002
5) Bouza E, et al：A randomized and prospective study of 3 procedures for the diagnosis of catheter-related bloodstream infection without catheter withdrawal. Clin Infect Dis, 44：820-826, 2007
6) Guembe M, et al：How many lumens should be cultured in the conservative diagnosis of catheter-related bloodstream infections? Clin Infect Dis, 50：1575-1579, 2010

第 1 章 感染症トライアングルモデル

12 「性感染症」のトライアングルモデル

坪井基行

> **Point**
> - 性感染症の診断時には，常にほかの性感染症の合併も評価する
> - 患者本人のみでなく，パートナーの検査の推奨も忘れない
> - 若年女性の腹痛では，骨盤内炎症性疾患も鑑別に入れる

はじめに

性感染症は，性的活動性の高い若年者を中心に日常診療でよく遭遇する感染症である．病歴聴取，診察，簡便な検査で診断可能であるが，パートナーの存在も考慮に入れ，病歴聴取で詳細な性交渉歴を聴取することが必要である．また，早期に適切な治療を行わなければ，不妊症や異所性妊娠などの合併症のリスクもある．このように合併症やパートナーの存在など，ほかの感染症診療とは異なる側面を考慮しながら診療することが重要となる．

症例❶ 成人男性における尿道炎（図1）

生来健康な30歳代男性．5日前からの排尿時痛，3日前から認める外尿道口からの漿液性～やや膿性の分泌物を主訴に受診された．分泌物のグラム染色（図2）では，白血球は多数認めるものの細菌は認められなかった．非淋菌性尿道炎を疑ったが，グラム染色の感度は十分でないことからセフトリアキソン＋アジスロマイシン単回投与で治療とした．核酸増幅法（TMA法）の結果，*Chlamydia trachomatis* 陽性と判明した．

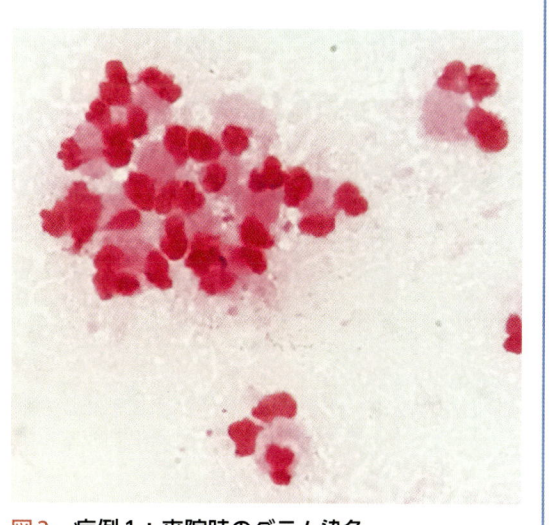

図2 症例1：来院時のグラム染色
多数の好中球を認めるが，淋菌を疑うグラム陰性双球菌は認めなかった．

131

Pitfall
- 十分な性交渉歴の病歴聴取を！
- ほかの性感染症もスクリーニングを！
- 精巣上体炎，精巣炎の診察を！

患者背景 生来健康な若年男性

対象臓器 生殖器

Triangle model

微生物
- N. gonorrhoeae
- C. trachomatis
- M. genitalium
- T. vaginalis
- U. urealyticum
- HSV
など

抗菌薬
- セフトリアキソン ＋アジスロマイシン あるいは
- セフトリアキソン ＋ドキシサイクリン

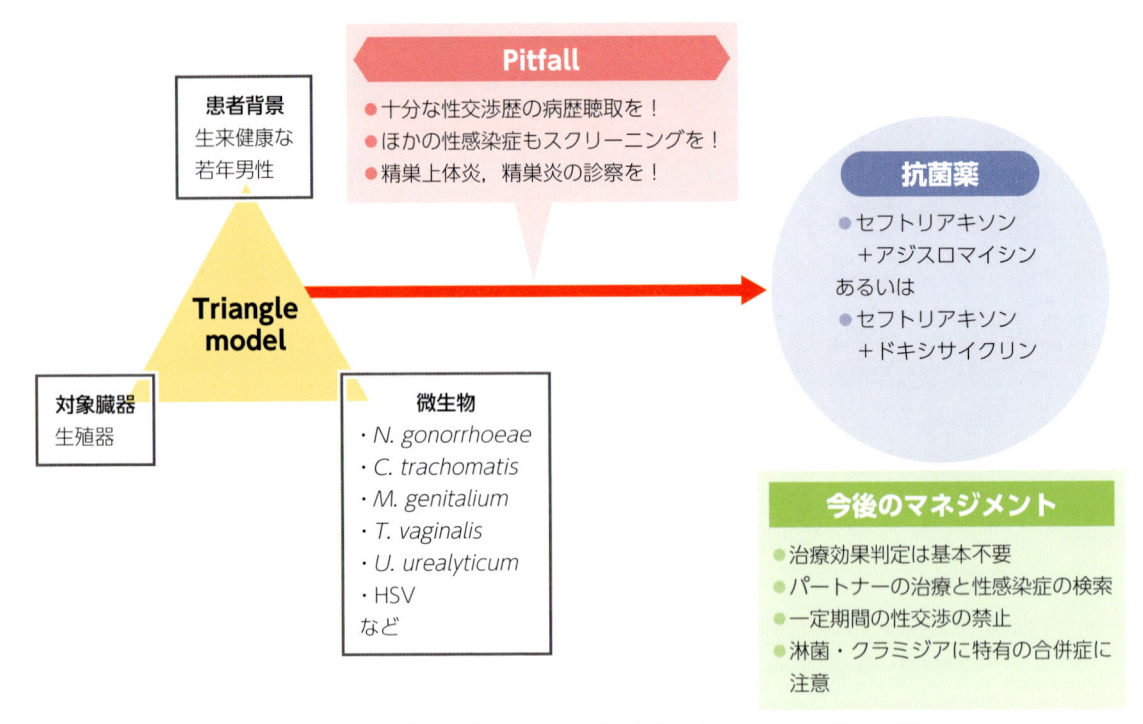

今後のマネジメント
- 治療効果判定は基本不要
- パートナーの治療と性感染症の検索
- 一定期間の性交渉の禁止
- 淋菌・クラミジアに特有の合併症に注意

図1　症例1：「成人男性における尿道炎」のトライアングルモデル

1 患者背景・感染臓器から想起される対象微生物

　成人男性における尿道炎は，まずグラム染色で染色される淋菌性（*Neisseria gonorrhoeae*）と染色されない非淋菌性に分類される．非淋菌性には *C. trachomatis*, *Mycoplasma genitalium*, *Trichomonas vaginalis*, *Ureaplasma urealyticum*, herpes simplex virus（HSV）などが含まれる．これら原因菌のなかでも多いのは，**N. gonorrhoeae と C. trachomatis** である．

　潜伏期間は多様であるが典型的には淋菌性で4〜7日間，非淋菌性で5〜8日間といわれる[1]．また，症状として排尿時痛や排尿困難などを訴えることが多いが，**淋菌性は症状がより強く，外尿道口からの膿性分泌物が多い**．淋菌性の5〜10％，非淋菌性の42％で無症候性であったとの報告もある[2,3]．このように臨床的には潜伏期間や症状の強さなどが，淋菌性，非淋菌性で異なるが，両者の合併もしばしば認められるため症状だけで明確に区別することは困難である．

　淋菌性か非淋菌性かの判断はグラム染色が参考になる．特に有症状の男性であれば感度・特異度ともに95％以上である[4]．しかし女性や無症状の患者では感度が低くなること，男性の性感染症において淋菌のグラム染色の感度は80％とする報告などを勘案すると[5]，グラム染色での完全な除外は難しい．また，淋菌，*C. trachomatis* に対しては核酸増幅法（TMA法など）での診断が可能で感度，特異度がいずれも高い．提出可能な施設であれば利用してよいだろう．さらに薬剤耐性が問題となっている淋菌であれば，初尿の培養が薬剤感受性の同定に有用である．

❷ 忘れてはいけない Pitfall

1）十分な性交渉歴の病歴聴取を！

　性感染症に続発する場合は，*C. trachomatis* や *N. gonorrhoeae* が多いが，尿路感染症に続発する場合や男性同性愛者（men who have sex with men：MSM）では大腸菌などの腸内細菌も多い．性感染症のリスク評価のためにも，原因菌の推定のためにも，sexuality を含む性行為に関連した病歴聴取を十分に行うべきである．個別の病歴聴取の方法については **+α Lecture** を参照していただきたい．

2）ほかの性感染症もチェック！

　性感染症を診断した際に注意すべきは，**ほかの性感染症の合併の可能性を考慮する**ことである．*C. trachomatis* 感染症と診断された際には，淋病はもちろん，HIV 感染症，梅毒のスクリーニングも同時に施行することが推奨されている[5]．

3）男性尿路感染は陰部の診察を念入りに！

　尿道炎と診断した場合には，精巣上体炎，精巣炎の合併の有無の評価は必要である．精巣上体炎は，性感染症や尿路感染症の続発症として発症し，通常片側の陰嚢の疼痛や腫脹を認める．患者に同意を得たうえで陰嚢を触診し，睾丸の圧痛とともに精索（睾丸から体幹につながるスパゲティのような構造物）の圧痛などを調べるとよい．

❸ 選択すべき抗菌薬

　グラム染色で淋菌を認めなくても感度が十分といえないことから，*C. trachomatis* に加え淋菌も治療することが推奨される．グラム染色で淋菌を疑うグラム陰性双球菌が見える場合も，淋病の治療に加え，高率に合併する *C. trachomatis* 感染症の治療も同時に行う必要がある．治療アドヒアランスの低い患者でも治療可能なように，1回の治療で完遂できるようなレジメンが選択される．

処方例

- セフトリアキソン（ロセフィン®）1g 単回投与
  ＋アジスロマイシン（ジスロマック®）1g 単回投与

あるいは

- セフトリアキソン（ロセフィン®）1g 単回投与
  ＋ドキシサイクリン（ビブラマイシン®）1回100 mg　1日2回（朝・夕）　7日間

❹ 今後のマネジメント

1）治療効果判定は基本的には不要

　推奨された抗菌薬で治療した場合，アドヒアランスが問題なく，症状が改善し，再感染が疑われなければ，治療成功の確認検査は不要である．

2）必ずパートナーの治療と精査を！

　性感染症と診断された場合には，**パートナーの性感染症の検索も重要**である．パートナーも感染している場合，治療がされなければパートナーから再感染してしまうリスクがある．*C. trachomatis* 感染症の場合，症状の出現ないしは診断60日以内に性交渉をもったパート

ナーに対しては治療することが推奨される．また，可能であればパートナーにもほかの性行為感染症の精査を推奨する．

3）性交渉は一定期間中止！

性交渉は治療開始から7日経過し，かつ症状ある場合には消失を確認できるまで控えるように指導する必要がある[4]．

4）淋菌・クラミジア感染に特有の合併症に注意！

N. gonorrhoeae は，血流感染から播種性淋菌感染症を起こすことがあるため，発熱・関節痛などの新規出現に注意する．また *C. trachomatis* の場合，結膜炎や咽頭炎，Lymphogranuloma venereum（性病性リンパ肉芽腫症）などを合併しうるため，眼や咽頭，鼠径部に症状がないかどうか病歴聴取・診察を欠かさず行う．

症例❷ Fitz-Hugh Curtis症候群（図3）

生来健康の20歳代女性．受診5日前に右季肋部痛と37℃台の発熱が出現した．疼痛が徐々に増悪を認めたため受診された．血液検査では軽度炎症反応を認めるものの，肝胆道系酵素は正常範囲内で，腹部超音波検査でも胆嚢炎を疑う所見は認めなかった．現在風俗店勤務をしているとのことであったため施行した核酸増幅法（TMA法）で *C. trachomatis* が陽性となった．

1 患者背景・感染臓器から想起される対象微生物

Fitz-Hugh Curtis症候群を含む骨盤内炎症性疾患（pelvic inflammatory disease：PID）では，*C. trachomatis*，*N. gonorrhoeae* といった性感染症の原因菌の関与が多くの症例で認められるが，ほかに膣内細菌叢（腸内のグラム陰性桿菌や嫌気性菌など）の微生物の関与も考慮しなければならない．

2 忘れてはいけないPitfall

1）十分な性交渉歴の病歴聴取を！

2）ほかの性感染症もチェック！

1），2）については**症例1**と同様である．

3）PIDのリスクチェック！特にIUDに注意！

Risky sexual behavior以外にもPIDリスクはある．子宮内避妊具（intrauterine device：IUD）挿入後，自然流産歴，中絶手術後などでは性交渉歴がなくてもPIDを起こしうる．特にIUDに関しては挿入後3週間以内が最も感染リスクが高く，しかも**IUDを有する患者は放線菌による慢性PIDを起こしうるため注意が必要である**[6]．

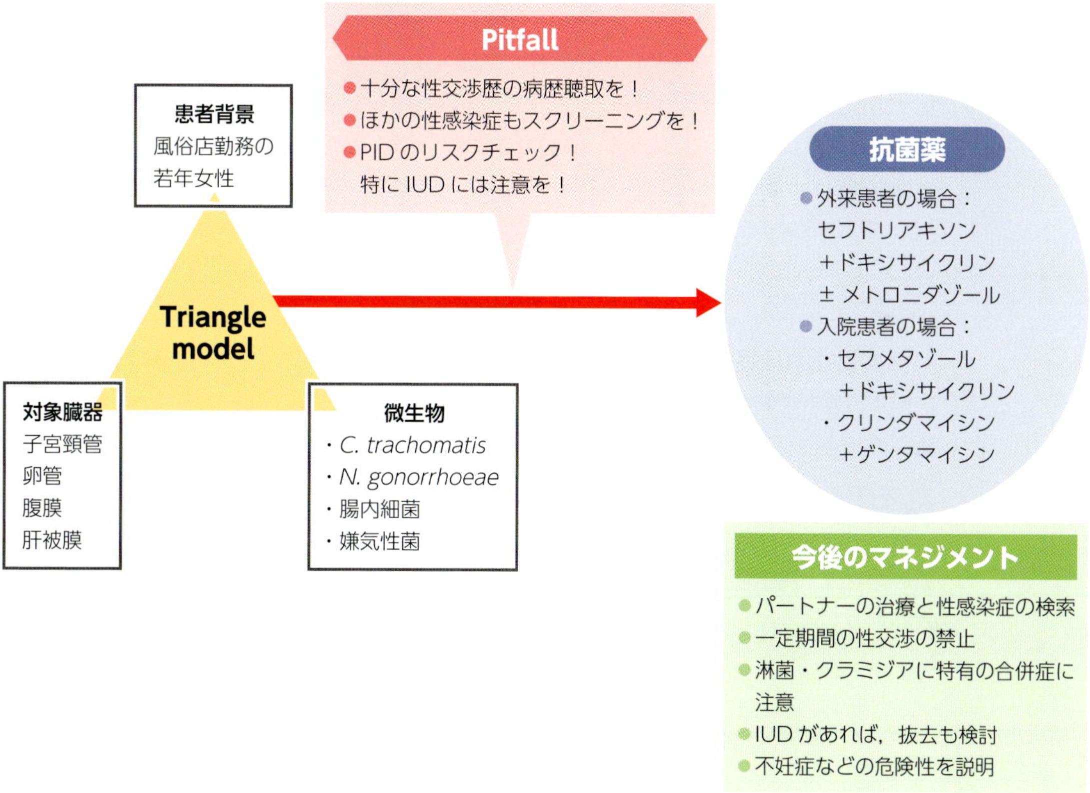

図3 症例2：「Fitz-Hugh Curtis症候群」のトライアングルモデル

③ 選択すべき抗菌薬

　C. trachomatis, *N. gonorrhoeae*といった性感染症の原因菌，その他の腟内細菌叢（腸内のグラム陰性桿菌や嫌気性菌など）の微生物の関与を考慮し，これらをカバーできるレジメンを選択する必要がある[4]．

処方例

【外来患者の場合】
- セフトリアキソン（ロセフィン®）1g単回投与
  ＋ドキシサイクリン（ビブラマイシン®）1回100 mg　1日2回（朝・夕）　14日間
  ±メトロニダゾール（フラジール®）1回500 mg　1日2回（朝・夕）　14日間

【入院患者の場合】
- セフメタゾール（セフメタゾン®）1回1〜2g　6〜12時間ごと　14日間
  ＋ドキシサイクリン（ビブラマイシン®）1回100 mg　1日2回（朝・夕）　14日間

もしくは
- クリンダマイシン（ダラシン®S）1回900 mg　8時間ごと　14日間
  ＋ゲンタマイシン（ゲンタシン®）2 mg/kgでloading後，維持量として1.5 mg/kgを8時間ごと　14日間

4 今後のマネジメント

　症例1同様，性感染症と診断された場合には，パートナーの性感染症の検索も重要である．症状出現，もしくは診断の60日以内にPIDと診断された女性と性交渉をもった男性は，その病因や原因菌に関係なく *C. trachomatis* 感染症，淋病の治療を受けるべきである．60日以内に性交渉がない場合でも，直近のパートナーは治療を受けるべきである．また，治療が終了し，症状の改善を認め，自分とパートナーが適切に治療されるまでは性交渉は控えるべきである[4]．

　症例1に記載された点以外について下記に述べる．

1）IUDがあれば抜去も検討

　IUD挿入者の場合，IUDを抜去すべきかどうかについてはまだ明確な根拠はない．しかし厳密に経過を追い，治療失敗や再発があれば抜去を検討する[4]．

2）不妊症・子宮内発育不全などのリスクを伝える

　卵管炎による卵管内腔の狭小化が受精卵の通過障害を引き起こすため，**不十分な治療や診断の遅れは，異所性妊娠や不妊症の原因になる**こともある．さらに，妊婦においては，子宮収縮を促し，流産・早産の原因にもなり，産道感染による新生児結膜炎，肺炎を起こすリスクがある．

+α Lecture

性感染症の病歴聴取における5つの「P」

　性感染症（sexually transmitted disease：STD）の診療では，治療のみならず予防も重要な役割をもつ．性感染症のスクリーニング検査はもちろんのこと，リスク行為の評価や適切な助言が必要であり，十分な情報を引き出すために効果的な病歴聴取の手段を熟知しておかなければならない．

　その参考となるものに，CDC Division of STD prevention resource page（http://www.cdc.gov/std/treatment/resources.htm）からダウンロード可能な「A guide to taking a sexual history」がある．このガイドラインでは，すべての患者に敬意，思いやり，中立的な態度を持って接することを基本としており，また聴取すべき項目を5つの「P」でわかりやすく表現しているので紹介したい．

1 Partners（性交渉のパートナー）

　性感染症罹患のリスクの評価のため，12カ月以内のパートナーの人数や，性別，交際の長さ，パートナーの薬物使用などのリスクを確認する．

【聴取例】
「あなたは男性，女性，それとも両方と性交渉しますか？」
「最近12カ月以内に，何人の性交渉のパートナーがいましたか？ そのパートナーには，あなた以外にもほかの性的なパートナーがいらっしゃいますか？」

2 Practices（性行為の種類）

　性行為の種類について尋ねることは，患者リスクの評価や，リスク削減の手段，必要な検査の決

定に有用である．

【聴取例】
「性交渉は経腟的ですか？ もしくは経肛門的，oral sex ですか？」

3 Protection from STDs（STDの防護策）

性感染症に罹患しないために，パートナーはお互いに特定の１人のみか，コンドームは使用しているか，自分やパートナーのリスクの認識や性感染症の検査ができているかを聴取する．

【聴取例】
「性感染症やHIVから自分を守るために何かしていますか？」

4 Past history of STDs（STDの既往歴）

過去に性感染症の既往があれば性感染症に罹患するリスクが高い．

【聴取例】
「あなた自身もしくはパートナーが今までに性感染症になったことはありますか？」

5 Prevention of pregnancy（避妊）

妊娠する可能性があれば，妊娠を望んでいるかどうかをまず把握する．

【聴取例】
「避妊のために何かしていますか？」

　最後に，上記に加え，HIVやウイルス性肝炎のリスクも考慮し，違法薬物静注の既往，性風俗店での勤務歴，ほかに何か自分の性行為について伝えておきたいことがあるかを確認する．

　ただし，5つの「P」は，個人の趣味趣向やプライバシーにかかわるsensitiveな情報を含むため，確認する前に下記3つを守ることが大前提となる．

　①医師・患者関係が良好に保たれていること
　②プライバシーを確実に守ること
　③性的活動性についての病歴聴取が，多くの患者に対して一般的に行われるものであり，病態診断のために重要であると伝えること

　さらに，「私はあなたの身体のことが心配なのです」というスタンスで会話を進めることで，より患者さんに受け入れやすい会話となりうる．

　性感染症は外来でもよく目にする疾患であるが，パートナーの存在などほかの感染症診療にない特徴ももつ．そのため何が必要な情報であるかを理解し，しっかりと情報を引き出せるよう病歴聴取の技術を習得しておくことが望ましい．

おわりに

　性感染症は，不妊症や異所性妊娠などの原因となってしまう可能性があるため，早期の適切な治療を心掛けなければならない．また，ほかの感染症と異なり，患者本人だけでなく，常にパートナーという存在を考慮に入れたフォローアップが必要である．

■ 文 献

1) Schofield CB：Some factors affecting the incubation period and duration of symptoms of urethritis in men. Br J Vener Dis, 58：184-187, 1982
2) McNagny SE, et al：Urinary leukocyte esterase test: a screening method for the detection of asymptomatic chlamydial and gonococcal infections in men. J Infect Dis, 165：573-576, 1992
3) Kent CK, et al：Prevalence of rectal, urethral, and pharyngeal chlamydia and gonorrhea detected in 2 clinical settings among men who have sex with men: San Francisco, California, 2003. Clin Infect Dis, 41：67-74, 2005
4) Workowski KA & Bolan GA：Sexually transmitted diseases treatment guidelines, 2015. MMWR Recomm Rep, 64：1-137, 2015
　➡2015年に改訂されたばかりの米国CDCの性感染症全般のガイドラインである.
5) Orellana MA, et al：Sensitivity of Gram stain in the diagnosis of urethritis in men. Sex Transm Infect, 88：284-287, 2012
6) Fiorino AS：Intrauterine contraceptive device-associated actinomycotic abscess and Actinomyces detection on cervical smear. Obstet Gynecol, 87：142-149, 1996

13 「感染性心内膜炎」の トライアングルモデル

木村武司

> **Point**
> - 感染性心内膜炎の呈する症状や所見は非常に多彩であり，まず疑うことが重要である
> - 心エコーは重要ではあるが診断のすべてではなく，常にmodified Duke criteriaを意識する
> - 診断が確定すれば迅速な抗菌薬治療，そして手術の必要性を意識したマネジメントが重要

はじめに：感染性心内膜炎を同定する努力を惜しまず続ける

感染性心内膜炎は国内外問わず，先人からその診断の難しさを謳われている疾患である．その理由として，

❶多彩な症状や所見を呈し，しばしばほかの疾患と誤認される
❷診断基準であるmodified Duke criteriaを満たさない状況が生じうる

をあげさせていただきたい．

❶多彩な症状や所見を呈し，しばしばほかの疾患と誤認される

まず❶についてだが，皆さんのなかにも初診の時点で感染性心内膜炎が想起できず，後日（ときに血液培養が陽性になって）診断に至った経験をされた方もいるのではないだろうか．表1は感染性心内膜炎において出現しやすい症状や検査所見であるが，発熱以外は頻度が決して多くないことがわかるだろう．教科書的に有名なOsler結節，Janeway病変，Roth斑などはむしろ少ないくらいである．それに比べ心雑音や炎症マーカーの頻度はやや高いが，こちらは単一では特異性が乏しい．血尿はしばしば腎盂腎炎の所見と解釈されることがあり，翌日の血液培養結果が尿路感染症に特徴的な菌ではないことで，感染性心内膜炎を改めて検

表1 感染性心内膜炎の所見

臨床所見	割合（％）	臨床所見	割合（％）
38℃を越える発熱	96	脾腫	11
指先の爪下の線状出血	8	新規の心雑音	48
Osler結節	3	既知の心雑音の悪化	20
Janeway病変	5	血沈亢進	61
Roth斑	2	CRP上昇	62
塞栓症	17	リウマトイド因子陽性	5
眼瞼結膜の出血	5	血尿	26

（文献1を参考に作成）

表2 感染性心内膜炎の合併症

合併症	割合（%）
脳卒中	17
塞栓症（脳卒中除く）	23
うっ血性心不全	32
心筋内膿瘍	14
持続菌血症	9
新規の心筋伝導障害	8

（文献1を参考に作成）

証するケースを少なからず経験する．明確な膀胱刺激症状や膿尿・細菌尿を欠く血尿・蛋白尿をみた場合，感染性心内膜炎に伴う糸球体腎炎を合併していることもあるため，安易に尿路感染症と決めつけてはいけない．仮に抗菌薬のスペクトラムが外れていなかったとしても，後述する適切な手術のタイミングを逸する危険があり，この誤認は致命的になりうる．

また，表2は感染性心内膜炎の合併症の頻度を表したものであるが，一定の割合で「発熱＋多発する脳梗塞」，「発熱＋心原性ショック」といった一見辻褄の合わない病像と遭遇することを意味している．

これらの所見の多彩さは，Ⓐ心不全としての病像，Ⓑ菌血症としての病像，Ⓒ免疫反応としての病像，が混在して表現されるためといわれる．病歴聴取の段階で「遷延する発熱」や「くり返す発熱」と聞くとついつい膠原病や悪性腫瘍へと診断過程が傾倒するケースをみることがあるが，「シマウマ診断」に飛びつく前にまず感染性心内膜炎の除外が重要である．そのために何よりもまず**血液培養2セット以上が必須**であることはいうまでもない．

いずれにおいても，私たちは目の前の患者が呈している多彩な所見の組み合わせから感染性心内膜炎の存在を疑い，診断を手繰り寄せなければならない．

❷**診断基準であるmodified Duke criteriaを満たさない状況が生じうる**

次に❷についてだが，感染性心内膜炎の診断にmodified Duke criteriaを用いることはご存知の読者も多いだろう（表3）．

しかし，読者にはぜひ下記の2文を肝に銘じていただきたい．

> 1）**modified Duke criteriaは，特に初期診療においては満たさないこともある！**
> 2）経食道心エコー（transesophageal echocardiography：TEE）は絶対ではない！

1）modified Duke criteriaの感度が低下する場面としては，①抗菌薬投与を事前に受けた感染性心内膜炎，②人工弁置換術後の感染性心内膜炎，があがる[2]．①はmajor criteriaが陽性になりづらくなることが感度を下げる要因である．②はこの診断基準の要である心エコーの感度が低下する影響と考えられる．一方で，modified Duke criteriaの確定診断は持続菌血症や心エコーでの疣贅といったmajor criteriaが揃わなくても診断できる．発熱はほとんどの例で呈していることをふまえると，**その他のminor criteriaである患者の素因や血管性病変の所見に注目すべき**である．これらから感染性心内膜炎の疑いが強

表3 modified Duke criteria（修正Duke基準）

	Definitive（確診例）
病理学的基準	① 培養もしくは疣贅の組織診から病原微生物が証明される ② 組織診で確定した疣贅や心内膿瘍といった感染性心内膜炎に特徴的な病変の証明
臨床的診断	・大基準2項目 ・大基準1項目＋小基準3項目 ・小基準5項目
	Possible（疑診例）
	・大基準1項目＋小基準1項目 ・小基準3項目
	Rejected（否定的）
	① 所見を説明できる代替診断がある ② 抗菌薬の治療により4日以内に感染性心内膜炎の所見が消退 ③ 4日以内の抗菌薬治療で手術や生検で病理学的所見が証明されない ④ 疑診例の基準を満たさない

TEE：transesophageal echocardiography（経食道心エコー）

小基準（minor criteria）

- 素因：素因となる心疾患や静注薬の使用歴
- 発熱：＞38℃
- 血管性病変：主要血管塞栓，敗血症性肺塞栓，感染性動脈瘤，脳出血，結膜出血，Janeway病変
- 免疫学的病変：糸球体腎炎，Osler結節，Roth斑，リウマトイド因子
- 微生物学的所見：大基準を満たさない血液培養陽性，感染性心内膜炎に矛盾しない病原体による，血清学的な活動性の証明

大基準（major criteria）

感染性心内膜炎における血液培養陽性

- 感染性心内膜炎に典型的な微生物が異なる2回の血液培養から陽性
  Viridans streptococci, *Streptococcus bovis*, HACEK group, *Staphylococcus aureus*，あるいはほかに熱源のない市中発症のenterococci（腸球菌）
- 感染性心内膜炎に典型的な微生物による持続菌血症で以下の定義を満たす
  ・12時間以上あけて採取した血液培養の少なくとも2セットが陽性
  ・3セットすべてか4セット以上の血液培養のほとんどが陽性（最初と最後の培養の間隔が1時間以上あいている）
- 1回の血液培養から*Coxiella burnetii*が検出もしくはphase 1 IgG titer＞1：800

心内膜病変の証明

- 心エコーの陽性所見（人工弁・疑診例・弁輪膿瘍のような複雑例ではTEEを推奨）
  ・弁，支持組織，逆流ジェットの経路，植え込まれたデバイス上に存在する心内に浮動する塊でほかに解剖学的に説明のつかないもの＝疣贅
  ・膿瘍
  ・人工弁の新規の部分裂開
- 新規の弁逆流（既知の心雑音の変化・増悪では不十分）

まれば，例え初期においてmajor criteriaを満たさずとも，疑い・同定する努力をし続けることが重要と考える．

2) 心エコーは経胸壁/経食道の2タイプがあり，どちらも感染性心内膜炎の疣贅同定に対する特異度は9割を超えるが，経胸壁心エコー（transthoracic echocardiography：TTE）の感度は7割程度，とされている．TEEでは感度も特異度も9割を超えるというのが利点であるが，「TEEで疣贅陰性であればどんな患者でも感染性心内膜炎は否定できる」と思っている読者がいれば，それは改めた方がいいだろう．人工弁を有する患者において，疣贅を検出できる感度は70％未満まで低下することが知られている．また，TEE陰性の生体弁患者も稀だが経験される[3]．TEEとて絶対ではないのだ．

結局，「modified Duke criteria陰性だから」「心エコーで疣贅がないから」の根拠で感染

性心内膜炎を完全除外することは危険である．また，「血液培養が陰性だったから」では感染性心内膜炎を100％は否定できない（**+α Lecture**参照）．くり返すが，TEEを含め，すべての検査・システムに絶対はない．大事なのは「感染性心内膜炎を疑えば，同定する努力を惜しまず続ける」ことである．

症例❶ 自然弁の感染性心内膜炎（図1）

　60歳代女性．数年前から歯科治療歴があるが，最近は受診していなかった．受診2週間前に発熱と赤褐色の尿を認め，手持ちにあった膀胱炎時の抗菌薬を内服した．数日内服すると解熱するが，服用をやめると再度発熱をくり返すため当院外来を受診した．

　体温38.5℃，身体所見に特記なし，尿潜血3＋，白血球10～19個/HFから尿路感染症のpartial treatmentを考え，各種培養を提出して抗菌薬治療を開始した．翌日，血液培養2/2セットからレンサ球菌の検出が報告された．再度診察すると，眼瞼結膜には点状出血を認めた（図2）．

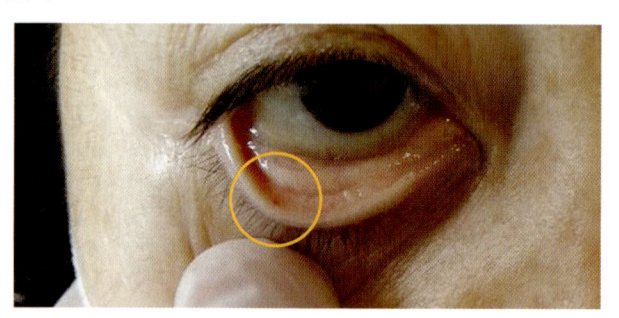

図2　症例1：眼瞼結膜の点状出血

1　患者背景・感染臓器から想起される対象微生物

　血液培養からグラム陽性球菌が検出されれば，必ず感染性心内膜炎を疑う．安易にcontaminationと結論づけてはならず，またその判断のためにも2セット以上（感染性心内膜炎を特に疑っている場合は3セット）の血液培養提出が必須である．本症例の場合，齲歯を示唆するエピソードや抗菌薬を中止すると発熱をくり返すエピソードも典型的である．原因菌は年々増加をたどる**黄色ブドウ球菌（*S. aureus*）**と，口腔内に常在する**緑色レンサ球菌（Viridans group streptococci）**が2大巨頭である（表4）．*S. gallolyticus*（*S. bovis* biotype I）についてはその菌血症や感染性心内膜炎患者において有意に大腸癌が多いとされる点で特筆すべき菌である[4]．一方，グラム陰性桿菌（Gram negative rods：GNR）は稀であるものの，**HACEK**と呼ばれる口腔内常在菌であれば起こしうる．また，non-HACEK GNRはさらに稀だが，一度感染性心内膜炎を起こした場合は予後不良である．

　感染性心内膜炎を疑ったら，心内膜病変の確認のため早急なTTEを手配する．本症例は，この時点で小基準4項目（発熱，結膜出血，腎炎所見，血液培養陽性）の疑診例であり（表3），仮にTTEで支持的所見を認めずとも，TEEまで施行すべきである．

感染性心内膜炎診断のポイント

①modified Duke criteria は，特に初期診療においては満たさないこともある！ 経過のなかで何度も評価しよう！
②不明熱診療の際は膠原病や悪性腫瘍を疑う前にまず血液培養！
③感染性心内膜炎の合併症は多彩！ 脳梗塞＋発熱，急性心不全＋発熱，発熱＋糸球体腎炎などでは必ず鑑別にあげよう！

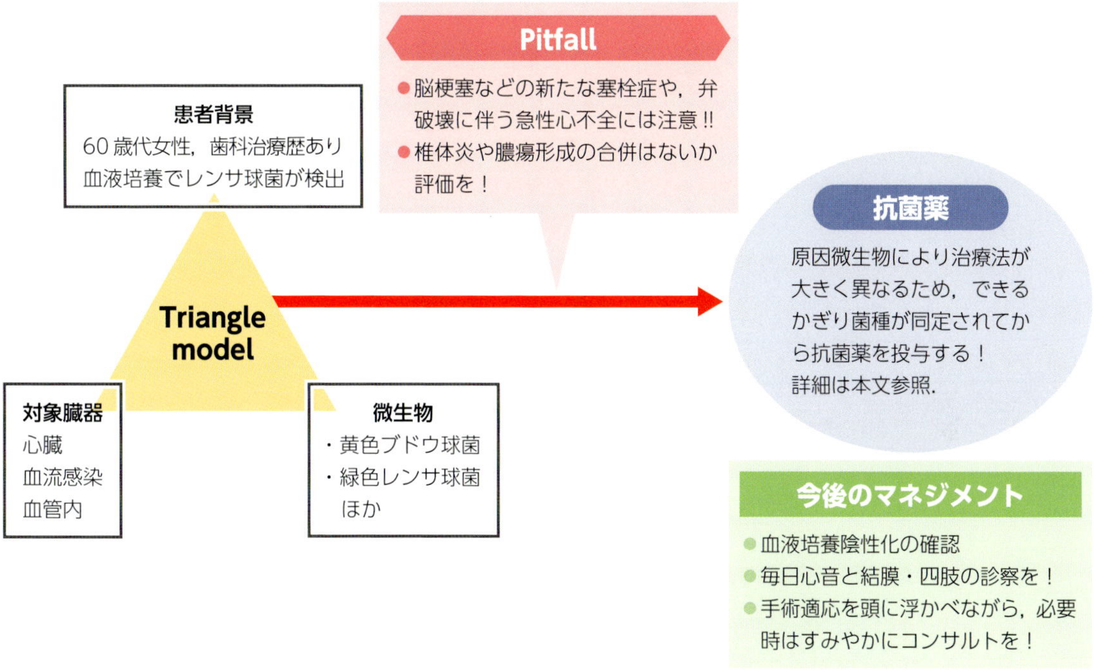

患者背景
60歳代女性，歯科治療歴あり
血液培養でレンサ球菌が検出

Triangle model

対象臓器
心臓
血流感染
血管内

微生物
・黄色ブドウ球菌
・緑色レンサ球菌
ほか

Pitfall
● 脳梗塞などの新たな塞栓症や，弁破壊に伴う急性心不全には注意!!
● 椎体炎や膿瘍形成の合併はないか評価を！

抗菌薬
原因微生物により治療法が大きく異なるため，できるかぎり菌種が同定されてから抗菌薬を投与する！ 詳細は本文参照．

今後のマネジメント
● 血液培養陰性化の確認
● 毎日心音と結膜・四肢の診察を！
● 手術適応を頭に浮かべながら，必要時はすみやかにコンサルトを！

図1　症例1：「自然弁の感染性心内膜炎」のトライアングルモデル

表4　感染性心内膜炎の原因微生物一覧

微生物	自然弁（非薬物常用者）（％）	人工弁（％）
S. aureus	28	23
Coagulase-negative staphylococcus	9	17
Viridans group streptococci	21	12
S. bovis	7	5
その他のレンサ球菌	7	5
Enterococcus spp.	11	12
HACEK※	2	2
真菌	1	4
複数菌種	1	0.8
血液培養陰性	9	12
その他	4	7

※HACEK：口腔内グラム陰性桿菌の頭文字の総称．*Haemophilus* spp., *Aggregatibacter actinomycetemcomitans*, *Cardiobacterium* spp., *Eikenella corrodens*, *Kingella* spp.
（文献1を参考に作成）

❷ 忘れてはいけないPitfall

感染性心内膜炎をみつけてfocusが同定できたと安心してはならない．**本疾患は心臓の感染症であるとともに血流感染症でもあり**，metastatic infectionを同時にきたしている可能性を考慮する．具体的には，椎体炎，各臓器の膿瘍形成，化膿性関節炎，感染性動脈瘤などの併発に注意が必要である．

また，表2の合併症を呈していないかについても注意する．特に脳卒中や塞栓症，弁破壊を伴う心不全などは適切なマネジメントがなされないと致命的になる．

❸ 選択すべき抗菌薬

頻度をふまえると主にグラム陽性球菌に感受性のある殺菌性抗菌薬が重要となる．メチシリン耐性ブドウ球菌（Methicillin-resistant *S. aureus*：MRSA）は海外では30％を超えるとあるが[5]，国内においては10％未満との報告がある[6]．しかし，MRSAの感染性心内膜炎は非常に重篤であり，スペクトラムを外すと致死的となりうる．そのため血液培養でグラム陽性球菌が検出された時点ですみやかにバンコマイシンの使用を開始し，感受性結果にあわせてde-escalationした方が望ましい．

下記はthe American Heart Association（AHA）やEuropean Society of Cardiology（ESC）から2015年に出されたガイドラインに基づく抗菌薬使用方法の一部であり[7,8]，参考にしてほしい．ただし，菌種が判明すれば必ず成書に基づいて抗菌薬を選択すべきである．

処方例：原因微生物により治療法が大きく異なるため，できるかぎり菌種が同定されてから抗菌薬を投与すること！

【菌種不明だがempiric therapyが必要な場合】
　（例：血液培養陽性，弁破壊が進行する場合など）
- 生体弁の場合：バンコマイシン（塩酸バンコマイシン）15〜20 mg/kg　8〜12時間ごと（トラフ値15〜20 μg/mL）
　＋セフトリアキソン（ロセフィン®）1回2 g　12時間ごと（偽胆石症に注意）

→これらを使用したうえで，菌種が判明すれば適切な抗菌薬変更を！

【黄色ブドウ球菌：原則，血液培養陰性化してから6週間治療！】
- MSSA：セファゾリン（セファメジン® α）1回2 g　8時間ごと
- MRSA：バンコマイシン（塩酸バンコマイシン）1回15〜20 mg/kg　8〜12時間ごと（トラフ値15〜20 μg/mL）
　　　　　ダプトマイシン6〜10 mg/kg　24時間ごと

（バンコマイシンの目標トラフ値は15〜20 μg/mL．腎機能により適宜調節）
（ダプトマイシンの至適量は感染症専門医にコンサルトが望ましい）

【口腔内レンサ球菌：ペニシリンGのMICにより選択肢は異なる．原則4週間投与】
- ペニシリンGのMIC≦0.12 μg/mLのとき
　→ペニシリンG 1,200〜1,800万単位/日　4時間ごと（ないしは2分割で持続投与）
　　orセフトリアキソン1回2 g　24時間ごと（偽胆石症に注意）

- ペニシリンGのMICが0.12〜0.5 μg/mLのとき
  → ペニシリンG 2,400万単位/日　4時間ごと（ないしは2分割で持続投与）
  　＋ゲンタマイシン1回1 mg/kg　8時間ごと　2週間
- ペニシリンGのMIC＞0.5 μg/mLのとき
  → ペニシリンG 1,800〜3,000万単位/日　4時間ごと（ないしは2分割で持続投与）
  　＋ゲンタマイシン1回1 mg/kg　8時間ごと　4週間
  　orアンピシリン1回2 g　4時間ごと＋ゲンタマイシン1回1 mg/kg　8時間ごと

【腸球菌の場合：治りづらい菌として有名！】
- ペニシリン，ゲンタマイシン，バンコマイシンがkey drug！
- 特にゲンタマイシンは高度耐性（MIC＞500）でなければ併用することでシナジー効果が得られる！選択肢が複雑なため，成書を参照すること!!

【グラム陰性桿菌の場合：稀だが治りづらい菌として有名！】
- 抗菌薬単独ではなく手術の併用も検討すること．抗菌薬は菌種により変更！

【細胞内寄生菌の場合：成書参照のこと】

4 今後のマネジメント

modified Duke criteriaを意識すればおのずと次のアクションは明確になる．

1）血液培養は陰性化するまで採取を続ける！

感染性心内膜炎の治療効果の最初の指標は**"血液培養の陰性化"**である．陰性化するまで24〜48時間ごとに最低2セットの血液培養提出をくり返す．

2）毎日心臓の聴診と結膜・四肢の診察を！

毎日のたゆまぬ努力が，新たな合併症を早期に検出する鍵となる．心雑音の変化，結膜の点状出血，末梢の塞栓症所見に特に注目する．

3）手術適応を頭に浮かべておく！

感染性心内膜炎のマネジメントにおいては**手術のタイミングを常に意識**しておく．国内の単施設研究における感染性心内膜炎180例の検討では17％[9]，海外の報告では全経過中で40〜50％のケースが手術を要するとされるため[1,2]，手術例の頻度は高いと心がけるべきである．適応は大きく分けて以下の3つである[7,8,10]．

①弁破壊から心不全・心原性ショックをきたしたケース
②感染のソースコントロールがつかないケース
　弁輪部膿瘍，持続性菌血症が改善しない場合など・真菌の関与
　（単一のnon-HACEK GNRないしは複数菌種による心内膜炎なども含む）
③塞栓症の予防が必要なケース
　疣贅サイズが1 cmを超える場合

留意する点として，脳梗塞発症例は手術のタイミングを吟味する必要があるが，出血病変がなければ必ずしも手術禁忌例ではないことを覚えておきたい．手術適応と考えられたら，すみやかに循環器内科や心臓血管外科へのコンサルトをする．

症例❷ 人工弁の感染性心内膜炎 (図3)

60歳代女性，5年前に生体弁の大動脈弁置換術を施行されている．

受診3日前まで平常通りだったが，受診前日から発熱と倦怠感が出現した．受診当日に家人が様子を見に行くと，意識レベル低下・失禁した本人を発見し救急要請され来院．ショック状態，多臓器不全，DICを呈していた．血液培養を提出して，敗血症性ショックの診断でバンコマイシンとピペラシリン，タゾバクタムが開始となった．翌日の血液培養2セットからMRSAが検出された．

DIC：播種性血管内凝固症候群（disseminated intravascular coagulation）

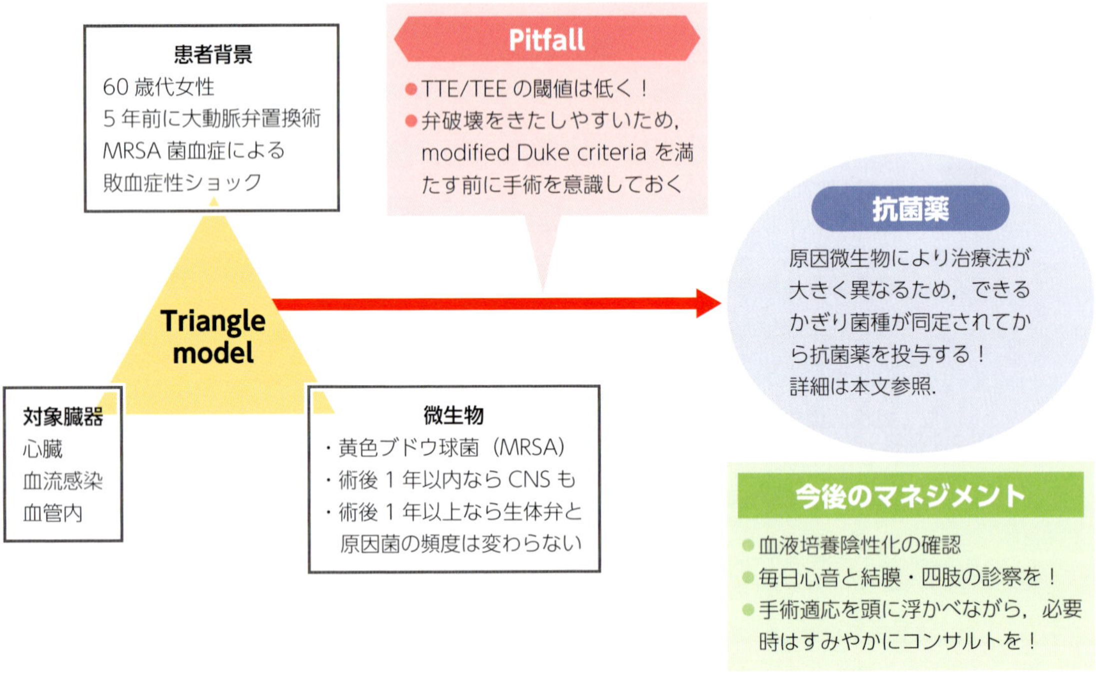

患者背景
- 60歳代女性
- 5年前に大動脈弁置換術
- MRSA菌血症による敗血症性ショック

Pitfall
- TTE/TEEの閾値は低く！
- 弁破壊をきたしやすいため，modified Duke criteria を満たす前に手術を意識しておく

Triangle model

対象臓器
- 心臓
- 血流感染
- 血管内

微生物
- 黄色ブドウ球菌（MRSA）
- 術後1年以内ならCNSも
- 術後1年以上なら生体弁と原因菌の頻度は変わらない

抗菌薬
原因微生物により治療法が大きく異なるため，できるかぎり菌種が同定されてから抗菌薬を投与する！詳細は本文参照．

今後のマネジメント
- 血液培養陰性化の確認
- 毎日心音と結膜・四肢の診察を！
- 手術適応を頭に浮かべながら，必要時はすみやかにコンサルトを！

図3 症例2：「人工弁の感染性心内膜炎」のトライアングルモデル

1 患者背景・感染臓器から想起される対象微生物

いうまでもなく，人工弁置換術後の患者は感染性心内膜炎のハイリスク群である．**全人工弁置換術患者の1～6％に感染性心内膜炎が発症する**とされ，全感染性心内膜炎患者の16～33％が人工弁置換術後の患者といわれている[11]．

原因菌は①Early-onset（術後1年以内）vs Late-onset，②市中発症vs医療機関関連発症，の2つの軸で考える．

①Early-onsetはcoagulase-negative staphylococci（CNS）かS.aureusが最多とされる．一方，Late-onsetは自然弁における疫学と同様に考える．

②医療機関関連発症では腸球菌やレンサ球菌より黄色ブドウ球菌やCNSの割合が増す．割合は少ないながら，多剤耐性のグラム陰性桿菌の存在にも注意を払う．

2 忘れてはいけないPitfall

人工弁置換術後の感染性心内膜炎はしばしば経過が非典型的で，心エコーでも所見が捕まらないこともある．そのため，本症例のように疑診例（人工弁，発熱，血液培養からMRSA）の段階でも早期に循環器内科や心臓血管外科と連絡を取っておきたい．人工弁置換術後の感染性心内膜炎は死亡率が高く，特に黄色ブドウ球菌では1年間での死亡率は50％に上るとされ[2, 12]，すみやかに外科的治療へ移行できるよう準備する．

また，modified Duke criteriaを意識しつつ，より積極的にTEEを施行することも重要である．TEEの限界も把握したうえで，仮に1回目のTEEで所見がなくても感染性心内膜炎を完全に除外すべきではない．置換術後の感染性心内膜炎を疑えば，TEEをくり返すことも積極的に考慮したい．

3 選択すべき抗菌薬

各菌に対する詳細な治療はAHA[7]やESC[8]のガイドラインを参照してほしい．MRSAもしくは菌種が不明な段階でempiric therapyが必要な場合にEarly・Late問わず活用できるレジメンを以下に示す．

リファンピシンは人工弁のブドウ球菌感染において併用が推奨されている．バンコマイシンとともに6週間以上継続するが，バンコマイシンより3〜5日後からの開始を推奨するガイドラインもある[8]．ゲンタマイシンは自然弁では腎毒性とそれに見合う臨床効果がないことから黄色ブドウ球菌の感染性心内膜炎には推奨されていないが，人工弁のブドウ球菌感染においては2週間の併用が推奨されている．

処方例：できるかぎり菌種が同定されてから抗菌薬を投与すること！

【MRSAの場合/菌種不明だがempiric therapyが必要な場合】
- バンコマイシン（塩酸バンコマイシン）1回15〜20 mg/kg　8時間ごと
  ＋ゲンタマイシン（ゲンタシン®）1回1 mg/kg　8時間ごともしくは3 mg/kg
    1日1回
  ＋リファンピシン（リファジン®）1回300 mg　8〜12時間ごと
  （バンコマイシンの目標トラフ値は15〜20 μg/mL．腎機能により適宜調節）
  〔ゲンタマイシンのピーク値（投与終了後30分値）は6 μg/mL未満，
  トラフ値（投与終了後30分値）は2 μg/mL未満で調整を〕

【他の菌種の場合：成書を参考のこと！】

【empiric therapyを行った後，菌種が同定され次第適切な抗菌薬に変更を！】

4 今後のマネジメント

人工弁術後の感染性心内膜炎であっても，今後のマネジメントの考え方は自然弁と同様である．特に**手術治療の適応についてはかなり敏感になっておいた方がよい**．Early-onsetの場合と本症例のような黄色ブドウ球菌が検出された場合は，事実上ほとんどが手術適応となるため，より早期から心臓血管外科や循環器内科にコンサルトすべきである．

+α Lecture
blood culture-negative infective endocarditis（BCNIE）

　感染性心内膜炎の診断における肝である血液培養が陰性の感染性心内膜炎は，blood culture-negative infective endocarditis（BCNIE）と呼ばれる．

　感染性心内膜炎における血液培養陰性の割合は自然弁で9％，人工弁で12％とあり，意外と少なくない（表4）．ESCのガイドライン[8]では全感染性心内膜炎ケースの31％との記載もみられ，別の文献でも2.5～31％[13]とあり，おそらくこの範囲内と予想される．

　BCNIEの考え方として3つのポイントを押さえるとよい．

1 事前の抗菌薬投与の有無

　培養陰性の最大の理由は事前の抗菌薬投与であり，まずその有無を検討する．可能であればいったん抗菌薬を中止し，血液培養を再度提出することが望ましい．

2 培養で検出困難な微生物

　次に考えるべきは，血液培養で検出されづらい微生物で，その代表は細胞内寄生菌である（表5）．これらは①血液培養が5日間陰性であった場合，②濃厚な動物曝露歴がある場合，などに考慮する．動物曝露歴は，BCNIEを疑う際に重要な因子となるため，感染性心内膜炎を疑う患者では必ず確認する．血管内人工物がある場合，強い細胞性免疫不全がある場合は真菌も重要な鑑別である．口腔内グラム陰性桿菌の総称であるHACEKもfastidious bacteria（発育が緩徐な菌）であり培養検出までやや時間を要するが，これらの菌は7日以上の培養期間延長を施しても検出率が上がらないとされる[14]．

表5　典型的なfastidious bacteriaと特徴，その診断方法

原因微生物	動物曝露の有無	診断方法
Brucella spp.	あり：牛などの家畜，未殺菌の乳製品	血液培養，血清学的検査，手術検体の培養・組織免疫・PCR
C. burnetii	あり：猫，家畜，未殺菌の乳製品	IgG＞800倍，手術検体の組織培養・組織免疫・PCR
Bartonella spp.	あり：*B. henselae*のvectorは猫/ネコノミ，*B. quintana*はシラミ	血液培養，血清学的検査，手術検体の培養・組織免疫・PCR
Tropheryma whipplei	不明	手術検体の組織とPCR
Mycoplasma spp.	なし	血清学的検査，手術検体の培養・組織免疫・PCR
Legionella spp.	なし	血液培養，血清学的検査，手術検体の培養・組織免疫・PCR
Fungi	なし	血液培養，血清学的検査，手術検体のPCR

（文献8を参考に作成）

血液の検体から診断がつかなかった場合，弁の培養やPCRが原因特定の方法として有用とされる．しかし，この検体を提出可能な時はすなわち手術に至る場合であり，弁破壊の進行など手術適応のあるケースに限られる．原因微生物が特定できないまま手術に至った場合は，弁の培養やPCRを専門施設にお願いするとよい．

3 非感染性の要因

最後に非感染性の心内膜炎として，全身性エリテマトーデスに関連したLibman-Sacks心内膜炎やBehçet病があげられる．また心臓粘液腫や悪性腫瘍関連の非感染性心内膜炎も報告されている．まずは感染症を第一に精査するが，明らかな感染源が同定できない場合，膠原病に特徴的な症状が出現した場合などは全身検索も考慮しうる．

おわりに

肺炎や尿路感染症といったcommonな感染症に紛れて，忘れた頃に感染性心内膜炎はやってくる．不明熱，発熱以外に複数の病態が入り混じるとき，必ず感染性心内膜炎を鑑別にあげることを忘れずにいてほしい．

■ 文 献

1) Murdoch DR, et al：Clinical presentation, etiology, and outcome of infective endocarditis in the 21st century: the International Collaboration on Endocarditis-Prospective Cohort Study. Arch Intern Med, 169：463-473, 2009
   ➡ 感染性心内膜炎の大規模な疫学的研究．症状，原因菌，合併症などの頻度が示されている．

2) Cahill TJ & Prendergast BD：Infective endocarditis. Lancet, 2015（in press）
   ➡ Lancet seminarのレビュー．感染性心内膜炎の全体像を勉強するのにあたってよくまとまっている．

3) 佐田竜一，他：手と手を尽くして探しても見えない．JIM, 19：644-648, 2009

4) Boleij A, et al：Clinical Importance of Streptococcus gallolyticus infection among colorectal cancer patients: systematic review and meta-analysis. Clin Infect Dis, 53：870-878, 2011
   ➡ S. gallolyticus感染と大腸癌の関連を示した文献．

5) Fowler VG Jr, et al：Staphylococcus aureus endocarditis: a consequence of medical progress. JAMA, 293：3012-3021, 2005
   ➡ 黄色ブドウ球菌の感染性心内膜炎の特徴についてまとめたコホート研究．

6) Nakatani S, et al：Current characteristics of infective endocarditis in Japan: an analysis of 848 cases in 2000 and 2001. Circ J, 67：901-905, 2003
   ➡ 本邦の感染性心内膜炎848例をまとめた研究．

7) Baddour LM, et al：Infective Endocarditis in Adults: Diagnosis, Antimicrobial Therapy, and Management of Complications: A Scientific Statement for Healthcare Professionals From the American Heart Association. Circulation, 132：1435-1486, 2015
   ➡ AHAから2015年に改訂された感染性心内膜炎のガイドライン．

8) Habib G, et al：2015 ESC Guidelines for the management of infective endocarditis: The Task Force for the Management of Infective Endocarditis of the European Society of Cardiology (ESC) Endorsed by: European Association for Cardio-Thoracic Surgery (EACTS), the European Association of Nuclear Medicine (EANM). Eur Heart J, 36：3075-3128, 2015
   ➡ こちらは2015年に改訂されたESCの感染性心内膜炎ガイドライン．

9) Hase R, et al：Profile of infective endocarditis at a tertiary-care hospital in Japan over a 14-year period: characteristics, outcome and predictors for in-hospital mortality. Int J Infect Dis, 33：62-66, 2015
   ➡ 亀田総合病院における14年間180例の検討．

10) Prendergast BD & Tornos P：Surgery for infective endocarditis: who and when? Circulation, 121：1141-1152, 2010
    ➡ 手術適応についてがtable2にまとまっている．

11) Palraj R, et.al：Prosthetic Valve Endocarditis.「Mandell, Douglas, and Bennett's Principles and Practice of Infectious Diseases 8th edition」(Bennett JE, et al, eds), pp1029-1040, Saunders, 2014
    ➡ いわずと知れた，感染症の成書である．

12) Wang A, et al：Contemporary clinical profile and outcome of prosthetic valve endocarditis. JAMA, 297：1354-1361, 2007
　➡人工弁の感染性心内膜炎についてまとめた報告.
13) Fournier PE, et al：Comprehensive diagnostic strategy for blood culture-negative endocarditis: a prospective study of 819 new cases. Clin Infect Dis, 51：131-140, 2010
14) Petti CA, et al：Utility of extended blood culture incubation for isolation of Haemophilus, Actinobacillus, Cardiobacterium, Eikenella, and Kingella organisms: a retrospective multicenter evaluation. J Clin Microbiol, 44：257-259, 2006

第2章

Dr. 佐田と実践！
感染症トライアングルモデル!!

第2章 Dr. 佐田と実践！感染症トライアングルモデル!!

1 60歳代男性.
主訴：悪寒戦慄, 右下肢発赤・疼痛

佐田竜一

ここは千葉県南房総に位置する総合病院である兎田総合病院. まだ残暑厳しい9月のある日, 右足の腫脹と疼痛で患者さんが午前5時に受診した. 総合内科入院当番であるH先生は病棟急変対応後に救急からcallをうけ, 眠い目をこすりながら「もうちょっとで日勤帯と交代なのに…」と思いつつ救急外来に向かうのであった…

症例❶

【症　例】60歳代, 男性. 妻と2人暮らし. 特に既往歴なし, 健診は昨年受けて異常なしといわれている. 飲酒：焼酎3～4合/日, 喫煙：20本/日.

【現病歴】昨日から悪寒戦慄を伴う39℃台の発熱あり. 今朝から右足の発赤と腫脹・痛みが出たので独歩で来院. 意識清明, 血圧108/50 mmHg, 脈拍98回/分, 呼吸数24回/分, 体温39.4℃, SpO₂ 98％（room air）, 右足が赤い（図1）.

【採　血】WBC 15,000/μL, Hb 11.4 g/dL（MCV 108 fL）, PLT 13.4万/μL, TP 6.4 g/dL, Alb 3.0 g/dL, AST 89 U/mL, ALT 58 U/mL, そのほか肝胆道系酵素に異常なし, BUN 23 mg/dL, Cre 0.8 mg/dL, CRP 5.6 mg/dL.

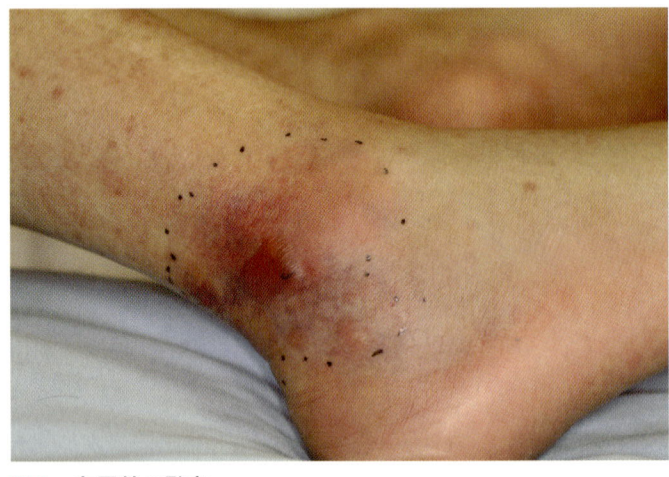

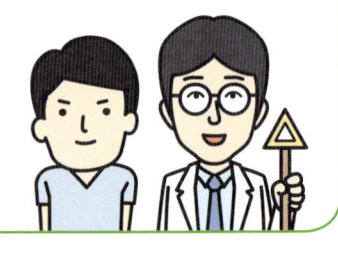

図1　右足首の発赤

H先生　これは楽勝っす！ 片側の足が腫れていて発熱していたら蜂窩織炎でまちがいない！ よし, 佐田先生直伝の**必殺！！ 蜂窩織炎のトライアングルモデル―!!**（図2）
特に入院歴もないし大きな既往歴もない方だから, 通常の蜂窩織炎でいいよね. だか

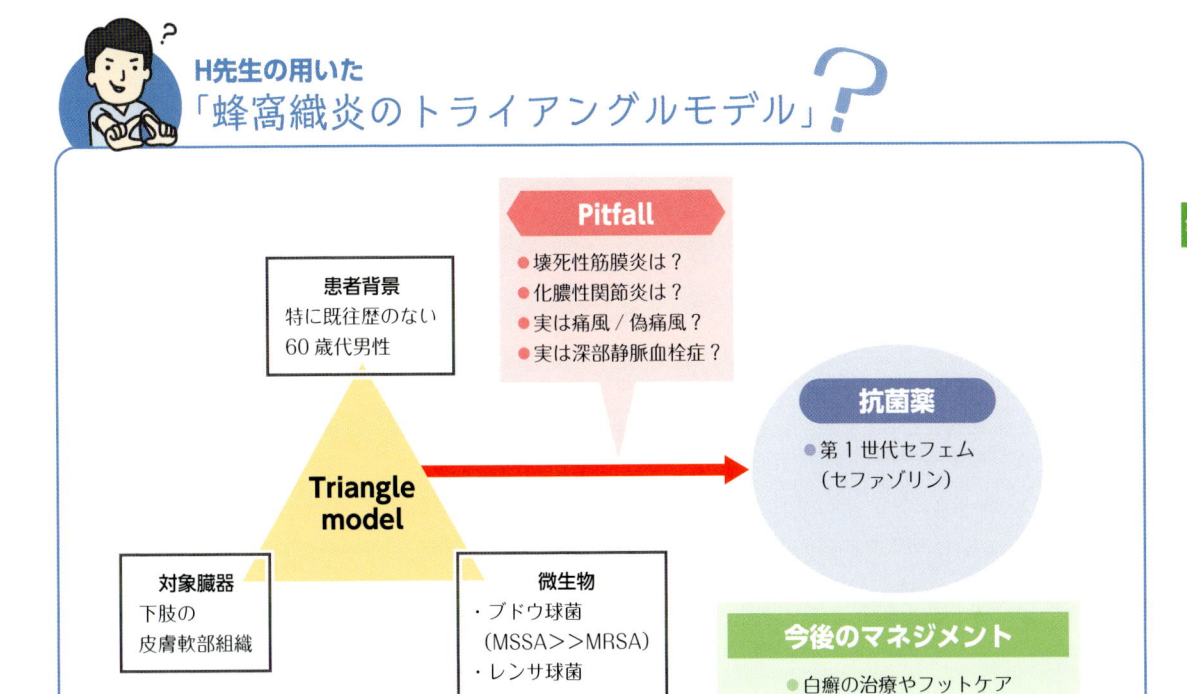

H先生の用いた「蜂窩織炎のトライアングルモデル」

Pitfall
- 壊死性筋膜炎は？
- 化膿性関節炎は？
- 実は痛風／偽痛風？
- 実は深部静脈血栓症？

Triangle model
- 患者背景：特に既往歴のない60歳代男性
- 対象臓器：下肢の皮膚軟部組織
- 微生物：
  ・ブドウ球菌（MSSA≫MRSA）
  ・レンサ球菌

抗菌薬
- 第1世代セフェム（セファゾリン）

今後のマネジメント
- 白癬の治療やフットケア

図2　H先生の用いた「蜂窩織炎のトライアングルモデル」

ら黄色ブドウ球菌（methicillin-sensitive *Staphylococcus aureus*：MSSA）とレンサ球菌をカバーするために第1世代セフェムを使えばいいかなー．趾間の白癬はなさそうで，明らかな外傷もないからフットケアは必要ないか．ま，外来でもいけるかもしれないけど結構痛がってらっしゃるから，入院で対応しまーす．

◆　◆　◆

H先生が入院対応をして病棟に上がった7時30分，たまたま病棟にいたDr.佐田と遭遇した．

◆　◆　◆

Dr.佐田　お，H先生おつかれさま．当直帯はどうだった？　忙しかった？

H先生　あ，さっき救急で蜂窩織炎の患者さんを入院させたところなんですよ．病棟急変もあって寝られなかったっす…

Dr.佐田　ほー，そりゃ大変だったねぇ．んで，蜂窩織炎の患者さんは？

H先生　いま抗菌薬を投与して経過見てるんですけど，足を結構痛がっているのでNSAIDs使おうかなと思っています．

Dr.佐田　へ？　そうなの？　なんでそんなに痛いの？

H先生　え？　いや，蜂窩織炎だからだと思うんですけど…

Dr.佐田　いや，それはそうだけど，本当に感染部位は脂肪組織まででいいの？　病歴を再度見せてくれない？？？

H先生　（怪訝な表情をしながら）ど，どうぞ…

◆　◆　◆

Dr.佐田　この患者さん，ものすごくアルコール飲んでるよね？

H先生　そうなんです．焼酎3〜4合をここ10年近く飲酒されているようなので，離脱せん妄

表1 壊死性軟部組織感染症の特徴

①激烈で持続的な疼痛
②抗菌薬の反応に乏しい
③皮下組織の硬さ（皮膚の炎症領域を超えて木のように硬く感じる）
④全身性炎症と意識障害
⑤皮膚紅斑の範囲を超えて広がる浮腫や疼痛
⑥触診での握雪音や画像で証明された組織内ガスの存在
⑦水疱の出現
⑧皮膚の壊死や斑状出血

（文献2を参考に作成）

Dr. 佐田：予防のためにベンゾジアゼピンの内服は処方しましたよ．

Dr. 佐田：これってある意味，**免疫不全**なんじゃないかな？

H先生：え？

Dr. 佐田：**アルコール多飲って慢性肝炎による門脈圧亢進を起こしがち**で，小腸からの血流が肝臓を通らずに大循環に流れるし，脾臓の血流上昇によって脾腫を起こすことに伴う脾機能低下を起こすから[1]，感染症発症リスクと重症化リスクは高いと考えた方がいいよね．あと，壊死性筋膜炎は本当に起こしていない？

H先生：え？足の発赤の範囲はそんなに広くなくて足首だけだったんで，大丈夫だと思いますけど…

Dr. 佐田：壊死性軟部組織感染症の特徴は言える？

H先生：えっと…激烈な疼痛でしたっけ？

Dr. 佐田：そうだね．けど，それ以外にも結構あるよ（表1）．
壊死性筋膜炎は筋膜そのものに炎症が波及していて，かつ筋膜周辺は疎な結合組織だから容易に広がりやすい．だから炎症部位がかなり硬くむくんだり，発赤を超えた把握痛があったりするよね．あと，筋膜周辺は血管や神経が存在してるから，血管が破綻して水疱・血疱形成を起こしたり，神経障害から感覚鈍麻を起こすこともある．この患者さんは，その辺りは大丈夫かな？

H先生：え，えーっと大丈夫な気が…

Dr. 佐田：うーん，そっか．ま，H先生，当直明けで申し訳ないけど，念のため，1回一緒に患者さんの様子を見に行こうよ．

症例❶のつづき

H先生とDr. 佐田が一緒に診察しに行くと，患者さんは目を瞑りながら「痛いー，痛いー」とくり返しており，状態が明らかに変化している印象であった．バイタルサインは血圧84/60 mmHg，脈拍110回/分，呼吸数28回/分，体温40.4℃，SpO$_2$ 98％（room air）と，ショックバイタルに移行していた．
右外踝直上には水疱を形成しており，下腿を握ると「痛いー！」と大声をあげられたことから発赤部位を超えた把握痛があることが示唆された．
追加の病歴聴取にて，職業は鮮魚店を営んでいること，生魚は毎日摂取していることが判明した．

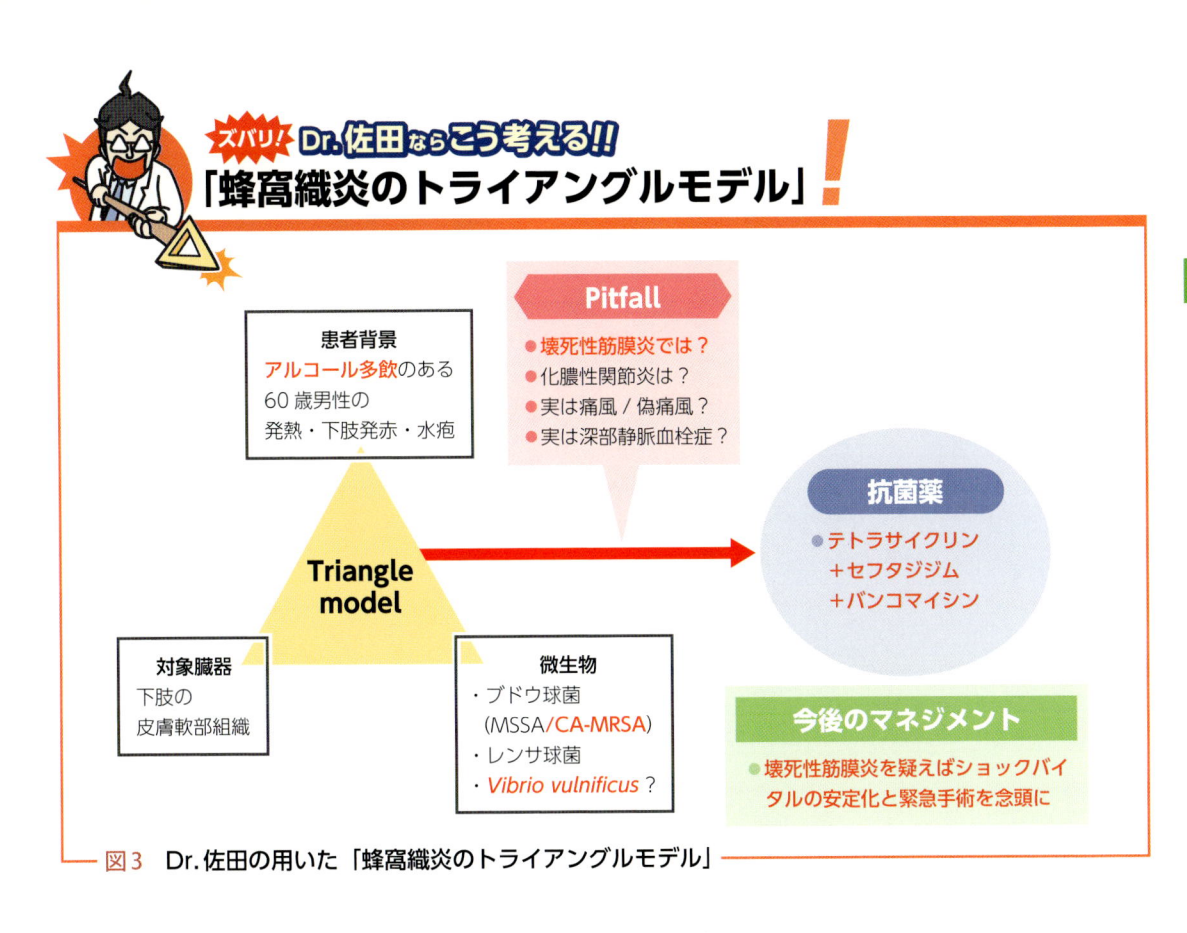

ズバリ！Dr.佐田ならこう考える!!「蜂窩織炎のトライアングルモデル」

Triangle model

- **患者背景**：アルコール多飲のある60歳男性の発熱・下肢発赤・水疱
- **対象臓器**：下肢の皮膚軟部組織
- **微生物**：
  - ブドウ球菌（MSSA/CA-MRSA）
  - レンサ球菌
  - *Vibrio vulnificus*？

Pitfall
- 壊死性筋膜炎では？
- 化膿性関節炎は？
- 実は痛風／偽痛風？
- 実は深部静脈血栓症？

抗菌薬
- テトラサイクリン
- ＋セフタジジム
- ＋バンコマイシン

今後のマネジメント
- 壊死性筋膜炎を疑えばショックバイタルの安定化と緊急手術を念頭に

図3　Dr.佐田の用いた「蜂窩織炎のトライアングルモデル」

H先生：なんてこったーー!!（汗）状態悪化してるじゃないかー!!!

Dr.佐田：とりあえず生理食塩水を全開で点滴しよう．さっき言ってた壊死性軟部組織感染症の特徴のうち，①激烈で持続的な疼痛，④全身性炎症と意識障害，⑤皮膚紅斑の範囲を超えて広がる浮腫や疼痛，⑦水疱の出現などがあるのを見ると，足はやっぱり蜂窩織炎というより壊死性筋膜炎だね．しかもalcohol abuser（アルコール依存症）な感じもしたから追加病歴聴取をしたら，鮮魚店を経営していたって…これは…，すなわち…**トライアングルーーー!!**（図3）

◆　◆　◆

Dr.佐田：壊死性筋膜炎でかつ，急速な経過をきたしている！たとえ入院歴がなくても市中発症MRSA（Community-acquired methicillin-resistant *S. aureus*：CA-MRSA）はカバーしよう．あと，アルコール多飲があって鮮魚店経営という病歴，これは*Vibrio vulnificus*をカバーすべき!! 投与する抗菌薬はCA-MRSAとレンサ球菌カバーでバンコマイシン，*V. vulnificus*カバーでテトラサイクリン＋セフタジジムにするぞ！そしてH先生，何より必要なことは何だ？

H先生：とりあえず，痛み止めですかね…

Dr.佐田：いかーーーーん!!!
痛みを止めるのも大事だが，**壊死性筋膜炎でまずすべきことは，ショックバイタルの安定化と外科的処置**だー！大量輸液と抗菌薬変更，それでダメなら中心静脈カテーテル挿入とノルアドレナリン！あと，下肢のデブリードマン，最悪の場合は下肢切断も考慮して整形外科に早急にコンサルトしろー！ICUにも連絡しておけー!!!

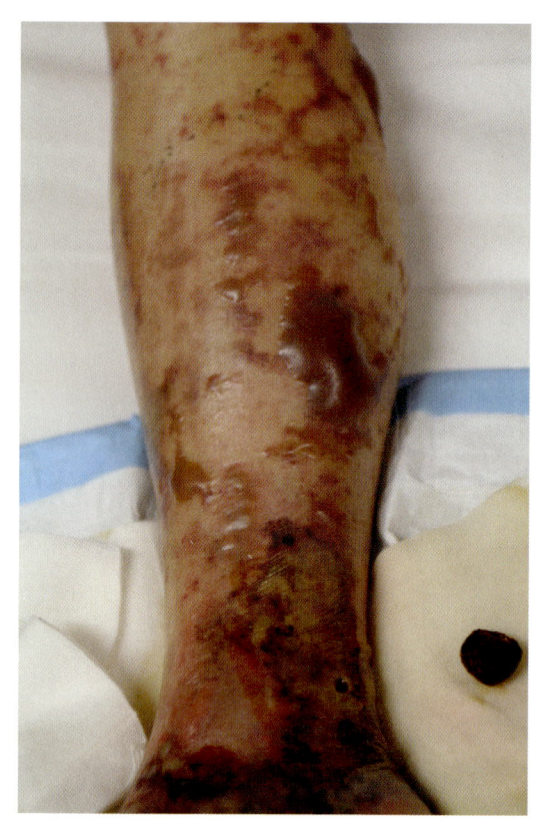

図4　第2病日：急速に進行する紫斑と水疱

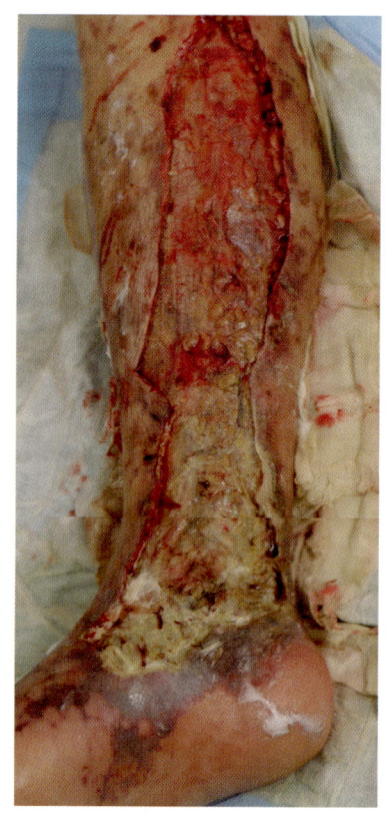

図5　緊急筋膜切開・ドレナージ術施行

> **H先生**　はいーーすみませーーん‼（泣）
> **Dr. 佐田**　ふぅ，ふぅ，ちょっと，こ，興奮しすぎた．あ，H先生，当直明けだからあとはほかの人にまかせても…．あ⁉ H先生，ICU行っちゃったな，またやってしまった…

> **症例❶のつづき**
> 入院当日の夜から右下肢の発赤・腫脹・紫斑・水疱形成は急速に進行し，翌日には図4のように下腿全領域に広がった．血液培養から *V. vulnificus* が検出され，*V. vulnificus* による壊死性筋膜炎・敗血症性ショックと診断した．ご家族・ご本人とはショックに至った時点で下腿切断についてのお話をしたが同意が得られず，入院翌日に緊急筋膜切開・ドレナージ術を施行した（図5）．

+α Lecture

V. vulnificus とは[3]

1 特徴

暖かい海岸沿いの海水に生息する好塩性のグラム陰性桿菌で，甲殻類や魚介類の表面や動物性プランクトンなどに付着しつつ増殖し，周囲の海水中にも遊出する．
壊死性筋膜炎，敗血症の原因菌として知られ，死亡率は50％を超える．

2 流行時期

日本だと夏から秋の終わり（暖かい時期）がピークで，西日本からの報告が多い．

3 感染経路

手足の皮膚バリア機能の障害から侵入する場合と，食餌性に消化管から侵入する場合の2パターンが存在する．本症例の場合，鮮魚店では長靴を常に履いており明らかな外傷歴がなかったことから，食餌性の侵入が疑われた．

4 risk factor

- 門脈圧亢進：小腸の血流がKupper細胞などの肝臓の貪食細胞を通らずにそのまま大循環に流入することで，容易に菌血症になる．食餌性でも起こる理由はこれ．
  → アルコール乱用（肝硬変の有無にかかわらず），慢性肝炎・肝硬変患者に注意
- 鉄過剰：血清鉄が V. vulnificus の発育と，感染による致死率を上げる可能性がある[4]．
  → 頻回な赤血球輸血者，鉄剤過量投与，透析患者（特に鉄欠乏性貧血を合併し鉄補充中）に注意
- 免疫不全：糖尿病，担癌患者で化学療法中，膠原病で免疫抑制薬使用中，など

5 治療

基本は可及的すみやかな抗菌薬投与とともに，筋膜切開・ドレナージや下肢切断などの手術処置である．抗菌薬としてはドキシサイクリン100 mg 1日2回と，抗緑膿菌作用をもつセフェムであるセフタジジム2 g 1日3回を使用する．壊死性筋膜炎は進行が早く，処置の遅れが致命的になるため，手術をためらわないこともきわめて重要である．

文 献

1) de Porto AP, et al：Assessment of splenic function. Eur J Clin Microbiol Infect Dis, 29：1465-1473, 2010
2) Stevens DL, et al：Practice guidelines for the diagnosis and management of skin and soft tissue infections: 2014 update by the Infectious Diseases Society of America. Clin Infect Dis, 59：e10-e52, 2014
3) Horseman MA & Surani S：A comprehensive review of Vibrio vulnificus: an important cause of severe sepsis and skin and soft-tissue infection. Int J Infect Dis, 15：e157-e166, 2011
4) Hor LI, et al：Survival of Vibrio vulnificus in whole blood from patients with chronic liver diseases: association with phagocytosis by neutrophils and serum ferritin levels. J Infect Dis, 179：275-278, 1999

第2章 Dr. 佐田と実践！感染症トライアングルモデル!!

2 60歳代男性．
主訴：発熱，咳，右上腹部痛

佐田竜一

ここは千葉県南房総に位置する総合病院である兎田総合病院．じめじめした梅雨のある日，内科外来から「肺炎の患者さんの入院を受けてもらえませんか？」と電話が入った．総合内科入院当番であるS先生は「ま，肺炎ですね」とメガネをクールに上げ下げしながら外来に向かった…

症例 ❷

【症　例】60歳代，男性．妻と2人暮らし．痛風および高尿酸血症で当院かかりつけ．健診は昨年受けて異常なしといわれている．飲酒：なし，喫煙：20本/日．

【現病歴】7日前から発熱，咳が出現．6日前から吸気時に増強する右上腹部痛が出現し，熱・腹痛とも改善がないため当院を受診．血圧146/88 mmHg，脈拍89回/分，呼吸数16回/分，体温39.2℃，SpO$_2$ 97％（room air）．意識清明，項部硬直なし，副鼻腔圧痛なし，右下肺野で呼吸音減弱，crackleは聴取せず．腹部・四肢に明らかな所見なし．

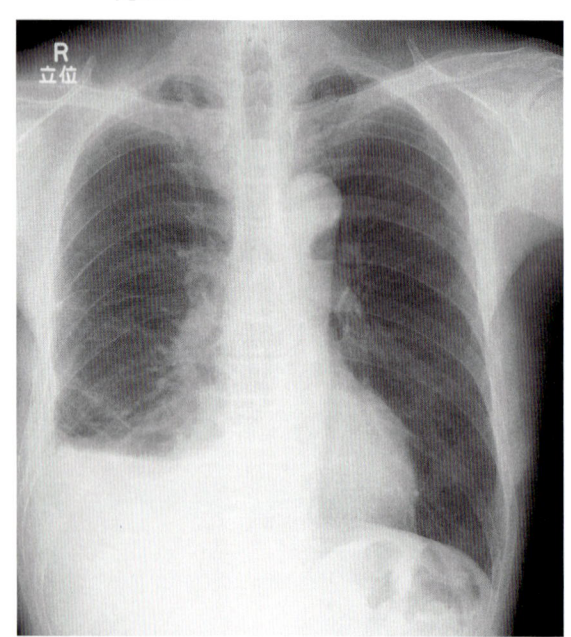

【採　血】WBC 4,900/μL，Hb 12.9 g/dL，PLT 24.1万/μL，TP 6.5 g/dL，Alb 3.0 g/dL，LDH 268 IU/L，CRP 12.72 mg/dL．

【胸部X線】図1のとおり．

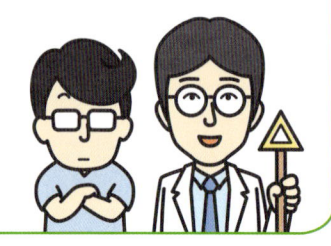

図1　胸部X線像

S先生の用いた「肺炎のトライアングルモデル」❓

Pitfall
- 膿胸は？
- 肺癌の合併は？
- 膠原病性の胸膜炎は？
- 稀な菌の肺炎は？
 （結核，レジオネラなど）

患者背景
痛風以外に既往のない60歳代男性

対象臓器
右肺下葉

微生物
- 肺炎球菌
- インフルエンザ菌
- モラクセラ
- マイコプラズマ
- レジオネラ

Triangle model

抗菌薬
- 第3世代セフェム
 （セフトリアキソン）
 ＋
- アジスロマイシン

今後のマネジメント
- 膿胸の除外
 （必要なら胸水ドレナージ）

図2　S先生の用いた「肺炎のトライアングルモデル」

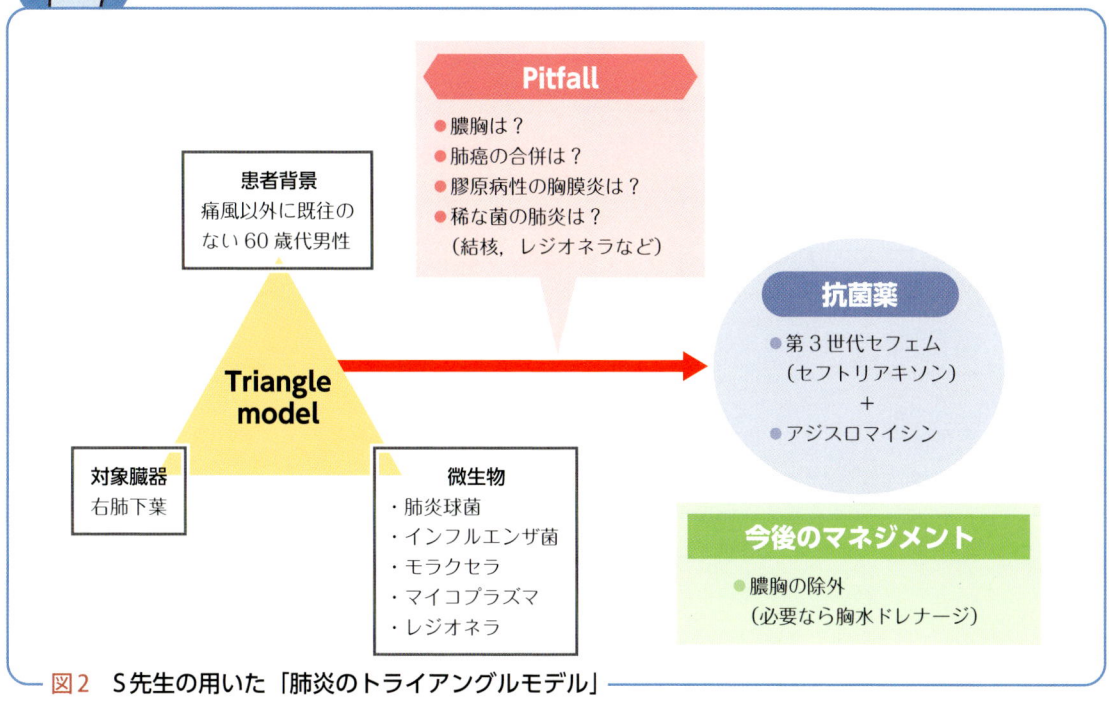

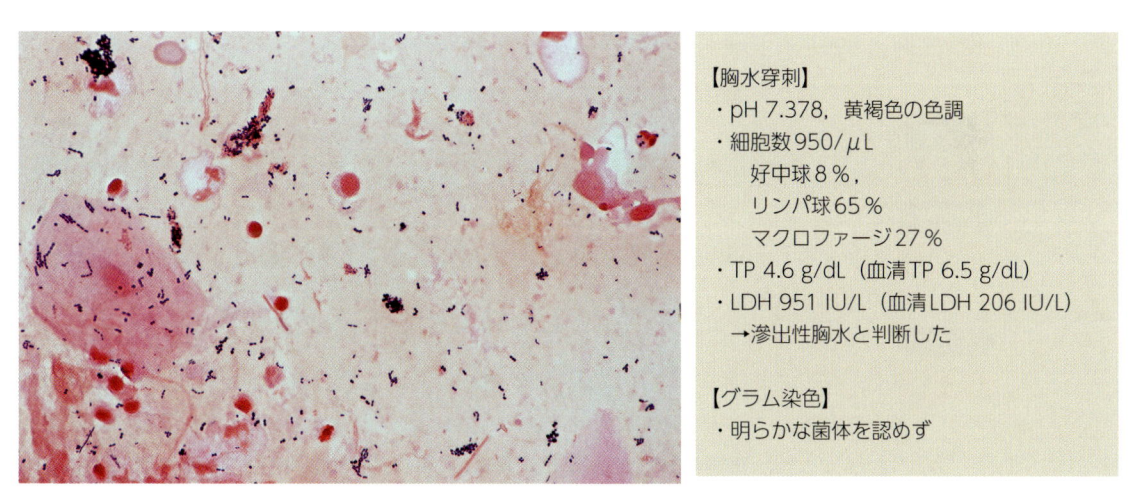

図3　喀痰グラム染色（×1,000）

【胸水穿刺】
・pH 7.378，黄褐色の色調
・細胞数 950/μL
　好中球 8％，
　リンパ球 65％
　マクロファージ 27％
・TP 4.6 g/dL（血清TP 6.5 g/dL）
・LDH 951 IU/L（血清LDH 206 IU/L）
　→滲出性胸水と判断した

【グラム染色】
・明らかな菌体を認めず

S先生　咳と発熱，右の呼吸音減弱と胸水貯留ありですか…これはもう**肺炎のトライアングルモデル**ですね（図2）．
　まずは喀痰の評価ですが…（図3），3回とったんですがどうしても良質な喀痰がとれないですね．胸水穿刺をしましたがグラム染色では明らかな細菌は認めないし，培養が生えるまでは肺炎随伴性胸水として考えましょう．原因微生物としては肺炎球菌，

> **S先生** インフルエンザ菌，モラクセラに加えてマイコプラズマなどの細胞内寄生菌も考えられるので，それらをカバーするためにセフトリアキソンとアジスロマイシンを使用して，経過を追いましょう．

◆ ◆ ◆

翌日，S先生はモーニングカンファレンスでこの症例のプレゼンテーションをした．

◆ ◆ ◆

S先生 …というわけで症例をまとめると，痛風以外に特に既往のないADL自立の60歳代男性に生じた右肺炎＋肺炎随伴性胸水に対して，セフトリアキソンとアジスロマイシンで治療しています．培養結果にあわせて抗菌薬をde-escalationしていきます．

Dr. 佐田 S先生は炎症のフォーカスがどこだと思っているの？

S先生 肺炎で間違いないと思います（当然です）．

Dr. 佐田 原因微生物はなんだと思ってる？

S先生 （先ほど言いましたが…そういえば，プレゼンの途中で出て行ってましたね．無駄な時間ですがしかたない…）いや，先ほど述べたように肺炎球菌，インフルエンザ菌，モラクセラに加えてマイコプラズマなどの…

Dr. 佐田 その割には喀痰が出ないのね．まぁそれもマイコプラズマなら説明も可能だけど．それにしても肺炎に決定的に合わないのが，X線で浸潤影やair-bronchogramがほとんどないのよねー．

S先生 確かにそうですが，頻度の軸でいえば肺炎が最も考えられると思いますが…

Dr. 佐田 胸膜炎がメインってことはないのかな？

S先生 えっ？

Dr. 佐田 吸気時の右上腹部痛を伴う発熱が1週間続いているんだよね．これって，肺炎も考えられるけど胸膜炎がメインなんじゃない？しかも…．胸水の所見はどんな感じ？

S先生 （メガネの上げ下げをくり返しながら）し，滲出性胸水ですが何か？

Dr. 佐田 いや，えらくリンパ球優位なんだよね．

S先生 ぐむむ…確かにそうですが…

Dr. 佐田 肺炎としてはやや経過の長い症状で，胸膜の炎症を主体に発症し，かつリンパ球優位の滲出性胸水といわれれば…

S先生 あっ！ま，まずい！！！

Dr. 佐田 お，流石によく勉強しているねー．冷や汗が出た？実は僕，さっきプレゼンの途中でとりあえずこの患者さんのいる病棟に連絡して，隔離のお願いをしておいたんだよねー．これ，**確実に結核性胸膜炎を除外しないといけない症例**じゃない？

S先生 そ，そうでしたね．（メガネの上げ下げ＝5回/秒）

Dr. 佐田 トライアングルモデルの構成が僕と違う気がするんだよS先生．ギアチェンジしていい？

S先生 （ゴクリ，と唾を飲む）

Dr. 佐田 おりゃー！！！**胸膜炎のトライアングルモデルーーー！！！**（図4）

◆ ◆ ◆

☛ **Dr. 佐田** **まずはとにかく隔離！** そして喀痰を抗酸菌染色と抗酸菌培養目的で3日連続採取しよう！あと，胸水の検体が残っていればADAと結核菌のPCRは提出しておくぞ！

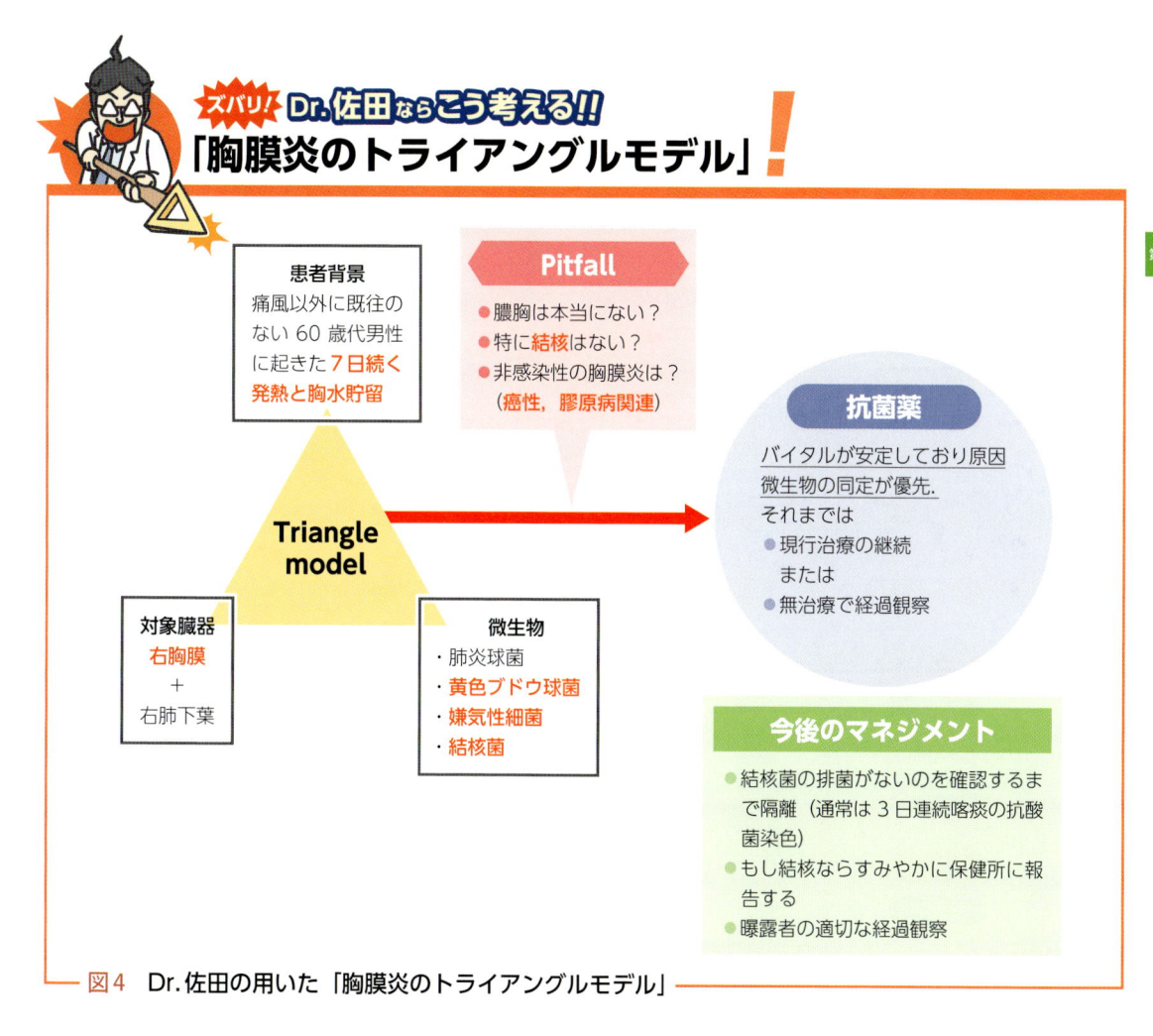

ズバリ！ Dr.佐田ならこう考える!!「胸膜炎のトライアングルモデル」

患者背景
痛風以外に既往のない60歳代男性に起きた**7日続く発熱と胸水貯留**

Pitfall
- 膿胸は本当にない？
- 特に**結核**はない？
- 非感染性の胸膜炎は？（癌性，膠原病関連）

Triangle model

対象臓器
右胸膜
＋
右肺下葉

微生物
・肺炎球菌
・**黄色ブドウ球菌**
・**嫌気性細菌**
・**結核菌**

抗菌薬
バイタルが安定しており原因微生物の同定が優先．
それまでは
- 現行治療の継続
  または
- 無治療で経過観察

今後のマネジメント
- 結核菌の排菌がないのを確認するまで隔離（通常は3日連続喀痰の抗酸菌染色）
- もし結核ならすみやかに保健所に報告する
- 曝露者の適切な経過観察

図4　Dr.佐田の用いた「胸膜炎のトライアングルモデル」

S先生　わ，わかりました…

Dr.佐田　その上でS先生がさらにすべきことは？

S先生　わ，わかりません…いや，その三角めがねの雰囲気に押されて…（っていうかこのめがねのメカニズムどうなってるんですか？）

Dr.佐田　しっかりしろ！　鑑別疾患の再設定とそれらに対する病歴聴取や検査の追加だ！

S先生　（ぐぬぅ…）と，おっしゃいますと…

Dr.佐田　非感染性の胸膜炎の可能性も鑑別にあげるんだ！　やや急性なのが合わないが，漿膜炎を呈する膠原病（全身性エリテマトーデス，成人スティル病，関節リウマチ，血管炎など）や自己炎症性疾患（家族性地中海熱）などは想起すべし！　日光過敏や皮疹の有無，関節症状，Raynaud症状・粘膜症状などの有無は病歴聴取で再確認すること!!　あと，「今回の発熱の前に同じような症状がなかったか？」という病歴聴取は自己炎症性疾患を疑うときに重要だぞ!!!

S先生　（全然聞いていなかった…）確認しておきます！

Dr.佐田　あとは癌性胸膜炎の可能性もゼロではない！　胸水細胞診か，50 mL程の胸水をセルブロックで[1]提出しておこう！　ただし胸水中に結核菌が含まれている可能性が否定できないから，各種検体を提出する場合には検査室にその旨を伝えて，彼らが結核菌

- **S先生**：（検査室の方々の曝露の可能性…確かに！）了解しました！！
- **Dr. 佐田**：抗菌薬を継続するかどうかはとても悩ましいが…膿胸の可能性が完全に否定できなければ細菌培養結果が出るまで継続してもいいだろう．この状況なら，俺ならいったん中止するがな！ はっはっはー！！
- **S先生**：（テンション高すぎです…）とりあえず結果が出るまで継続させてください～！！

> **症例❷のつづき**
> その後の追加の病歴聴取では膠原病を思わせる明らかな症状を認めず，今回が初発症状であることも明らかとなった．3回連日で提出した喀痰抗酸菌染色，胸水と喀痰の結核菌PCR，および胸水のセルブロック病理組織診はすべて陰性だったが，胸水中のADAが80.4 IU/mL，後日胸水培養から *Mycobacterium tuberculosis* が検出されたことから結核性胸膜炎と診断した．

◆ ◆ ◆

- **Dr. 佐田**：S先生，やっぱり結核性胸膜炎だったでしょ？
- **S先生**：そうなんです．今日培養結果が出て，結核性胸膜炎と診断しました．
- **Dr. 佐田**：おーよかったねぇ．それで，治療はどうしたの？
- **S先生**：結核性胸膜炎の標準治療として，イソニアジド・リファンピシン・エタンブトール・ピラジナミドの4剤治療を開始しようと思います．
- **Dr. 佐田**：お？ いいねぇ．副作用についての対策は…
- **S先生**：（遮るように）イソニアジドやピラジナミドは肝障害のリスクがあり，稀に重篤になるので**定期的に肝酵素を評価**します．リファンピシンは尿や体液がオレンジ色になるので，患者さんがびっくりされないようその旨を伝えておきます．エタンブトールに関しては視神経炎の副作用があるので事前に眼科に紹介して，今の眼の状態を把握します．
- **Dr. 佐田**：ほかに至急ですべきことはあるかな？
- **S先生**：保健所にはすでに結核発生届を報告済みですが．
- **Dr. 佐田**：さすがS先生！ 前と違ってクールだねぇ！！

> **症例❷のつづき**
> イソニアジド・リファンピシン・エタンブトール・ピラジナミドの4剤治療を開始し，発熱は治療開始5日目で軽快した．内服翌日には患者さんから尿がオレンジ色になることも報告を受けた．そのほかに特記すべき副作用は認めず，14日間で軽快退院し，その後6カ月治療を完遂して病態はすべて改善した．

+α Lecture

結核性胸膜炎の概論：主に診断について[2)]

1 結核性胸膜炎の一般的特徴

- 結核性胸膜炎は全結核の4〜23％を占める．うち2割程度は潜在性結核の顕在化で起こる
- 3分の1が1週間以内の症状で受診し，意外と急性の経過を取ることがある
- 多い症状は胸膜痛（75％）と乾性咳嗽（70％）
- 若い人に起こりやすいとされていたが，最近は発症年齢が高齢化している
- 多くは片側性で，胸郭を占める割合は3分の2以下であることが多い
- 結核による慢性膿胸は稀であるが，下記のセッティングで起こりやすい
  ①サイズが大きい初期結核性胸水の進展，②リンパ節や横隔膜下の感染巣からの直接進展，③血行性播種，④肺切除後，⑤気胸に対する充填術後など

2 結核性胸膜炎の検査

- **喀痰スメア・培養**：喀痰中のスメアで12％，培養で52％程度検出される．肺実質病変がない場合でも，喀痰培養で55％検出される
- **胸水スメア・培養**：胸水スメア陽性率は10％未満だが，HIV患者では20％を超える．培養陽性率は30％未満程度で，液体培養の方が感度は高まる
- **ツベルクリン反応**：3分の1で陰性となってしまう．陰性となる要因は下記4つ
  ①免疫不全/栄養失調，②最近の感染，③末梢単核球がTリンパ球を特異的に抑制する，④ツベルクリンに反応性のTリンパ球が胸膜腔に隠遁することで皮内注射に反応しない
- **画像検査**：胸部X線では2〜5割に肺実質病変を認める．CTでは87％に肺実質病変を検出し，37％は活動性結核の病変を指摘できる
- **胸水穿刺**：pH 7.30〜7.40が通常で，7.30未満になるのは20％程度と稀．胸水中の糖が下がることも多く，30 mg/dL未満になる症例が15％ある．発症2週間までは好中球優位のこともあるが，基本的にはリンパ球優位である．5％以上中皮細胞が含まれていたら結核性胸膜炎は否定的
- **ADA**：胸水中ADA＞70 IU/mLだと結核の可能性はきわめて高くなり，40未満だときわめて否定的．リンパ球/好中球比が0.75以上で，ADAが50 IU/mL以上だとさらに特異性が高まる．ただしADAが高いほかの病気もあるので注意
  → （例）気管支肺胞癌，悪性中皮腫，クラミジア肺炎・マイコプラズマ肺炎，オウム病，肺吸虫症，EBV感染，関節リウマチ，家族性地中海熱など
- **胸水中IFN-γ**：ADAよりも感度・特異度ともに高いとされる．偽陽性が少ないことが要因だが，血液腫瘍や肺気腫で偽陽性が報告されている
- **胸水PCR**：特異度はきわめて高いが感度の問題がある．培養陽性胸水におけるPCRの陽性率は高いが，培養陰性だと30〜60％まで低下する．胸膜生検材料のPCRは感度90％・特異度100％と好成績
- **胸膜生検**：胸膜生検により肉芽腫が50〜97％に検出され，培養も39〜80％で陽性となる．肉芽腫・培養の両方を用いることで正診率は60〜95％となる．肉芽腫が見えなくても抗酸菌染色はやるべきで，10％は菌体だけ観察可能なことも

■ 文　献

1) 伊藤　仁, 他：【胸水・腹水の病理】セルブロック作製法と特殊染色（胸腹水）. 病理と臨床, 28：1136-1140, 2010
2) Gopi A, et al：Diagnosis and treatment of tuberculous pleural effusion in 2006. Chest, 131：880-889, 2007

3 70歳代男性．
主訴：発熱，咳・痰，意識障害

佐田竜一

ここは千葉県南房総に位置する総合病院である兎田総合病院．少し寒さがしみる冬のある日，70歳代の男性が発熱・意識障害を呈したため緊急入院となった．総合内科入院当番であるK先生は救急からcallをうけ，「今日4件目の入院か…でも，がんばるぞ！」と自らを引き締めつつ救急外来に向かうのであった…

症例 ❸

【症　例】70歳代，男性．息子夫婦と3人暮らし，5年前に脳出血を起こしてからほぼベッド上生活，食事は自力摂取可能だがトイレはポータブル．週2回デイサービスに通っている．カルシウム拮抗薬とアンジオテンシンⅡ受容体拮抗薬を内服中．周囲に同様症状の方はいない．ここ最近の入院歴なし．

【現病歴】5日前から咳・痰が増え，1日前から37.5℃の発熱あり．本日から意識が朦朧となってきたため救急搬送．意識状態はGlasgow coma scale（GCS）でE3V3M5，血圧171/68 mmHg，脈拍104回/分，整，呼吸数30回/分，体温38.0℃，SpO₂ 93％（酸素2Lカヌラ），総義歯で，やや口腔内汚染あり．左肺にcourse crackle．CVA叩打痛や直腸診での前立腺圧痛は認めない．

【採　血】WBC 10,000/μL，Hb 9.1 g/dL（MCV 9 fL），PLT 37.1万/μL，TP 6.5 g/dL，Alb 3.4 g/dL，AST 29 U/mL，ALT 26 U/mL，そのほか肝胆道系酵素に異常なし，BUN 31 mg/dL，Cre 1.4 mg/dL，CRP 5.6 mg/dL，尿中白血球20～30/HPF

【検　査】喀痰および尿グラム染色は図1，2，胸部X線は図3の通り．

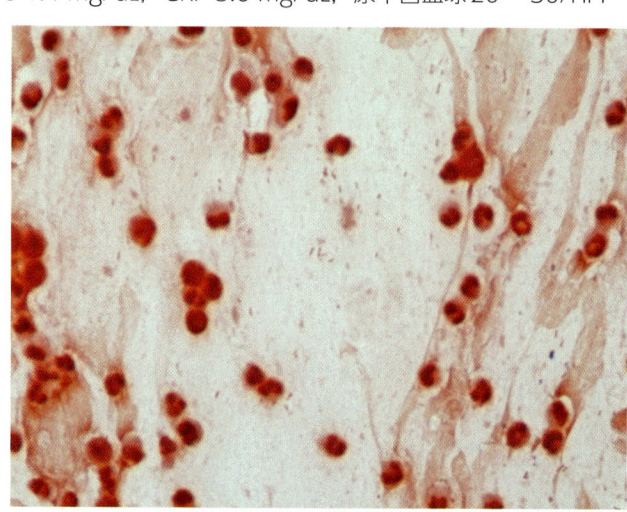

図1　喀痰グラム染色（×1,000）

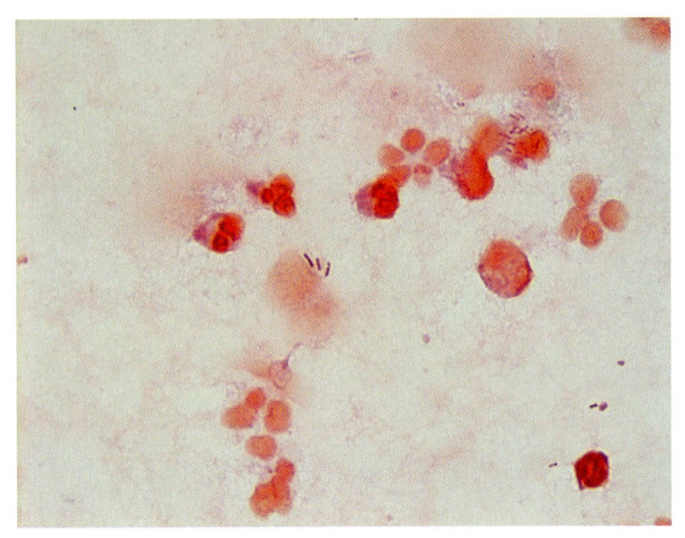

図2　尿グラム染色（×1,000）

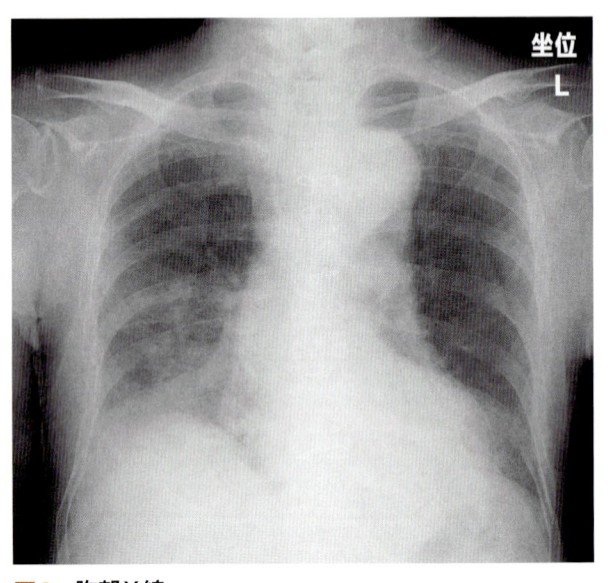

図3　胸部X線

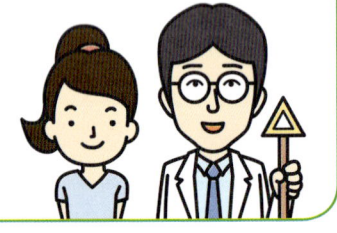

CVA：costovertebral angle（肋骨脊椎角）

K先生　喀痰はグラム陰性短桿菌で，インフルエンザ菌っぽいわね．尿のグラム染色は典型的な腸内細菌群のグラム陰性桿菌で，大腸菌かな〜．肺炎か尿路感染症かについては悩むけど，下気道症状と呼吸不全があるから基本的には肺炎でいいかな．よし，**肺炎のトライアングルモデル！**（図4）
　今まで入院歴のない患者さんだから，基本的には**インフルエンザ菌**を含めた肺炎の原因微生物カバーをしましょ．尿路感染症の可能性は否定できないけど，腸内細菌群だったら同じ抗菌薬でカバー可能だし…もし万が一血液培養が生えたら，尿路感染症をより疑って抗菌薬治療期間は2週間程度にしましょ…だけど，なんでこの患者さんは新

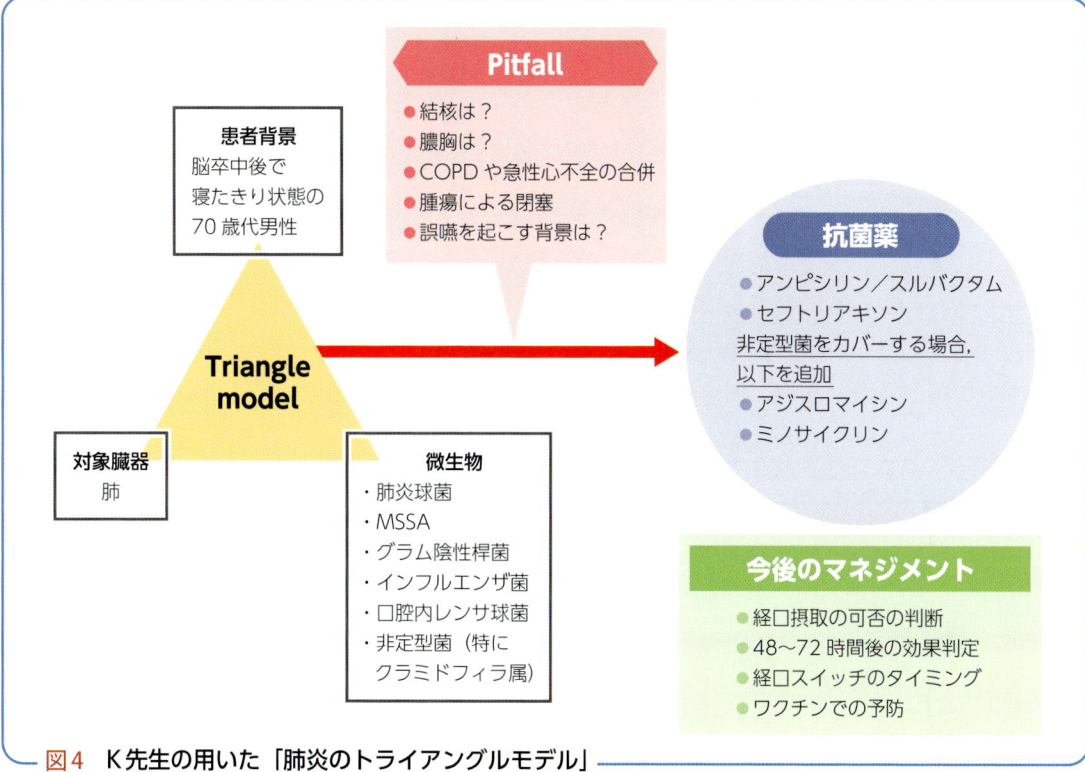

K先生の用いた「肺炎のトライアングルモデル」

Triangle model

- 患者背景：脳卒中後で寝たきり状態の70歳代男性
- 対象臓器：肺
- 微生物：
  - 肺炎球菌
  - MSSA
  - グラム陰性桿菌
  - インフルエンザ菌
  - 口腔内レンサ球菌
  - 非定型菌（特にクラミドフィラ属）

Pitfall
- 結核は？
- 膿胸は？
- COPDや急性心不全の合併
- 腫瘍による閉塞
- 誤嚥を起こす背景は？

抗菌薬
- アンピシリン/スルバクタム
- セフトリアキソン

非定型菌をカバーする場合、以下を追加
- アジスロマイシン
- ミノサイクリン

今後のマネジメント
- 経口摂取の可否の判断
- 48〜72時間後の効果判定
- 経口スイッチのタイミング
- ワクチンでの予防

図4　K先生の用いた「肺炎のトライアングルモデル」

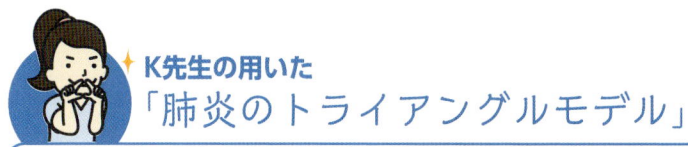

たに肺炎を起こしたのかしら…．そういえば，トライアングルモデルの「Pitfall」には「誤嚥を起こす背景は？」と書いていたような気もするわ…**誤嚥の背景が脳卒中なこともあるんだっけ**．もう少し病歴聴取を追加して，念のため神経学的所見をとっておきましょ！

◆　◆　◆

患者さんの家族に確認すると，「6日前まではなんとか喋っていたのに，5日前から急にしゃべらなくなった」という話が得られた．神経学的所見はオーダーが入らないためすべては得られなかったが，やや右手足の動きが散漫な印象を受けた．また右バビンスキー反射が陽性であった．

◆　◆　◆

K先生　ま，まずい…これはもしかして…頭蓋内に何か起きてるんじゃないのー!?　頭部CTとMRIをチェックしましょう．

◆　◆　◆

K先生は慌てて頭部CTとMRIのオーダーをした．たまたま救急外来の指導をしていたDr. 佐田がK先生に声をかけた．

◆　◆　◆

Dr. 佐田　お？ K先生，大丈夫!?　大変だねー．

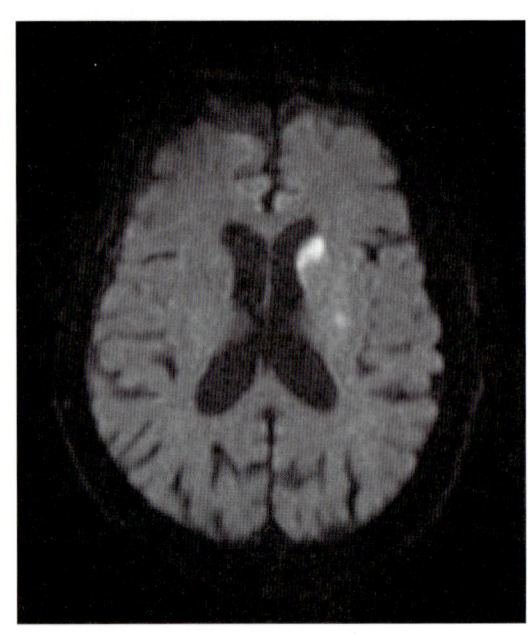

図5 頭部MRI（拡散強調画像）

K先生 佐田先生ー…誤嚥性肺炎かなと思ったんですけど，診察を追加したらバビンスキー反射が陽性で，いまCTとMRIを撮影していたところなんですー！

Dr. 佐田 素晴らしい！ 肺炎と決めつけて早期に思考を閉鎖する前によく神経学的異常に気づけたね！ 頭部MRI（図5）出てたよ．
左被殻と尾状核に新規脳梗塞があるね．多分これが先に起きて，それによってADL低下と嚥下障害が併発したんだろうね．肺炎はその結果だね．

K先生 あちゃー．これは…すでに発症からは数日経過していますし，脳出血の既往もあるのでt-PAの適応はないですね．アスピリンで対応するのみにしますか．

Dr. 佐田 そうだね．それでいいと思うよ．あと，抗菌薬は…

H先生 あ，グラム染色でグラム陰性短桿菌が多数見えました．多分インフルエンザ菌だと思うんですけど，**BLNAR（β-lactamase-nonproducing ampicillin-resistant：βラクタマーゼ非産生アンピシリン耐性）** である可能性も考慮して[1]，セフトリアキソンで開始してますー．セフトリアキソンだと一応，肺炎球菌・モラクセラもカバーできるし，明確な嘔吐もないので横隔膜より下の嫌気性菌はカバーしてません．

Dr. 佐田 そ，そうだね（あんまり言うことがない…）．治療期間はどのくらい？

K先生 そうですね．**ガイドライン上では最低5日間**ですが[2]，状況に応じて少し変化させます．あとは**ST（speech therapist：言語聴覚士）** さんに手伝ってもらって，嚥下障害についての介入をしていきますね．

Dr. 佐田 そ，そうだね（やっぱりあんまり言うことがない…）．

> **症例❸のつづき**
>
> 翌日，やや意識が改善した（GCSでE4V4M5）ため，RSST（repetitive saliva swallowing test：反復唾液嚥下テスト）[3] を施行すると30秒あたり2回しか空嚥下できなかった．改訂水

飲みテスト[4]で3 mLの水を口腔内に投与したが，声質が湿性になることから咽頭期の嚥下障害があると判断した．食事形態をミキサー食に変更し，口腔ケア・嚥下リハビリテーションなどをくり返した．肺炎の改善とともに意識障害が改善し，最終的には細かく刻んだ食材をムセなく嚥下することができた．抗菌薬は7日間で終了し，入院10日目に自宅退院となった．

Dr. 佐田　K先生，あの誤嚥性肺炎の患者さんどうなった？

K先生　佐田先生ー！ あの患者さんの肺炎はすみやかによくなりましたー！ 嚥下も大分できるようになってきて，自宅退院できそうですー！

Dr. 佐田　お，じゃあ今後の誤嚥性肺炎予防策はできている？ できていなければ〜，**肺炎のトライあ…**

K先生　(遮る) ワクチン接種は結構おざなりだったようなので，肺炎球菌ワクチンとインフルエンザワクチンを退院前に接種しました．あとは口腔ケアとして義歯の衛生管理をご家族にお願いしたら，快くやってくださることになりました〜．よかったです〜．

Dr. 佐田　あ，そうなのね，今回は僕の出番はないのね．

K研修医　え，なんのことですか？

Dr. 佐田　い，いや，別に…

K先生　あ，メガネを三角にするいつものやつがやりたいんですかー？

Dr. 佐田　い，いや，別に… もう，本当，やめて…

+α Lecture

誤嚥性肺炎の予防策

誤嚥性肺炎の予防策は主に①**嚥下リハビリテーション**，②**口腔ケア**，③**食事時の姿勢**，④**ワクチン**，⑤**薬剤**，があがる．

1 嚥下リハビリテーション

食べ物を使わずに嚥下機能を訓練する「間接訓練」と，食べ物を直接用いて行う「直接訓練」の2タイプがある．「間接訓練」は口・頬・舌などの運動のほかに，頸部・肩・呼吸様式などの訓練も必要となることがある．また**「直接訓練」は事前に嚥下能力を正しく評価したのちに行わないと，訓練によって誤嚥を誘発することがある**ため注意が必要である．あらかじめプログラムされた嚥下リハビリテーションによる効果も報告されている[5]．

2 口腔ケア

口腔内の衛生環境を整えることは非常に重要である．口腔内・歯槽プラークを除去することで口腔内細菌叢を浄化し，かつ咳反射を改善させることで唾液誤嚥に伴う肺炎発症を減らすことができる．また，寝たきりの患者に対して刺激を与えることで，ADLや認知機能を改善させる効果が期待できる[6,7]．

3 食事時の姿勢

嚥下リハビリテーションや口腔ケアだけでなく，食事時の姿勢も重要である．90°坐位で誤嚥する場合には，30〜60°に傾けた方が食塊が食道に入りやすい角度になる．また，舌運動障害がある場合は，頸部後屈を行うと食塊が重力で咽頭に流れやすい．

4 ワクチン

誤嚥による肺炎の予防には直接的に繋がらないが，肺炎の予防策として肺炎球菌ワクチンやインフルエンザワクチンの接種は有効である（**第1章-1．「肺炎のトライアングルモデル」の＋α Lecture参照**）．

5 薬剤

アンジオテンシン変換酵素阻害薬（ACE阻害薬）は**サブスタンスP**という神経伝達物質の分解を抑制するため，咳反射を誘発させたり嚥下反射を回復させることがあるとされる．最近のメタ解析ではACE阻害薬が肺炎を有意に減少させるという報告もあり，Number Needed to Treatは72だったとされる[8]．しかし香港で行われた，経管栄養中の患者におけるリシノプリルとプラセボとのランダム化比較試験では，むしろリシノプリルが死亡率を上げるとする報告もあり[9]，使用については対象者を厳密に考慮する必要がある．また，**嚥下障害に対するACE阻害薬の使用は保険適用外**である．抗不安薬・睡眠導入剤などの使用も肺炎発症リスクを増加させる[10]ことから，薬剤追加による誤嚥予防よりは，**薬剤の新規開始をなるべく減らしたり，可能であれば中止する**ことが望ましい．

■ 文　献

1) Watanabe A, et al：Nationwide surveillance of bacterial respiratory pathogens conducted by the Surveillance Committee of Japanese Society of Chemotherapy, Japanese Association for Infectious Diseases, and Japanese Society for Clinical Microbiology in 2009: general view of the pathogens' antibacterial susceptibility. J Infect Chemother, 18：609-620, 2012

2) Mandell LA, et al：Infectious Diseases Society of America/American Thoracic Society consensus guidelines on the management of community-acquired pneumonia in adults. Clin Infect Dis, 44 Suppl 2：S27-S72, 2007

3) 小口和代，他：機能的嚥下障害スクリーニングテスト「反復唾液嚥下テスト」(the Repetitive Saliva Swallowing Test：RSST) の検討　(2) 妥当性の検討．リハビリテーション医学，37：383-388，2000

4) Osawa A, et al：Water-swallowing test: screening for aspiration in stroke patients. Cerebrovasc Dis, 35：276-281, 2013

5) Crary MA, et al：Functional and physiological outcomes from an exercise-based dysphagia therapy: a pilot investigation of the McNeill Dysphagia Therapy Program. Arch Phys Med Rehabil, 93：1173-1178, 2012

6) Yoneyama T, et al：Oral care reduces pneumonia in older patients in nursing homes. J Am Geriatr Soc, 50：430-433, 2002

7) Watando A, et al：Daily oral care and cough reflex sensitivity in elderly nursing home patients. Chest, 126：1066-1070, 2004

8) Caldeira D, et al：Risk of pneumonia associated with use of angiotensin converting enzyme inhibitors and angiotensin receptor blockers: systematic review and meta-analysis. BMJ, 345：e4260, 2012

9) Lee JS, et al：Does Low Dose Angiotensin Converting Enzyme Inhibitor Prevent Pneumonia in Older People With Neurologic Dysphagia--A Randomized Placebo-Controlled Trial. J Am Med Dir Assoc, 16：702-707, 2015

10) Nosè M, et al：Antipsychotic drug exposure and risk of pneumonia: a systematic review and meta-analysis of observational studies. Pharmacoepidemiol Drug Saf, 24：812-820, 2015

4 70歳代女性．主訴：発熱，右背部痛

佐田竜一

ここは千葉県南房総に位置する総合病院である兎田総合病院．肌寒くなってきた秋のある日，発熱と右背部痛の患者さんが午前6時に受診した．総合内科入院当番であるN先生は，「惜しい！もうちょっとで完封（夜間帯の入院患者数ゼロ）だったけど，まあ，しかたないかー」と軽い感じで救急外来に向かうのであった…

症例 ④

【症　例】70歳代，女性．夫と2人暮らしでADL/IADLともに自立．2型糖尿病でメトホルミンとスタチン，アンジオテンシン変換酵素阻害薬を内服中だが，HbA1c 8.4％とややコントロール不良．飲酒・喫煙歴なし．

【現病歴】2日前から悪寒戦慄を伴う39℃台の発熱あり，市販の感冒薬を内服していたが今日の昼から右背部痛が出現した．意識清明，血圧118/72 mmHg，脈拍118回/分，整，呼吸数24回/分，体温38.6℃，SpO_2 95％（room air），頭頸部・胸部に明らかな所見なく，右CVA叩打痛あり．

【採　血】WBC 13,600/μL，Hb 10.2 g/dL（MCV 91 fL），PLT 18.6万/μL，TP 6.2 g/dL，Alb 3.3 g/dL，AST 50 U/mL，ALT 76 U/mL，ALP 428 IU/mL，BUN 18 mg/dL，Cre 0.7 mg/dL，CRP 18.3 mg/dL，BS 296 mg/dL，Na 142 mEq/L，K 3.8 mEq/L，Cl 106 mEq/L，HCO_3^- 23 mEq/L．

【尿沈渣】尿糖（3＋），蛋白（1＋），潜血（1＋），U-WBC 50-100/HPF，尿グラム染色は図1の通り．

【超音波】腹部超音波検査を施行したが明らかな水腎症を認めず，胆嚢腫大・見える範囲の胆管拡張なし．

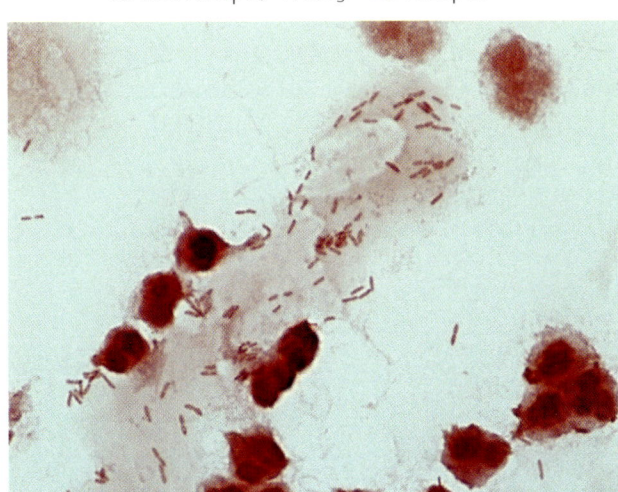

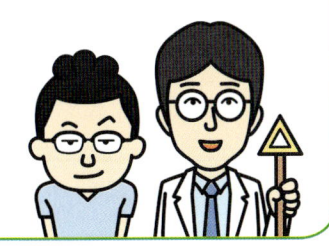

図1　尿グラム染色

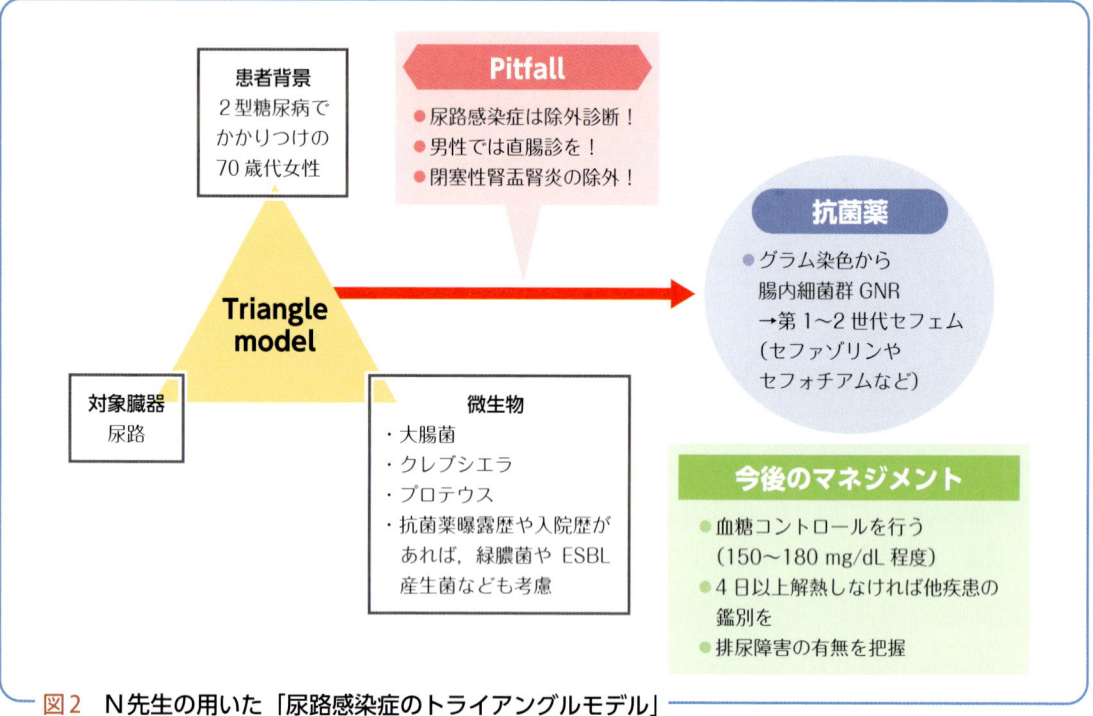

N先生の用いた「尿路感染症のトライアングルモデル」

患者背景
2型糖尿病でかかりつけの70歳代女性

Pitfall
- 尿路感染症は除外診断！
- 男性では直腸診を！
- 閉塞性腎盂腎炎の除外！

対象臓器
尿路

微生物
- 大腸菌
- クレブシエラ
- プロテウス
- 抗菌薬曝露歴や入院歴があれば，緑膿菌やESBL産生菌なども考慮

Triangle model

抗菌薬
- グラム染色から腸内細菌群GNR→第1〜2世代セフェム（セファゾリンやセフォチアムなど）

今後のマネジメント
- 血糖コントロールを行う（150〜180 mg/dL程度）
- 4日以上解熱しなければ他疾患の鑑別を
- 排尿障害の有無を把握

図2 N先生の用いた「尿路感染症のトライアングルモデル」

N先生 いただきましたー！ 尿路感染症っすね．現時点で高血糖はあるけどanion gapは12 mEq/Lと開大してなさそうだから，シンプルに尿路感染症でいきますか！ **必殺！！尿路感染症のトライアングルモデルー!!**（図2）

高齢女性で悪寒戦慄があって，CVA叩打痛もあれば腎盂腎炎でしょー！ 間違いない．特に入院歴もない方だし，腸内細菌群GNR（Gram-negative rods：グラム陰性桿菌）が尿から見えているし，ESBL（extended spectrum β-Lactamase：基質特異性拡張型βラクタマーゼ）産生菌やアモキシシリン過剰産生菌は考えなくてもいいよね．抗菌薬はnarrow spectrum（狭域スペクトル）で第1〜2世代セフェムを使えばいいよねー．本当はセファゾリン使いたいけど，うちの病院の大腸菌のセファゾリン感受性は81％と少し低いから，まずは90％の感受性が保たれてるセフォチアムではじめて，感受性結果をみてde-escalationしますか．はい，これで大丈夫ね．あざっしたー！

◆ ◆ ◆

翌日朝，N先生は意気揚々と入院患者のプレゼンテーションをつつがなく行った．

◆ ◆ ◆

Dr. 佐田 N先生！ 昨日は完封惜しかったねー！
N先生 あざーっす！ まあ，入院した患者さんも尿路感染症で，バイタルサインもまずまず安定してるんでラクショーっす．
Dr. 佐田 ほー．いつも頼もしいねぇ．じゃ，回診しますか？

図3　患者さんの疼痛の範囲（●部分）

◆　◆　◆

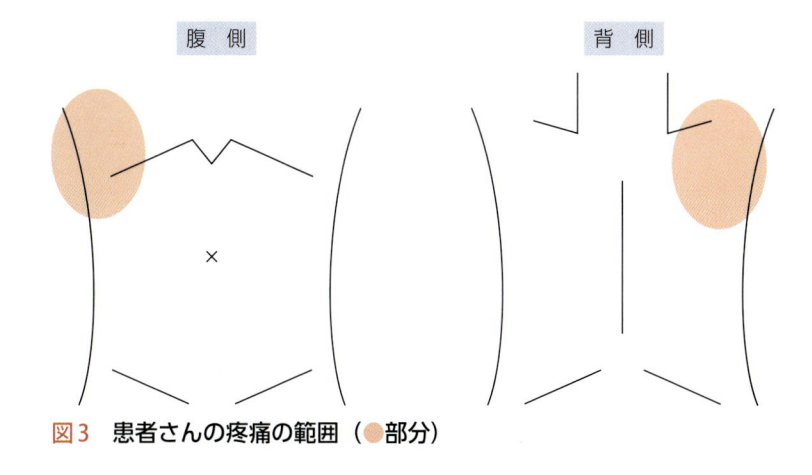

ベッドサイドに行くと，患者さんは右側臥位になって痛みを我慢していた．

◆　◆　◆

N先生　痛みがかなり辛いんですね．痛み止めを使っていただいて結構ですからね！　いまお持ちします．
患者　ありがとうございます…
Dr. 佐田　かなり痛そうですね．一番痛いところはどこですか？
患者　ここら辺です（図3）．
Dr. 佐田　結構痛いんですね．困ったなー…
N先生　え？　昨日と痛みの部位はあんまり変わりませんよ？
Dr. 佐田　いや，それがもっと困る要因なんだよ．診察してみようか？

◆　◆　◆

診察所見では，右CVA叩打痛とともに，肝叩打痛も陽性であった．Murphy徴候は陰性，腹膜刺激徴候も明らかなものは認めなかった．

◆　◆　◆

Dr. 佐田　困ったねぇ．
N先生　いや，だから何が困ったんです？
Dr. 佐田　先生，入院時に超音波検査をしたんだっけ？
N先生　モチのロンっす．水腎症含めた閉塞起点はありませんでしたよ！　胆嚢腫大や肝内胆管拡張もなかったス！
Dr. 佐田　じゃなくて…肝臓は？
N先生　へ？
Dr. 佐田　肝叩打痛が明確にあるよね．**右CVA叩打痛は，腎臓のGerota筋膜の伸展痛を表す場合が多いけど，肝皮膜の疼痛でも誘発されることがある**よ．特にこの患者さんはコントロール不良の糖尿病を抱えた人だから，肝膿瘍のリスクは少なからずあると思うんだ[1]．肝膿瘍も考慮しながら超音波当ててみた？
N先生　サーセン！　考えてませんでした！
Dr. 佐田　素直でよろしい．ってわけじゃないけど，もう一度超音波を当ててみよっか？

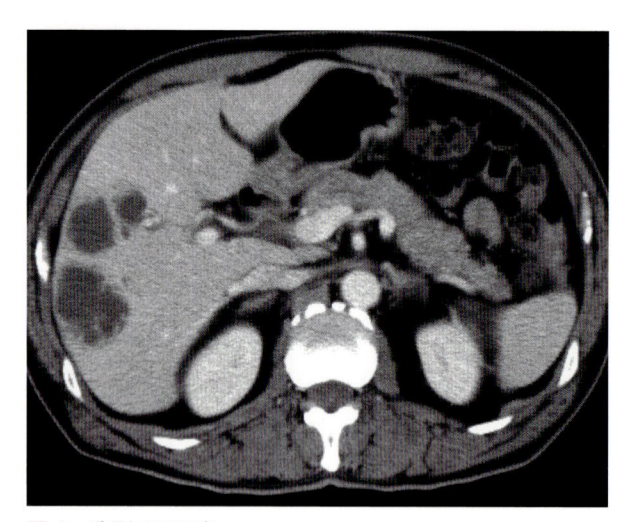

図4 造影CT写真

◆ ◆ ◆

超音波を当ててみると，肝右葉S6/7あたりに複数の低エコー域を認めた．CTを追加すると同部位に膿瘍を認めた（図4）．

◆ ◆ ◆

Dr. 佐田 ほれー．
N先生 は，はい．
Dr. 佐田 でしょ？
N先生 え，ええ．
Dr. 佐田 ぢゃ，やっていい？
N先生 え？あ，あれっすか？
Dr. 佐田 （N先生の返事を待たずに）**肝膿瘍のトライアングルモデルー!!**（図5）

◆ ◆ ◆

Dr. 佐田 まずは膿瘍のサイズと単発・多発の判断が重要！ 明らかに多発でサイズも5 cmを超えてるようだから，これはドレナージ必須だ[2]！ 消化器内科にコンサルトしろー！
N先生 は，はいー!!
Dr. 佐田 んでもって病歴聴取の追加！！ 念のため海外渡航歴やsexual activityについては確認して，アメーバ肝膿瘍の可能性があるかどうかをチェック！もし少しでもアメーバ肝膿瘍のリスクがあり，かつドレナージ液のグラム染色・培養などで菌体の検出が困難なら，赤痢アメーバ（*Entamoeba histolytica*）抗体の提出も検討しよう！ちなみに，アメーバを直接見たいときは生標本を顕微鏡でみないと見えないぞ！
N先生 そこらへんは大丈夫っす！ ここ数年は海外渡航歴もないですし，sexual activityもここ数年はないです！パートナーも夫のみだそうです！
Dr. 佐田 OK！ よし，じゃあドレナージするためにご家族とご本人に説明だ！
N先生 了解ですー!!

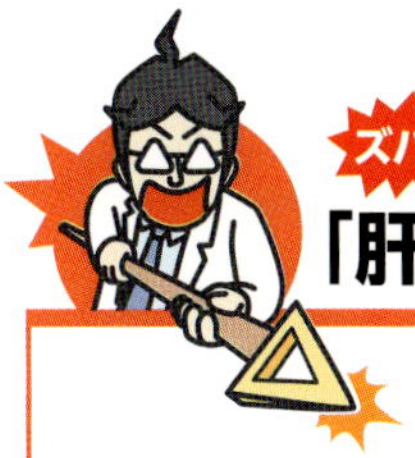

ズバリ！Dr.佐田ならこう考える!!「肝膿瘍のトライアングルモデル」

Pitfall
- 胆石/腫瘍による閉塞を見逃さない！
- アメーバ肝膿瘍のリスク評価を！
- 免疫不全の有無により原因菌が異なることも！

患者背景
2型糖尿病でかかりつけの70歳代女性

Triangle model

対象臓器
肝臓

微生物
・腸内細菌
（クレブシエラ属や大腸菌）
＋嫌気性菌（最も重要）

抗菌薬
- グラム染色で複数菌感染
  大腸菌/クレブシエラ属＋嫌気性菌
  →ABPC/SBT
- もしアメーバ肝膿瘍を疑えば
  →メトロニダゾール
  ＋パロモマイシン
- 大腸菌のABPC/SBT
  感受性が不良ならPIPC/TAZも検討

今後のマネジメント
- できるだけドレナージを！
  （5 cmを超える場合はチューブ留置）
- 血糖コントロール

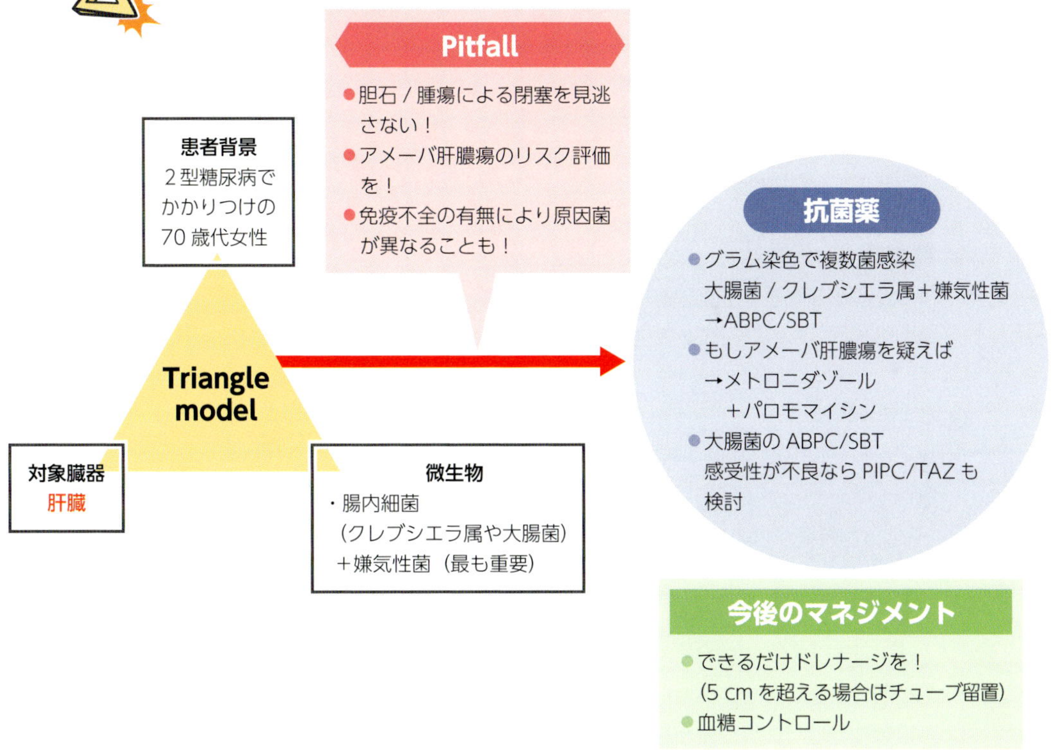

図5　Dr.佐田の用いた「肝膿瘍のトライアングルモデル」

症例❹のつづき

当日，経皮的肝膿瘍ドレナージが施行され，膿汁からは単一の腸内細菌様GNRが認められた．ドレナージを終了した後で血液培養からも腸内細菌様GNRが認められ，最終的には肝膿瘍に伴う菌血症と診断した．尿から検出された大腸菌は順行性感染に伴うものであろうと判断した．ドレナージは1週間継続され，排液がほとんど出なくなったため抜去した．入院中の血糖管理はインスリンを使用し，150 mg/dL程度を目標とした．抗菌薬の嫌気性菌カバーを外すか否かについては悩んだが，膿汁にみられたGNRが単一のものであったことからセファゾリンにde-escalationした．3週間の抗菌薬投与後に退院し，その後，経口第1セフェムであるセファレキシンで1週間の治療を追加した．それ以降，肝膿瘍の再発は認めていない．

+α Lecture

化膿性肝膿瘍のリスク因子

　疾患のリスク因子をある程度知っておくことは，病歴聴取からその疾患を想起する契機にもなるため，重要な行為である．

1 性別
　一般的には男性の方が起こしやすいとされる[3〜5]が，その理由は明らかでない．

2 糖尿病
　本症例の患者も2型糖尿病を抱えていたが，ある症例対照研究では，糖尿病を有する患者では対照群と比べ，3.6倍化膿性肝膿瘍にかかるリスクが高いという報告がある．

3 胆道系疾患
　イギリスにおける65名の化膿性肝膿瘍患者のうち，18名（28％）が胆石・胆嚢炎の後に肝膿瘍を起こしたとする報告がある[3]．台湾における107名の化膿性肝膿瘍患者のcase seriesでも，29名は胆管系からの侵入であったと報告されている[4]．

4 肝硬変
　デンマークのnational cohortからのデータでは，肝硬変患者は，それ以外の患者と比べて15倍肝膿瘍を起こしやすいという報告がある[5]．この報告では，アルコール性肝硬変と非アルコール性肝硬変ではリスクに差がないとされる．

5 肝移植
　カナダにおけるcohort[6]で，肝移植は化膿性肝膿瘍の相対リスク444.8倍と，きわめて肝膿瘍リスクが高いと報告されている．ただし，ほかの臓器移植者には同様のリスクを認めなかった．

6 腫瘍
　同じくカナダのcohort[6]で，腫瘍を背景に有する患者では相対リスク23.1倍と肝膿瘍リスクが高いと報告されている．

■ 文　献

1) Thomsen RW, et al：Diabetes mellitus and pyogenic liver abscess: risk and prognosis. Clin Infect Dis, 44：1194-1201, 2007
2) Zerem E & Hadzic A：Sonographically guided percutaneous catheter drainage versus needle aspiration in the management of pyogenic liver abscess. AJR Am J Roentgenol, 189：W138-W142, 2007
3) Mohsen AH, et al：Liver abscess in adults: ten years experience in a UK centre. QJM, 95：797-802, 2002
4) Chan KS, et al：Pyogenic liver abscess: a retrospective analysis of 107 patients during a 3-year period. Jpn J Infect Dis, 58：366-368, 2005
5) Mølle I, et al：Increased risk and case fatality rate of pyogenic liver abscess in patients with liver cirrhosis: a nationwide study in Denmark. Gut, 48：260-263, 2001
6) Kaplan GG, et al：Population-based study of the epidemiology of and the risk factors for pyogenic liver abscess. Clin Gastroenterol Hepatol, 2：1032-1038, 2004

第2章 Dr.佐田と実践！ 感染症トライアングルモデル!!

5 50歳代女性．
主訴：発熱，腰背部痛，背部の隆起

佐田竜一

ここは千葉県南房総に位置する総合病院である兎田総合病院．春の温かいある朝，背部痛と発熱を生じた患者さんが救急搬送された．総合内科入院当番であるM先生は「早速入院ですね，ハイ！ 行きます!!」と元気よくキビキビと救急外来に向かうのであった…

症例 ⑤

【症　例】50歳代，女性．夫と子供2人との4人暮らし，健診は未受診で，6年前から脊柱管狭窄症の診断で整形外科通院中．特記すべき既往なく，飲酒・喫煙なし．

【現病歴】6週間前に腰痛に対して左腰部にブロック注射を受けた．いったん症状は落ち着いたが，4週間前から再度同部位に疼痛が出現した．痛み止めで経過観察していたが，1週間前から背部痛の増強とともに38℃台の発熱が出現し，動けなくなってきたため来院．ここ数日はペットボトルでスポーツドリンクをずっと飲んでいた．
意識清明，血圧122/74 mmHg，脈拍90回/分，呼吸数18回/分，体温37.2℃，SpO₂ 98％（room air），頭頸部・胸腹部に明らかな所見なし．左背部に5 cm程度の隆起を伴う発赤あり（図1）．その他四肢に明らかな異常なし．

【採　血】WBC 6,000/μL，Hb 10.6 g/dL（MCV 89.4 fL），PLT 29.6万/μL，TP 7.6 g/dL，Alb 2.7 g/dL，AST 21 U/mL，ALT 19 U/mL，そのほか肝胆道系酵素に異常なし，BUN 6 mg/dL，Cre 0.32 mg/dL，CRP 13.44 mg/dL，BS 279 g/dL，HbA1c 15.4％，AnGap 13 mEq/L，尿中白血球0〜1/HPF．

【胸腹部CT】背部の皮膚軟部組織に炎症を伴う隆起がみられた（図2）．

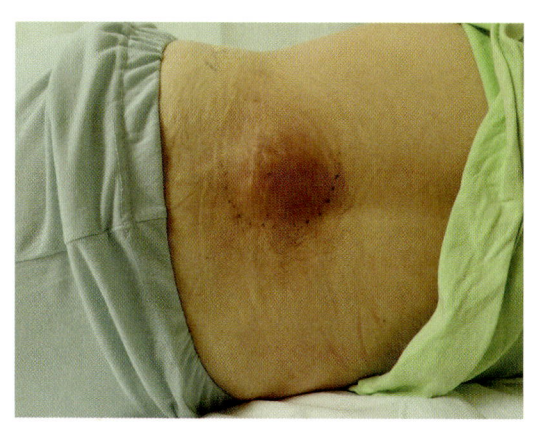

図1　左背部の隆起を伴う有痛性発赤
写真左が足側．

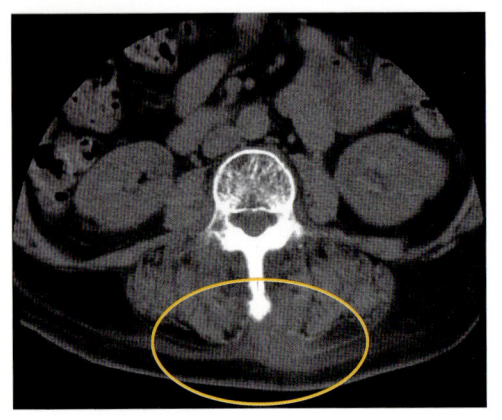

図2　胸腹部単純CT
◎は炎症部位.

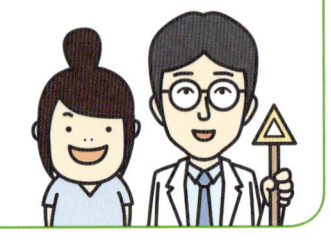

M先生　困りましたー！ おそらくブロック注射した部位から細菌感染症を引き起こしていますねー．しかもHbA1c 15.4％!! 糖尿病も相当なものですね…．現時点ではケトアシドーシスを起こしているわけではなさそうですが…とにかくまずは穿刺ですね，ハイ．

◆　◆　◆

発赤部位に18Gを用いて穿刺を試みたが，膿汁は0.5 mL程しか引けてこなかった．グラム染色でグラム陽性球菌（Gram-positive coccus：GPC）が認められた（図3）．

◆　◆　◆

M先生　おそらくレンサ球菌でいいと思いますが…医療曝露もあったのでいろいろ考えて，**トライアングルモデル**ですね，ハイ！（図4）
MRSAもカバーする目的でバンコマイシンとセファゾリンで開始です．穿刺できませんでしたが，今後も症状続けば再穿刺を検討します．あとは脊椎炎がないかどうかを確認しましょう．

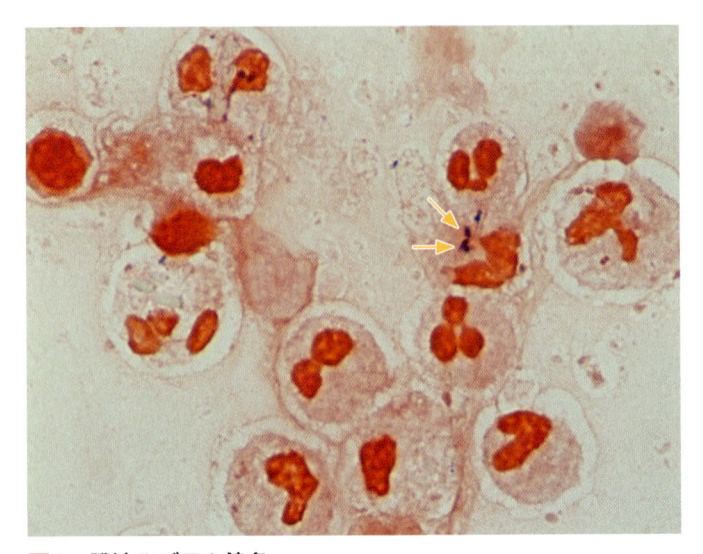

図3　膿汁のグラム染色
いくつかの白血球内にGPC（おそらくGPC-chain）が貪食されている（→）．

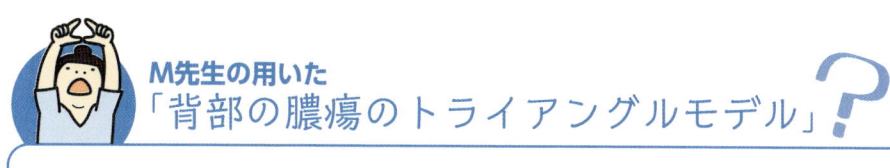

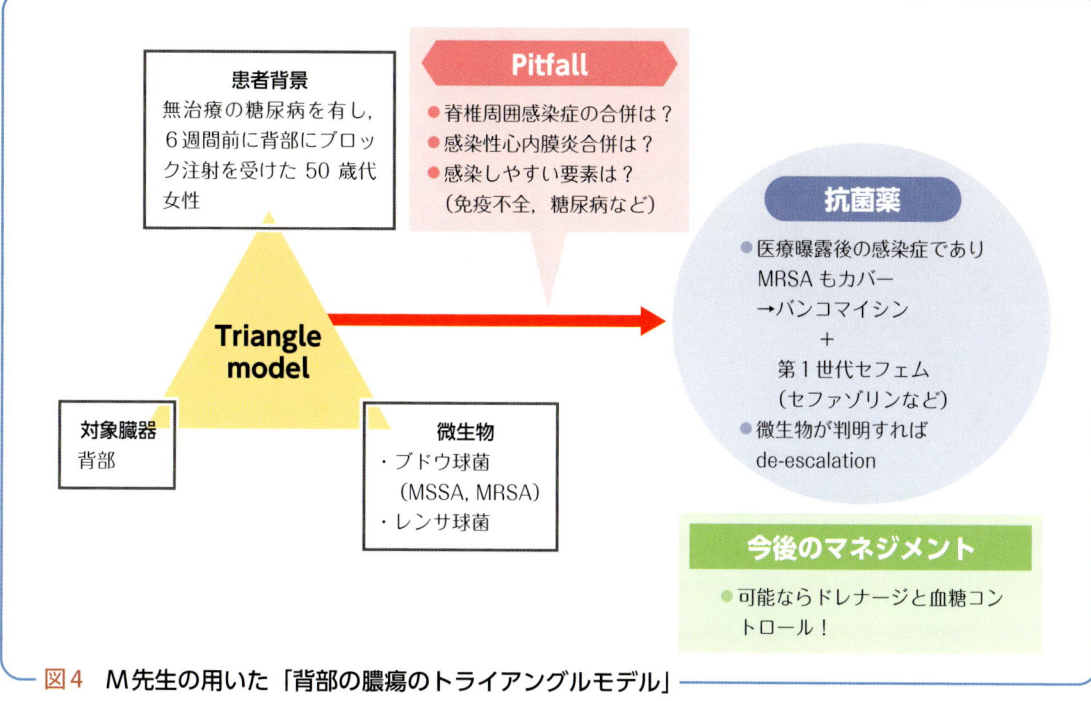

M先生の用いた「背部の膿瘍のトライアングルモデル」

患者背景
無治療の糖尿病を有し，6週間前に背部にブロック注射を受けた50歳代女性

Pitfall
- 脊椎周囲感染症の合併は？
- 感染性心内膜炎合併は？
- 感染しやすい要素は？（免疫不全，糖尿病など）

対象臓器
背部

微生物
- ブドウ球菌（MSSA, MRSA）
- レンサ球菌

Triangle model

抗菌薬
- 医療曝露後の感染症でありMRSAもカバー
  → バンコマイシン
  ＋
  第1世代セフェム（セファゾリンなど）
- 微生物が判明すればde-escalation

今後のマネジメント
- 可能ならドレナージと血糖コントロール！

図4　M先生の用いた「背部の膿瘍のトライアングルモデル」

M先生が入院対応をして医局に戻った12時頃，回診を終えたDr. 佐田と遭遇した．

Dr. 佐田　あ，M先生．なんか大変な患者さんが入院したね〜．

M先生　ええ，ハイ．ブロック注射後の背部の膿瘍疑いの患者さんで，発赤部を穿刺したらGPC-chainが見えたので，原因菌はレンサ球菌に絞っていいかと思ったのですが，医療曝露があったため，念のためMRSAもカバーしてバンコマイシンとセファゾリンを投与しています．

Dr. 佐田　ほー，そりゃ大変だったねぇ．それで，フォーカスってどこなの？

M先生　え，ハイ．だから背部の膿瘍です，ハイ．

Dr. 佐田　あ，そうなんだ．そこ以外には明らかなフォーカスはないの？

M先生　ハイ．呼吸音もクリアで酸素需要の増大もないですし，尿もクリアでした．

Dr. 佐田　いや，そうじゃなくて，脊椎周囲感染症は除外できるの？

M先生　ハイ，それはありえると思いますので，空いているタイミングでMRIを撮影しようと思っています，ハイ．

Dr. 佐田　ふーん，そうか…それって空いているときでいい？

M先生　ハイ？　とおっしゃいますと？？

Dr. 佐田　いやさ，患者さんは歩けなかったんでしょ？　それって背中が痛かったからかなー？　それとも，例えば硬膜外膿瘍が合併してて神経圧迫を起こしているからかもなー…と思って．

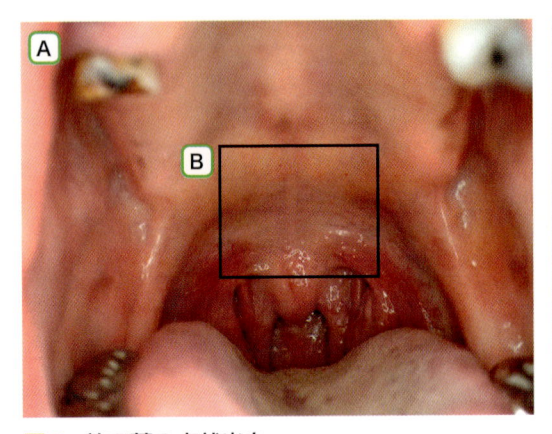

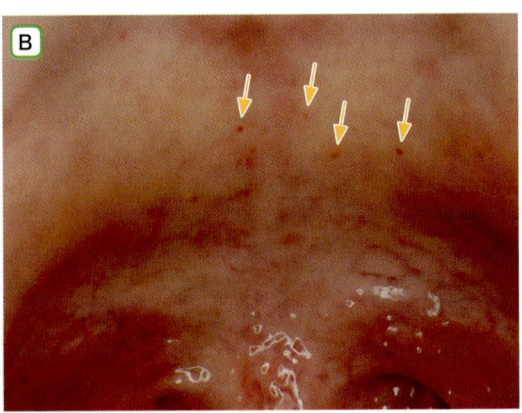

図5　軟口蓋の点状出血
A：全体，B：拡大図

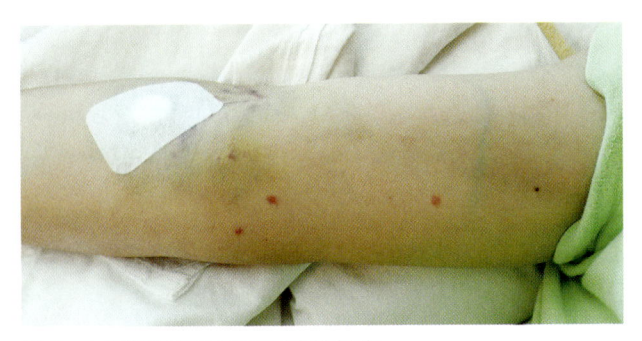

図6　右前腕に散在する無痛性紅斑

> **M先生**：（ギクッ）いや，ハイ．神経学的所見はとってませんでした，ハイ．
> **Dr. 佐田**：それじゃ，見に行こっかー？ちなみに心雑音はなかったのかな？
> **M先生**：ハイ！なかったです!! 脊椎炎などがあったら心内膜炎を探せ！と口酸っぱく言われておりますので，ハイ！
> **Dr. 佐田**：（口酸っぱくってオレのことかよ…）わかったわかった．じゃ **peripheral signs（末梢所見）** も特になかったってことでいいかな？
> **M先生**：ええ，ハイ．
> **Dr. 佐田**：じゃ，見に行こうよ．

◆　◆　◆

入院棟に回診しに行くと，患者さんはベッド上で臥床していた．「この1週間はなんとか歩けたが，昨日から左足を引きずってトイレに行った」という情報が得られた．診察してみると，左ヒラメ筋・長拇趾伸筋のMMTが4と低下していた．下肢腱反射は両側とも減弱傾向であった．また，口腔内を診察すると点状出血を認め（図5➡），右前腕に5 mm程度の無痛性でやや隆起性の紅斑を認めた（図6）．心雑音はやはり聴取せず．

◆　◆　◆

> **Dr. 佐田**：いやー，困ったねぇ．
> **M先生**：いや，ハイ！困りましたー！

Dr. 佐田	何が困ってるかわかる？
M先生	自分が診察しても見つけられない所見があったことです！
Dr. 佐田	いや，そんなことは些細なことじゃん．今回の経験から次回は見つけられるようになればいいよ．脊椎周囲感染症をいったん想起したら，**一番危険な硬膜外膿瘍の可能性**を察知できるようにすればいいんだから．感染性心内膜炎のperipheral signって，先生多分いままで見たことなかったんじゃない？
M先生	ハイ，すみません，ハイ！
Dr. 佐田	いや，そんな謝らなくてもいいよ．今回経験したことを次に生かせばいいんだからさ．けど，大事なことは硬膜外膿瘍に伴う神経圧迫があるかもしれないってことだよ．明らかに左下肢遠位筋の筋力低下はあるからさ．
M先生	ハイー，でも腱反射低下が合いません．
Dr. 佐田	そこなんだよ〜．多分L4/5からS2あたりまでの硬膜外膿瘍だから，その部位の脊髄はすでに馬尾神経に移行しているよね．だから基本的に硬膜外膿瘍なら腱反射低下はOKだね．けど，左右差のないのは困りもので，この患者さんはいつから糖尿病があるかわからないから，腱反射が全体に低下しててもおかしくないよねー．
M先生	ハイ…そうですね，ハイ．
Dr. 佐田	じゃ，いっていい？
M先生	ハイ，何がですか，ハイ？
Dr. 佐田	いや，だからさ，あの，トライアングルモデル…
M先生	ハイ！あー，そうですねそうですね，さ，どうぞ！
Dr. 佐田	（いや，「さ，どうぞ！」ってノリで言われるとかなり恥ずかしいんだが）う…じゃ，行きますよ．
M先生	（キラキラした目で）ハイ！
Dr. 佐田	（いつもの声量の半分くらいのテンションで）ト，トライアングルモデルー！（図7）

◆ ◆ ◆

Dr. 佐田	とりあえずMRIを撮影して，現在処置が必要な病変がないかどうかすみやかに検索しよう！硬膜外膿瘍があれば整形外科コンサルト！あとは，心雑音はないけど感染性心内膜炎は否定できないから心エコーを行うことを検討しよう!! さらに感染症治療に影響する因子として，血糖コントロールをインスリンでしっかり行うことにしよう!! わかった!?
M先生	すべてオーダーし終わりました，ハイ！
Dr. 佐田	お…早いな…あ，ありがと（なんかこいつのスピード感，合わないんだよな…）．心エコーはもちろん経…
M先生	経胸壁で明日入りそうですし，佐田先生が大きな声を出していらっしゃる間に循環器内科の先生に経食道心エコーを依頼しておきました，ハイ！
Dr. 佐田	え…さ，さんきゅー（大きな声出してる間にって…）．
M先生	先生，質問なのですが，「トライアングルモデルー！」っていうのは，あれはやっぱり大声で言った方がいいんですか？病棟看護師がみんな先生を見ていますし，もう少し小さな声の方がよろしいかと思いまして，ハイ！
Dr. 佐田	す，すみません，ハイ．

ズバリ！ Dr.佐田ならこう考える!!
「背部の膿瘍のトライアングルモデル」

患者背景
無治療糖尿病を有し，6週間前に背部にブロック注射を受けた50歳代女性

Pitfall
- 脊椎周囲感染症の合併は？
（特に硬膜外膿瘍が心配！）
- 感染性心内膜炎合併は？
- 感染しやすい要素は？
（免疫不全，糖尿病など）

Triangle model

対象臓器
背部

微生物
・ブドウ球菌（MSSA, MRSA）
・レンサ球菌
・汚染創や糖尿病足病変なら重症度に応じて嫌気性菌も検討

抗菌薬
- 医療曝露後の感染症でありMRSAもカバー
→バンコマイシン
＋
第1世代セフェム
（セファゾリンなど）
- 微生物が判明すればde-escalation

今後のマネジメント
- ドレナージ!!
- MRIで周囲の感染評価！
（硬膜外膿瘍と神経脱落所見あれば緊急手術も検討！）
- 感染性心内膜炎検索目的の診療追加と心エコーを検討
- 血糖コントロールを！

図7　Dr.佐田の用いた「背部の膿瘍のトライアングルモデル」

症例⑤のつづき

緊急MRIを施行したところ（図8），もともと存在すると思われるL4/5からS1までの腰椎脊柱管狭窄と，L3棘突起，L4椎体に至る脊椎炎を認めた．明らかな膿瘍による神経圧迫所見は認めず，周辺組織の浮腫による神経根症状と判断した．血液・膿汁培養からStreptococcus constellatusを認め，2回目の血液培養からもS. constellatusを認めた．採血にてリウマトイド因子は陽性であった．経胸壁・経食道心エコーを施行したところ，明らかな疣贅は認めなかったが，持続菌血症の存在（1 major），糖尿病の存在，免疫学的因子としての敗血症とリウマトイド因子，発熱（3 minor）からmodified Duke criteria（第1章-13，表3参照）に基づき感染性心内膜炎と診断した．
S. constellatusに対して，ペニシリン感受性が良好であったため抗菌薬はペニシリンG 1,200万単位/日に変更し，最初の2週間はゲンタマイシン 120 mg/日を併用した．6週間の治療を行い，有害事象を起こすことなく終了した．

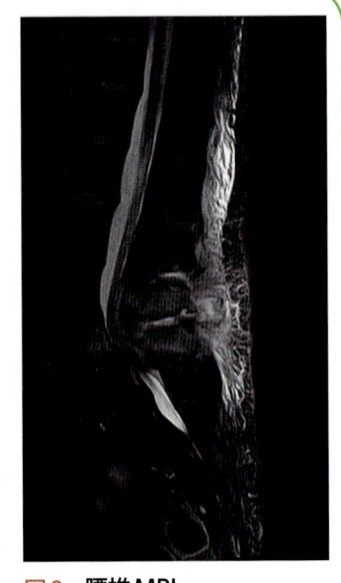

図8　腰椎MRI

+α Lecture

感染性心内膜炎のperipheral signとは？

　感染性心内膜炎の際に，弁に付着した感染性塞栓子が全身に飛散することで生じる末梢所見のこと．こういった所見は感染性心内膜炎すべてに出るわけではないが，出現時の疾患特異性は高いため，感染性心内膜炎を疑った場合は図9〜12の所見を丁寧に探す努力が必要である．

　そのほかにも，眼底の点状出血所見であるRoth斑があるが，Roth斑は眼底鏡でないと観察不能である．

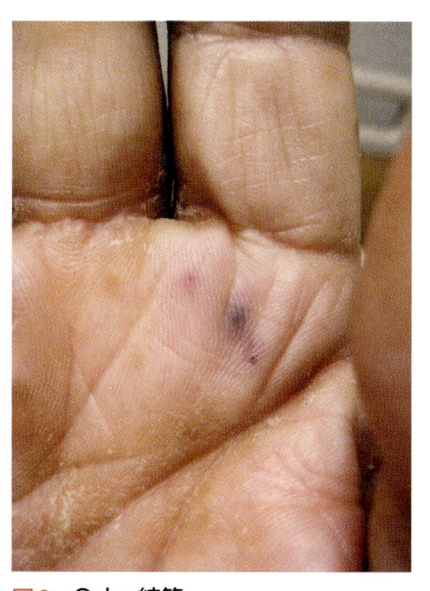

図9　Osler結節
手掌や足背に出る5mm程度の紫紅色の有痛性隆起性病変．

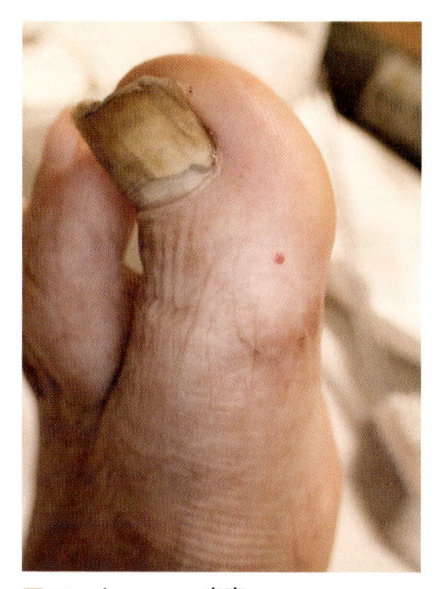

図10　Janeway病変
手掌や足背に出る3mm未満の無痛性点状出血．

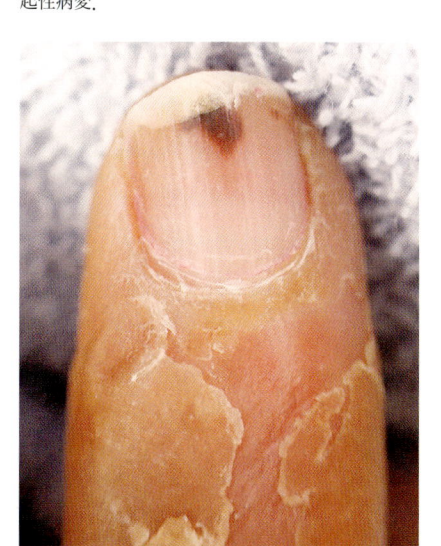

図11　爪下出血
右側に線状出血（splinter hemorrhage）あり．中央にOsler結節のような疼痛伴う出血斑が混在している．

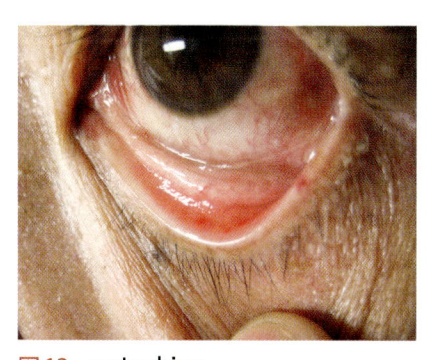

図12　petechiae
眼瞼，口腔内などに出現する点状出血．

■ 参考文献

1) Mylona E, et al：Pyogenic vertebral osteomyelitis: a systematic review of clinical characteristics. Semin Arthritis Rheum, 39：10-17, 2009
2) Reihsaus E, et al：Spinal epidural abscess: a meta-analysis of 915 patients. Neurosurg Rev, 23：175-204; discussion 205, 2000
3) Navarro López V, et al：Microbiology and outcome of iliopsoas abscess in 124 patients. Medicine（Baltimore）, 88：120-130, 2009
4) Dunbar JA, et al：The MRI appearances of early vertebral osteomyelitis and discitis. Clin Radiol, 65：974-981, 2010
5) Darouiche RO：Spinal epidural abscess. N Engl J Med, 355：2012-2020, 2006
6) Pigrau C, et al：Spontaneous pyogenic vertebral osteomyelitis and endocarditis: incidence, risk factors, and outcome. Am J Med, 118：1287, 2005

6 40歳代女性．主訴：発熱，下痢

佐田竜一

ここは千葉県南房総に位置する総合病院である兎田総合病院．まだ残暑厳しいある日，総合内科のみんなはシニアレジデントの結婚式に出席するため，Dr.佐田だけが当番として残ることになった．そんな夜9時，「若い女性が下痢で脱水なので入院をお願いできますか？」と救急外来から連絡を受け，Dr.佐田は食べはじめていたミックスナッツをそこそこに救急へ向かうのであった…

症例 6

【症　例】40歳代，女性．夫と2人暮らし．北海道在住で3日前から旅行に来ている．特記すべき既往なし．健診は毎年受けていて異常なしといわれている．飲酒・喫煙なし．不特定多数との性交渉歴や最近の海外渡航歴なし，今回のイベントを除き，1年以内の抗菌薬曝露はなし．

【現病歴】入院前日までは元気であった．入院当日，朝から悪寒戦慄を伴う39℃の発熱と4〜5行の水様性下痢が出現した．近医にてホスホマイシンを処方されたが，症状は改善せず嘔吐も数回出現したため当院を受診した．明らかな生物・生肉・ジビエ・生卵などの摂食歴なし．

【診　察】血圧77/36 mmHg，脈拍116回/分，整，呼吸数30回/分，SpO$_2$ 98％（room air），体温37.5℃，意識清明だがぐったりしている．口腔内乾燥あり，そのほか頭頸部・胸部に明らかな所見なし．腹部は腸蠕動音がやや亢進している以外に明らかな圧痛なし，四肢に明らかな所見なし．

【採　血】WBC 12,300/μL，Hb 15.4 g/dL（MCV 88.5 fL），PLT 17.8万/μL，TP 7.1 g/dL，Alb 3.4 g/dL，AST 40 U/mL，ALT 20 U/mL，LDH 328 U/mL，そのほか肝胆道系酵素に異常なし，CK 61 mg/dL，BUN 26.4 mg/dL，Cre 3.3 mg/dL，CRP 15.4 mg/dL

【血液ガス】pH 7.292，PaCO$_2$ 24.2 Torr，PaO$_2$ 108.8 Torr，HCO$_3^-$ 11.4 Torr，AnGap 28.1 mEq/L，尿検査異常なし．

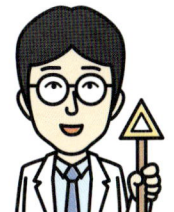

Dr.佐田 うー，がっつり下痢症だなー．結構ショックバイタルだけど，脱水によるhypovolemic shock（血液量減少性ショック）でいいかな．とりあえず輸液しつつ，トライアングルモデルでいくかー．**急性下痢症のトライアングルモデルー！**（図1）
細菌性腸炎の原因として考えられる生肉や生卵の摂取歴は明確じゃないけど，これだ

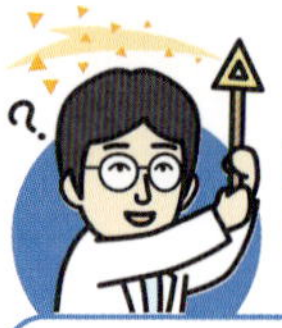

Dr.佐田の用いた「急性下痢症のトライアングルモデル」

Triangle model

患者背景
特に既往歴のない40歳代女性

対象臓器
腸管

微生物
- 大腸型：キャンピロバクター，サルモネラ，エルシニア
- 小腸型：腸炎ビブリオ，ウイルス
- 血便：腸管出血性大腸菌O157，赤痢菌
- 渡航歴があれば：渡航国に合わせた感染症

Pitfall
- 腸管外疾患やショックを見落とさない
- 抗菌薬曝露歴を確認
- 緩下薬内服の有無確認

抗菌薬
- 必要かどうかまず考える．まずは脱水の補正
- 重症例（6行/日以上，38.3℃以上，渋り腹，便中白血球陽性，血便）では
  ・内服：ニューキノロン，アジスロマイシン
  ・点滴：セフトリアキソン，ニューキノロン，アジスロマイシン

今後のマネジメント
- 食中毒・届け出を要する微生物なら保健所へ届け出
- キャンピロバクターの場合，遅発性の合併症の説明を（Guillain-Barré症候群，反応性関節炎など）

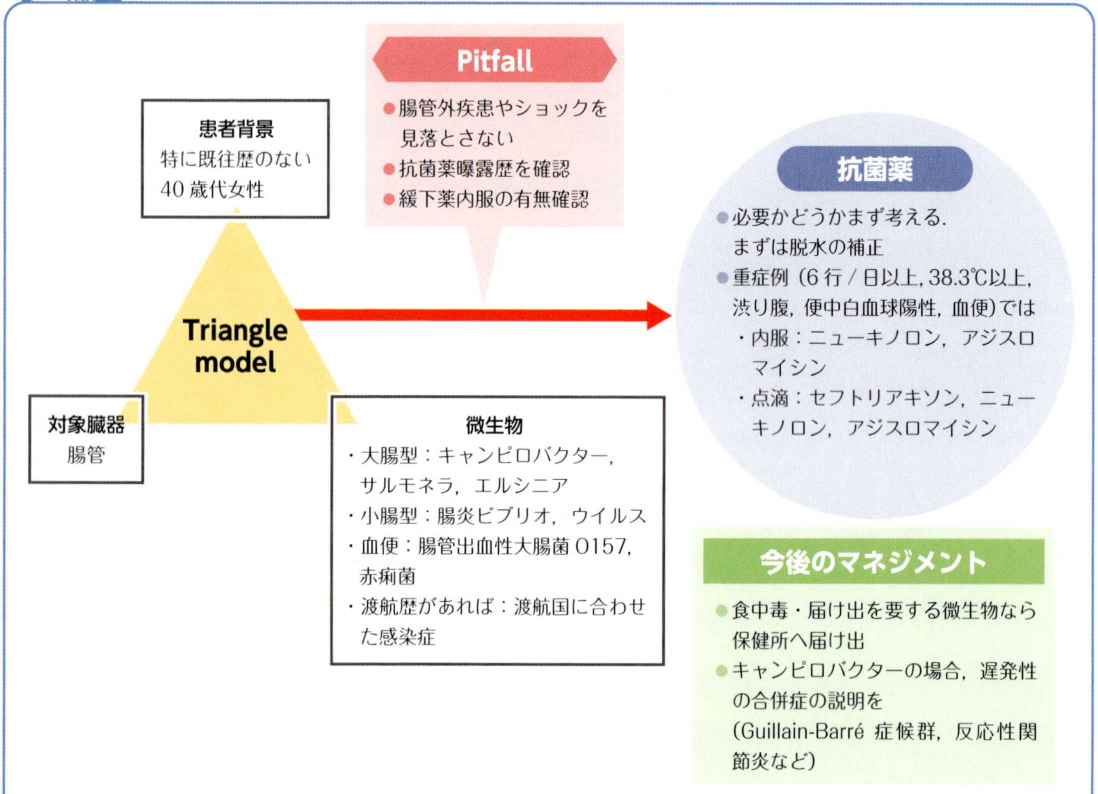

図1　Dr.佐田の用いた「急性下痢症のトライアングルモデル」

け下痢してて脱水なら否定できないぞ！サルモネラやエルシニア，キャンピロバクターを考えて抗菌薬選択をしよう！ただ，キノロンはサルモネラ・キャンピロバクターで耐性菌が多く報告されているし[1]，入院中だからセフトリアキソンを投与しよう！あとはとりあえず輸液全開でいくか！ま，しっかり輸液したらよくなるでしょ!!

症例❻のつづき

その後セフトリアキソン2 gを点滴し，2時間かけて生理食塩水点滴を2 Lほど行ったが，血圧は88/56 mmHg，脈拍120回/分と全く改善をみせなかった…

Dr.佐田　や，やばい…血圧全然改善しないな…
（患者さんに）どうですか？点滴してからも特に症状の改善はないですか？

患者　先生（ハァハァ）…つらいです…

Dr.佐田　で，ですよねー…．ショックは全然改善してないし，あー，ICUに連絡しようかな．これだけ輸液しても改善しないなら中心静脈ラインをとって大量輸液したり昇圧薬を使うしかないか…あぁー困ったーーーどうしようーーー!!

患者　先生（ハァハァ），何か処置するんですか？

Dr.佐田　ん？そういえばこの患者さん，ちょっと呼吸数多すぎるよな…脱水によるショックに

してはあまりにも代謝性アシドーシスが強すぎる印象だし…もしかして下痢は別のショックが原因で起こっているんじゃないのか？？

> **症例⑥のつづき**
> 追加で診察してみると，頸静脈怒張は認めず，abdominojugular reflex も陰性だった．capillary refilling time は12秒とかなり延長していた．念のため胸腹部単純CTを施行したが，明らかな感染のフォーカスを認めなかった．さらに心雑音や点状出血の存在を必死で探したが，明らかな所見はなかった．心電図・心エコーでも明らかな異常を認めず，直腸診では明らかな黒色血便や周辺の圧痛，子宮頸部の疼痛を認めなかった．

Dr. 佐田：うーん，cardiac shock（心原性ショック）はなさそうだし，出血による hypovolemic shock もなさそうだ．やっぱり distributive shock（血液分布異常性ショック）でよさそうだな．distributive shock のなかでも肺塞栓や心タンポナーデ・気胸などの obstructive shock（心外閉塞・拘束性ショック）もなさそうだし，neurogenic shock（神経原性ショック）やアナフィラキシーってのも全く神経所見がないから考えにくいし…となると septic shock（敗血症性ショック）しかないじゃん．うー，こうなったらーーー**敗血症性ショックのトライアングルモデルーーー！**（図2）

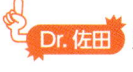

◆ ◆ ◆

Dr. 佐田：敗血症性ショックだとすると，まだ確認できていない病歴聴取と診察があるぞ！ む，まさか？ 患者さん！ 何かダニに噛まれたり，皮膚の湿疹に気づいたりしませんでしたか？

患者：いえ…べ，別に…

Dr. 佐田：さらにお聞きします！ こんな時に不躾な質問をして申し訳ないのですが，もしかして最近月経だったんじゃないですか？

患者：え…？ なんで，ご存知なんですか？

Dr. 佐田：北海道からこちらにいらっしゃるときに月経だったのでは？

患者：そ，そうですが…

Dr. 佐田：もしかして，タンポンをご利用されていましたか？

患者：そ，そうです．移動距離も多かったので…

Dr. 佐田：やはり!! これは **menstrual TSS（toxic shock syndrome）** かもしれない!! 今からバンコマイシンとクリンダマイシンを追加しよう！ あとは血圧低下が強いので中心静脈ラインを採取して，ノルアドレナリンを開始しよう!!

> **症例⑥のつづき**
> 膣分泌液とタンポンのグラム染色から GPC-cluster を認めたため，menstrual TSS の可能性を強く疑い，抗菌薬はバンコマイシン＋クリンダマイシンを選択した．頻度の高い GNR 感染症のセフトリアキソンも念のため継続した．入院当初はノルアドレナリン 0.2γ 程度が必要な状態であったが，翌日以降は解熱し，それとともに血圧・尿量も確保された．培養からは市中発症 MRSA が検出された（表1）．

GPC：Gram-positive coccus（グラム陽性球菌），GNR：Gram-negative rods（グラム陰性桿菌）

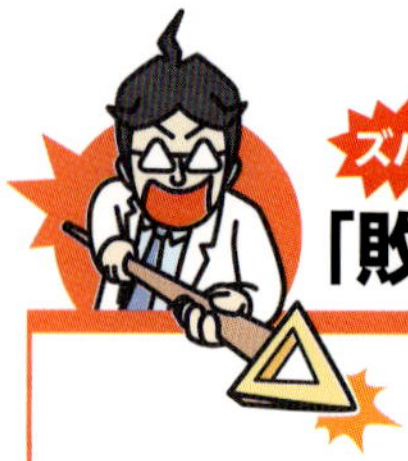

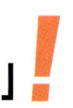

ズバリ！Dr.佐田ならこう考える!!
「敗血症性ショックのトライアングルモデル」!

患者背景
特に既往歴のない40歳代女性

Pitfall
- 敗血症性ショック以外のショック要因を見落とさない
  例）心原性，出血性，閉塞性（肺塞栓，気胸，etc）

対象臓器
敗血症性ショック

Triangle model

微生物
- 管腔臓器（尿路・胆管・腸管）：GNR
- Staphylococcal TSS
- Streptococcal TSS
- 脾臓摘出後：肺炎球菌，髄膜炎菌，インフルエンザ菌，Capnocytophaga
- 急性心内膜炎：ブドウ球菌
- 細菌性髄膜炎：肺炎球菌，髄膜炎菌，インフルエンザ菌
- 好中球減少性発熱：緑膿菌など
- リケッチア症

抗菌薬
大量輸液＋必要なら昇圧薬を使用したうえで
- ブドウ球菌カバーが必要な場合：バンコマイシン
  （TSSを疑う場合クリンダマイシンを併用）
- GNRカバー：タゾバクタム・ピペラシリンまたはセフェピム
  ESBLまでカバーするならカルバペネム
- リケッチアカバー：ドキシサイクリン

今後のマネジメント
- ICU管理
  （管理が難しければ転院も検討）
- フォーカス検索とバイタル維持に務める
- 大量輸液＋昇圧薬（必要時）に基づく尿量確保（＞0.5 mL/kg/時）と乳酸の低下がとりあえずの目標

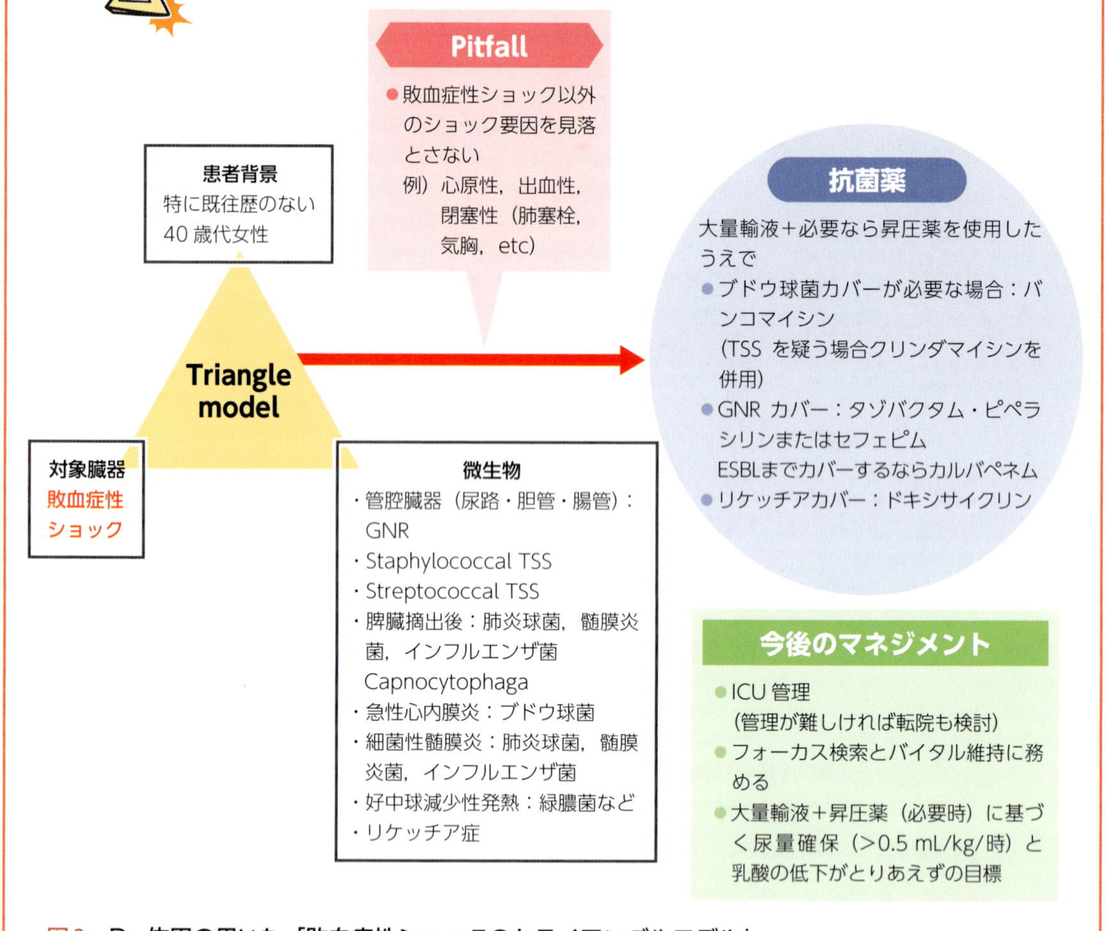

図2　Dr.佐田の用いた「敗血症性ショックのトライアングルモデル」

表1　培養された市中発症MRSAの感受性結果

抗菌薬	判定	MIC
アンピシリン	R	＞8
セファゾリン	R	4
イミペネム	R	0.25
ゲンタマイシン	R	＞4

抗菌薬	判定	MIC
エリスロマイシン	S	0.25
クリンダマイシン	S	＜0.5
テリスロマイシン	S	0.12
バンコマイシン	S	0.75

S：感受性，R：耐性
MIC：minimum inhibitory concentration（最小発育阻止濃度）

| Dr. 佐田 | あー，まじやばかったー．たまらん当直だったなー…
| K先生 | あ，佐田先生！　当直お疲れ様でしたー！　お土産の馬刺しですー！
| Dr. 佐田 | おー！　みんなお帰りー！　お土産ありがとうねー！
| H先生 | 当直1人で大変だったんじゃないっすか？
| Dr. 佐田 | あ，ま，結構重症なmenstrual TSSの患者さんがきて，大変だったよ，中心静脈カテーテル入れたりして．
| N先生 | え？　そんな症例きたんですか？　さすがっす！　やっぱさすがっす佐田先生！
| Dr. 佐田 | え？　お，おぅ（診断・治療はかなり手こずったんだが…）．まぁ先生達が不在の時はいつでも任せといてよ！
| M先生 | さっき入院時カルテを見てたら，急性下痢症のトライアングルモデルが書いてあったんですけど，急性下痢症じゃないんですか？　ハイ．
| Dr. 佐田 | いや，それは…（まずい！　カルテ記載まだ途中だった…）
| S先生 | （メガネを上げ下げしながら）当直明けの救急外来のナースの証言では「佐田先生が『下痢症だから点滴しといて』って言ってたくせに，いざ血圧下がったら大声あげて大変だったわ」とおっしゃっていましたね．
| Dr. 佐田 | いや，ま，まぁそういうことも…
| N先生 | あれー？　佐田先生，まじっすか？　ぶっちゃけかなり手こずったんじゃないっすかー!?
| K先生 | 普段は厳しい佐田先生も，あたふたすることがあるんですねー！　なんか私も自信がつきましたー!!
| Dr. 佐田 | もー皆さん，お願いですから勘弁してくださいよー!!

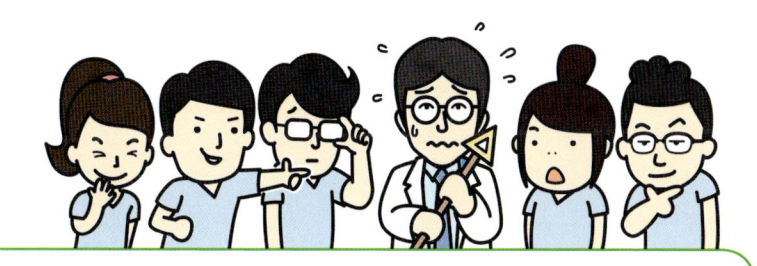

症例⑥のつづき

その後，培養結果から抗菌薬はバンコマイシン＋クリンダマイシンのみにde-escalationされ，患者さんの回復も順調であった．入院11日目に「手の皮がむける」という訴えがあり，診察すると図3のように指先の表皮剥離を認め，TSSに合致する所見と考えられた．入院17日目に軽快退院した．

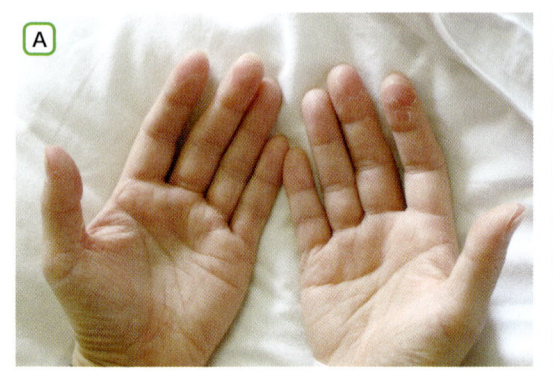

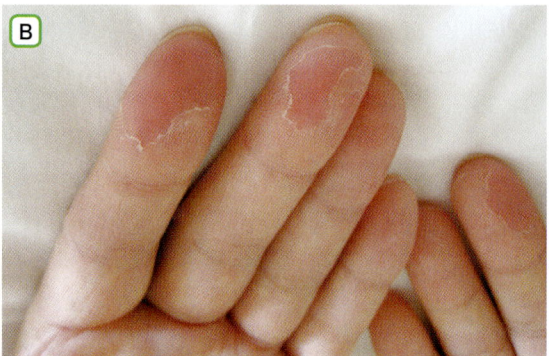

図3 入院11日目の指先の表皮剥離
A：両手，B：拡大．

+α Lecture

toxic shock syndrome（TSS）とは

1 概要

　ブドウ球菌やレンサ球菌が産生する外毒素（exotoxin）がスーパー抗原として抗原提示細胞を介さずにMHC class Ⅱに直接働きかけ，T細胞の活性化を起こすことにより生じる疾患で，高熱，皮疹，ショック，多臓器不全を合併する疾患である[2]．通常の抗原では，T細胞全体の0.01％程度しか活性化されないが，こういった外毒素の結合によりT細胞全体の20〜30％が活性化されることからも，**強い免疫反応によりショックを誘発する**ことが容易に推測される．以前はブドウ球菌による毒素性ショックのことをtoxic shock syndrome，A群β溶血性レンサ菌によるtoxic shock syndromeをtoxic shock like syndromeといっていたが，最近は**Staphylococcal TSS**，**Streptococcal TSS**と分類することが多い．Staphylococcal TSSは1979〜1996年の間でのアメリカの報告では死亡率4％と報告されており[3]，年々死亡率は低下傾向である．一方でStreptococcal TSSの死亡率は3割〜4割と報告されており[4,5]，未だ危険な疾患群である．

2 診断基準

　Staphylococcal TSSおよびStreptococcal TSSの診断基準は**表2**の通りで，若干内容が異なる．
　ブドウ球菌が産生する外毒素はtoxic shock syndrome toxin-1（TSST-1）やStaphylococcal enterotoxin A，B，C，D，E，Hなどが知られている．TSST-1の保有率はmenstrual TSSの症例では8〜9割に存在することが知られており[6]，本症例でも後日測定したTSST-1は陽性であった．
　TSSはmenstrual TSSとnon-menstrual TSS（皮膚軟部組織感染，周術期感染など）に分かれるが，死亡率は後者の方が少し高い（3％ vs. 5％）．またnon-menstrual TSSも女性の発症が多い．そのため，女性の急なショックをみた際にTSSは重要な鑑別として頭の隅に置いておく．成人女性におけるmenstrual TSSは1980年頃から報告[7]があり，特に1980年代は高吸収性タンポンに関連していた．タンポン使用は控えるとともに，必要時は頻回に交換し清潔を保つことが推奨される．ただしタンポン以外にもナプキン[8]や月経カップでの発症もあれば[9]，分娩後の発症報告

もある[10]．健康な若年女性に生じた急なフォーカス不明のショックをみた際に，menstrual TSS は重要な鑑別となる．

表2 TSSの診断基準

Staphylococcal TSS 診断基準[2]

① 38.9℃以上の発熱
② 紅斑：びまん性斑状紅斑
③ 発症1～2週間後の落屑
④ 低血圧：収縮期血圧 ≦ 90 mmHg
⑤ 以下に示す臓器病変のうち3つ以上満たす
- 消化器：嘔吐，下痢
- 筋：筋痛，CK上昇
- 粘膜：膣・咽頭・眼球結膜などの充血
- 腎：BUN or Cre > 基準値上限の2倍 or U-WBC > 5 /HPF
- 肝：T-bil/AST/ALT > 基準値上限の2倍
- 血液：血小板 < 10万/mm^3
- 中枢神経：意識障害（見当識障害含む）

⑥ 検査
- 血液ないしは髄液培養でブドウ球菌陽性
- ロッキー山脈紅斑熱，レプトスピラ，麻疹などの抗体陰性

Streptococcal TSS 診断基準[2]

① 低血圧：収縮期血圧 ≦ 90 mmHg
② 以下に示す臓器病変のうち2つ以上満たす
- 腎：Cre > 2 mg/dL，> 基準値上限の2倍 CKD患者ではもともとの2倍以上
- 凝固異常：血小板 < 10万/mm^3，DIC合併
- 肝：T-bil/AST/ALT > 基準値上限の2倍
- 肺：ARDS
- 皮膚：びまん性斑状紅斑（落屑伴うことも）
- 軟部組織：壊死性筋膜炎，筋炎，膿疱
③ 検査：Group A streptococcus の同定

文献

1) Pham NT, et al：Antibiotic Resistance of Campylobacter jejuni and C. coli Isolated from Children with Diarrhea in Thailand and Japan. Jpn J Infect Dis, 69：77-79, 2016
2) Lappin E & Ferguson AJ：Gram-positive toxic shock syndromes. Lancet Infect Dis, 9：281-290, 2009
3) Hajjeh RA, et al：Toxic shock syndrome in the United States: surveillance update, 1979 1996. Emerg Infect Dis, 5：807-810, 1999
4) Stevens DL：Streptococcal toxic-shock syndrome: spectrum of disease, pathogenesis, and new concepts in treatment. Emerg Infect Dis, 1：69-78, 1995
5) Hasegawa T, et al：Factors determining prognosis in streptococcal toxic shock-like syndrome: results of a nationwide investigation in Japan. Microbes Infect, 6：1073-1077, 2004
6) Parsonnet J, et al：Prevalence of toxic shock syndrome toxin 1-producing Staphylococcus aureus and the presence of antibodies to this superantigen in menstruating women. J Clin Microbiol, 43：4628-4634, 2005
7) Shands KN, et al：Toxic-shock syndrome in menstruating women: association with tampon use and Staphylococcus aureus and clinical features in 52 cases. N Engl J Med, 303：1436-1442, 1980
8) Tremlett W, et al：Recurrent menstrual toxic shock syndrome with and without tampons in an adolescent. Pediatr Infect Dis J, 33：783-785, 2014
9) Mitchell MA, et al：A confirmed case of toxic shock syndrome associated with the use of a menstrual cup. Can J Infect Dis Med Microbiol, 26：218-220, 2015
10) Saiman L, et al：Hospital transmission of community-acquired methicillin-resistant Staphylococcus aureus among postpartum women. Clin Infect Dis, 37：1313-1319, 2003

微生物索引

ギリシャ

β-lactamase-nonproducing ampicillin resistant ……… 53, 168
β溶血性レンサ球菌 ……… 35
βラクタマーゼ非産生アンピシリン耐性 ……… 53, 168

欧文

A～C

A群溶血性レンサ球菌 ……… 88
BLNAR ……… 53, 168
CA-MRSA ……… 36
Chlamydia psittaci ……… 18
Chlamydia trachomatis ……… 131, 132
Chlamydophila pneumoniae ……… 17

E～H

EBV ……… 96
Entamoeba histolytica ……… 174
ESBL産生菌 ……… 56
Fusobacterium necrophorum ……… 91
Fusobacterium nucleatum ……… 93
Fusobacterium spp. ……… 93
GAS ……… 88, 89, 92, 93
GNR ……… 31
GPC ……… 31
Group A streptococci ……… 88
Haemophilus influenza ……… 17
herpes simplex virus ……… 132
HSV ……… 50

L～P

Legionella pneumophila ……… 18
Lymphogranuloma venereum ……… 134
Moraxella catarrhalis ……… 17
MRSA ……… 57, 61
MSSA ……… 20, 61, 105
Mycobacterium tuberculosis ……… 162
Mycoplasma genitalium ……… 132
Mycoplasma pneumoniae ……… 17
Penicillin-intermediate *Streptococcus pneumoniae* ……… 49
Penicillin-resistant *Streptococcus pneumoniae* ……… 49
Peptostreptococcus spp. ……… 93
PISP ……… 49
PRSP ……… 49

S～V

Staphylococcal enterotoxin ……… 190
Streptococcus pneumoniae ……… 17
Trichomonas vaginalis ……… 132
Ureaplasma urealyticum ……… 132
Vibrio vulnificus ……… 155, 157

和文

あ行

アクチノマイセス ……… 50
インフルエンザ菌 ……… 46
黄色ブドウ球菌 ……… 35, 61, 124, 142

か行

グラム陰性桿菌 ……… 31
グラム陽性球菌 ……… 31, 124, 142
コアグラーゼ陰性ブドウ球菌 ……… 124

は・ら行

肺炎球菌 ……… 17, 46
ブドウ球菌 ……… 100
ペニシリン耐性肺炎球菌 ……… 49
ペニシリン低感受性肺炎球菌 ……… 49
緑色レンサ球菌 ……… 142
レンサ球菌 ……… 100

用語索引

数字
6D ······ 73

欧文

A〜D
abdominojugular reflex ······ 187
BCNIE ······ 148
blood culture-negative infective endocarditis ······ 148
capillary refilling time ······ 187
cardiac shock ······ 187
catheter-related bloodstream infections ······ 123
CDI ······ 83
Centor and McIsaac score ······ 89
Clostridium difficile 感染症 ······ 83
COMS ······ 116
COPD ······ 21
CRBSI ······ 123
Danger space ······ 95
differential time to positivity ······ 125
distributive shock ······ 187
DVT ······ 73

E〜J
exotoxin ······ 190
fastidious bacteria ······ 148
Fitz-Hugh Curtis 症候群 ······ 134
HACEK ······ 142
hypovolemic shock ······ 187
IDSA ガイドライン ······ 106
Janeway 病変 ······ 139

K〜P
killer sore throat ······ 90
Lemierre 症候群 ······ 96
menstrual TSS ······ 187
modified Centor criteria ······ 90
modified Duke criteria ······ 141
neurogenic shock ······ 187
NHCAP ······ 20
obstructive shock ······ 187
Osler 結節 ······ 139
pelvic inflammatory disease ······ 134
peripheral sign ······ 181, 183
PID ······ 134
PTGBD ······ 72

R〜Z
RADT ······ 90, 92
Roth 斑 ······ 139
septic emboli ······ 96
septic embolism ······ 94
septic shock ······ 187
sexually transmitted infections ······ 28, 101
SIRS ······ 29
SPACE ······ 58
speech therapist ······ 168
SSI ······ 109
SSI のリスクファクター ······ 120
ST ······ 168
Staphylococcal TSS ······ 188, 190
STD ······ 136
STIs ······ 28, 101
Streptococcal TSS ······ 188, 190
surgical site infection ······ 109
TEE ······ 140
toxic shock syndrome toxin-1 ······ 190
transesophageal echocardiography ······ 140
TSST-1 ······ 190
vaccine preventable diseases ······ 53
VPD ······ 53
VP シャント ······ 56
Ziehl-Neelsen 染色 ······ 51

和文

あ行
悪性腫瘍 ······ 103
握雪音 ······ 154
アメーバ肝膿瘍 ······ 65, 174
アルコール多飲 ······ 100
イヌ咬傷 ······ 42
医療・介護関連肺炎 ······ 20
インディアインク染色 ······ 51
咽頭後隙 ······ 95
咽頭培養 ······ 92
咽頭傍隙 ······ 95
院内肺炎 ······ 73
インフルエンザ菌b型ワクチン ······ 50
インフルエンザ様症状 ······ 78
壊死性筋膜炎 ······ 36
壊死性軟部組織感染症 ······ 36, 154
壊疽性膿瘡 ······ 38

か行

外毒素	190
化学療法	38
滑液包炎	36
顎下隙	95
カテーテル関連血流感染症	123
化膿性関節炎	36, 99
化膿性肝膿瘍	176
化膿性脊椎炎	96, 99
癌性胸膜炎	161
関節炎	99
関節変形	100
感染性心内膜炎	62, 103, 126, 139, 183
肝膿瘍	63, 174
キャンピロバクター腸炎	78
急性HIV感染	96
急性下痢症	77
急性下痢症mimicker	77
急性単関節炎	101
急性胆嚢炎	69
急性虫垂炎	75, 118
胸膜炎	160
クリプトコッカス抗原価	51
経食道心エコー	140
経皮経肝胆嚢ドレナージ	72
外科治療	72
血液分布異常性ショック	187
結核	18
結核性胸膜炎	163
結核性髄膜炎	45
結核性脊椎炎	105
結晶性関節炎	101
血栓性静脈炎	126

下痢	77
嫌気性菌	20, 65
言語聴覚士	168
抗菌薬の内服スイッチに関する指針	116
膠原病	161
膠原病肺	18
項部硬直	46
誤嚥性肺炎	169
骨髄炎	126
骨盤内炎症性疾患	134

さ行

細菌性髄膜炎	45
細胞性免疫不全	39
サブスタンスP	170
サルモネラ感染症	81
自己炎症性疾患	161
市中肺炎	17
縦隔炎	94
修正Duke基準	141
手術後の発熱の原因	119
手術創分類	118
手術部位感染症	109
術後日数別にみた発熱の原因	119
上気道感染症	88
腎盂腎炎	33
心外閉塞・拘束性ショック	187
真菌性髄膜炎	45
神経原性ショック	187
深頸部感染	94
深頸部感染症	88
心原性ショック	187
人工関節感染症	101
人工弁	146

深部切開部位SSI	112
心不全	21
髄膜炎	45
髄膜炎菌	46
性感染症	131
精巣炎	133
精巣上体炎	133
性病性リンパ肉芽腫症	134
脊椎炎	99
脊椎周囲感染症	62, 179
赤痢	81
赤痢アメーバ	174
臓器・体腔SSI	112

た行

胆管炎	68, 72
胆管閉塞	64
単純性尿路感染症	27
胆石	72
胆道感染	63
胆道感染症	68
丹毒	36
胆嚢炎	68
虫垂炎	75
腸内細菌	20
腸腰筋膿瘍	61
椎前隙	95
転移性脊椎腫瘍	105
伝染性単核球症	91, 96
伝染性単核球症様疾患	96
透析	100, 103
糖尿病	100, 103, 115
動物咬傷	41
トキソプラズマ髄膜脳炎	50

鶏肉 … 78	バイオフィルム … 59	**ま行**
ドレーン … 112	敗血症性ショック … 187	末梢所見 … 180
ドレナージ … 61, 63, 65, 72, 119	白癬 … 38, 100	慢性髄膜炎 … 50
な行	播種性淋菌感染症 … 134	慢性胆嚢炎 … 69
尿道炎 … 131	皮下膿瘍 … 111	慢性閉塞性肺疾患 … 21
尿路感染症 … 26, 73	皮膚軟部組織感染症 … 35	無石胆嚢炎 … 69
尿路閉塞 … 32	表層切開部位 SSI … 112	無菌性髄膜炎 … 45, 48
ネコ咬傷 … 42	腹腔外病変 … 80	無症候性細菌尿 … 28
脳炎 … 48	腹腔内病変 … 80	免疫不全 … 38, 84
膿胸 … 21	複雑性尿路感染症 … 27	免疫抑制 … 103
膿瘍 … 61, 116	複数菌感染 … 63	**や行**
膿瘍穿刺 … 65	腹痛 … 77	腰椎穿刺 … 46
ノカルジア … 50	ヘルペス脳炎 … 49	**ら行**
は行	扁桃炎 … 92	リステリア … 46
肺炎 … 16, 166	蜂窩織炎 … 35, 152	旅行者下痢症 … 81, 86
肺炎球菌ワクチン … 22, 50	膀胱カテーテル … 33	
	墨汁染色 … 51	

執筆者一覧

■ 編 集

佐田　竜一
亀田総合病院総合内科／内科合同プログラム

■ 執筆者 (掲載順)

佐田　竜一
亀田総合病院総合内科／内科合同プログラム

そばに感染症専門医がおらず，かつ感染症診療に積極的な医師もあまりいない環境での初期研修医時代でした．リアルタイムに耳学問しづらいなかで，いろいろな本を読みつつ，グラム染色を微生物検査技師さんに教わりながら必死で顕微鏡と格闘していた若かりし頃を今でも思い出します．本書が，「感染症のことを学びたいけど誰も教えてくれない！」と困っていらっしゃる初期研修医に届くことが，私の願いです．

片岡　裕貴
兵庫県立尼崎総合医療センター呼吸器内科／臨床研究推進ユニット

2007年東北大学卒．今の臨床・教育をよりよいものにしていく臨床研究を実践することを目標に日々精進中．

長野　広之
天理よろづ相談所病院総合内科

2016年度から総合内科スタッフとして勤務しています．初期研修医の指導を通して，病棟総合医として一人前をめざしています．また2017年度からの新内科専門医制度に向けて，後期研修医がいきいきと働けるようなシステムを構築するため頑張っています．

石丸　裕康
天理よろづ相談所病院総合内科

忽那　賢志
国立国際医療研究センター国際感染症センター／国際診療部

編集の佐田竜一先生とは奈良にいたときからの盟友ですッ！
抗菌薬適正使用の推進は私の大事な仕事の1つですが，感染症のトライアングルを考えることは臓器と微生物を吟味し，適正使用に繋がります．ビバ！トライアングル！

井村　春樹
京都大学医学部附属病院感染制御部

小児科研修時に細菌性髄膜炎の女の子と出会いました．彼女と出会ったとき感染症の道に進むことを決意しました．今，在宅での感染症マネジメントと免疫不全の感染症に興味があり，MED-IDという総合診療科と感染症科を両立できるような医師をめざしています．診療所，市中病院や大学病院などの医療現場でも感染症はなくなることはありません．この書籍が臨床現場で忙しいみなさまのお役に立てれば非常にうれしく思います．

與語　葵
亀田総合病院総合内科

practiceにclinical questionをもち，それらをよき仲間と共有し，還元することで，ブラッシュアップをくり返し日々トレーニングしております．今後は，さらにresearch questionへ発展させ，また教育に携わることができるように頑張っていきます．

羽田野　義郎
タイ王国マヒドン大学熱帯医学部

2005年宮崎大学卒．アジア各国の医師は病歴聴取，身体診察の能力に長けており基本に忠実です．病歴，身体所見を重視した診療スタイルを初期〜後期研修の5年間で確立しましょう．

北　和也
医療法人やわらぎ会 やわらぎクリニック／西和医療センター感染制御内科

2006年大阪医科大学卒．府中病院急病救急部，阪南市民病院総合診療科，奈良県立医科大学感染症センターなどで，これまでは主に総合診療・救急医療・感染症診療に従事．手足腰診療のスキルアップのため，静岡県は西伊豆健育会病院整形外科への3カ月間の短期研修（単身赴任）の経験もあります（ぜひ皆さん行ってみてください！）．
現在は，やわらぎクリニック（奈良県生駒郡）副院長として父親とともに地元医療に貢献すべく奮闘中．3姉妹の父親で趣味は家族旅行です．

髙増　英輔
東京都立多摩総合医療センターリウマチ膠原病科

リウマチ科医として当院で修行をはじめたばかりです．Generalに診療ができるリウマチ科医として毎日のpracticeを大事にしていきたいと思います．

綿貫　聡
東京都立多摩総合医療センター救急・総合診療センター

井藤　英之
橋本市民病院内科

感染症科医ではなく，感染症「内科」医をめざして日々精進中です．

伊東　直哉
静岡県立静岡がんセンター感染症内科

2007年東海大学医学部卒．市立堺病院総合内科，瀬戸内徳洲会病院（奄美大島）を経て2015年4月より現職．
編集の佐田先生とは関西若手医師フェデレーションという勉強会の代表を一緒にさせていただいておりましたときからのお付き合いですが，またこうして一緒に仕事ができて大変嬉しく思います．

清水　彰彦
亀田総合病院感染症科

小児感染症を神奈川こども医療センターで学んだ後，現在は，亀田総合病院で成人の感染症を中心に診療しています．感染症科には，たくさんの研修医がローテートしてくれ，楽しく勉強しています．

細川　直登
亀田総合病院感染症科

坪井　基行
国立国際医療研究センター病院総合感染症コース

岡山大学卒．一般的な感染症はもちろん，HIVを含む性感染症，渡航感染症，結核など感染症領域全般を幅広く勉強するために，日々精進しております．編集の佐田先生には，内科の基礎を教えていただき，またこのような機会もいただいたことをこの場をもちまして厚く御礼申し上げます．

木村　武司
安房地域医療センター総合診療科・小児科

亀田総合病院にある日本でも稀な内科・小児科複合プログラム（通称：Med-Peds combined program）での後期研修を活かし，現在の職場でも内科と小児科の病棟と外来診療にあたっています．ジェネラリストのるつぼである南房総は，地域医療を通して総合内科医や家庭医（新・総合診療医）と切磋琢磨しあえる最適な環境です．
内科と小児科は「大きな子ども」「小さな成人」の診療ではないという考えも1つの真実ですが，両者の特徴を理解しつつスペクトラムとして捉えることを意識して，末長く両方の診療にかかわっていきたいと思っています．Med-Peds診療に興味のある方はお気軽にご連絡ください．

医学とバイオサイエンスの 羊土社

羊土社 臨床医学系書籍ページ　http://www.yodosha.co.jp/medical/

- 羊土社では，診療技術向上に役立つ様々なマニュアル書から臨床現場ですぐに役立つ書籍，また基礎医学の書籍まで，幅広い医学書を出版しています．
- 羊土社のWEBサイト"羊土社 臨床医学系書籍ページ"は，診療科別分類のほか目的別分類を設けるなど書籍が探しやすいよう工夫しております．また，書籍の内容見本・目次などもご覧いただけます．ぜひご活用ください．

▼ メールマガジン「羊土社メディカルON-LINE」にご登録ください ▼

- メディカルON-LINE（MOL）では，羊土社の新刊情報をはじめ，お得なキャンペーン，学会・フェア情報など皆様に役立つ情報をいち早くお届けしています．
- 登録・配信は無料です．登録は，上記の"羊土社 臨床医学系書籍ページ"からお願いいたします．

トライアングルモデルで身につける
感染症診療の考え「型」
"患者背景から Pitfall、今後のマネジメントまで"
デキる医師の思考プロセス完全版

2016年4月15日　第1刷発行

編　集	佐田　竜一
発行人	一戸　裕子
発行所	株式会社　羊　土　社
	〒101-0052
	東京都千代田区神田小川町2-5-1
	TEL　　03（5282）1211
	FAX　　03（5282）1212
	E-mail　eigyo@yodosha.co.jp
	URL　　http://www.yodosha.co.jp/
装　幀	Malpu Design（宮崎萌美）
印刷所	株式会社　Sun Fuerza

© YODOSHA CO., LTD. 2016
Printed in Japan

ISBN978-4-7581-1789-0

本書に掲載する著作物の複製権，上映権，譲渡権，公衆送信権（送信可能化権を含む）は（株）羊土社が保有します．
本書を無断で複製する行為（コピー，スキャン，デジタルデータ化など）は，著作権法上での限られた例外（「私的使用のための複製」など）を除き禁じられています．研究活動，診療を含み業務上使用する目的で上記の行為を行うことは大学，病院，企業などにおける内部的な利用であっても，私的使用には該当せず，違法です．また私的使用のためであっても，代行業者等の第三者に依頼して上記の行為を行うことは違法となります．

JCOPY ＜（社）出版者著作権管理機構 委託出版物＞
本書の無断複写は著作権法上での例外を除き禁じられています．複写される場合は，そのつど事前に，（社）出版者著作権管理機構（TEL 03-3513-6969，FAX 03-3513-6979，e-mail：info@jcopy.or.jp）の許諾を得てください．

羊土社のオススメ書籍

絶対わかる 抗菌薬 はじめの一歩
一目でわかる重要ポイントと演習問題で使い方の基本をマスター

矢野晴美／著

「抗菌薬は覚えることが多すぎる…」とお悩みの研修医の方，必読！必須知識を超厳選，ポイントが一目でわかるからみるみる理解が深まり，演習問題で応用力も鍛えられる！妊婦への投与など，臨床で役立つ付録表付き！

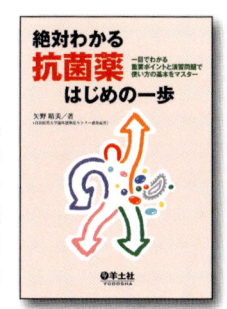

- 定価（本体3,300円＋税）　■ A5判
- 207頁　■ ISBN 978-4-7581-0686-3

レジデントノート別冊 できる！見える！活かす！ グラム染色からの感染症診断
検体採取・染色・観察の基本とケースで身につく診断力

田里大輔，藤田次郎／著

感染症診断に必須のグラム染色がまるごとわかる，医師のための入門実践書！検体の取扱い・染色の原理・方法から，各感染症の診断での活かし方まで，豊富な画像・図表とともに基本からやさしく解説します．

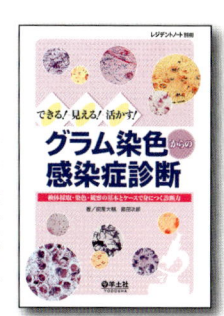

- 定価（本体3,300円＋税）　■ B5判
- 151頁　■ ISBN 978-4-7581-1739-5

実験医学増刊 Vol.33 No.17 感染症 いま何が起きているのか
基礎研究、臨床から国際支援まで
新型インフルエンザ、MERS、エボラ出血熱…
エキスパートが語る感染症の最前線

嘉糠洋陸，忽那賢志／編

エボラ出血熱・デング熱・MERS…相次ぐアウトブレイクの中，感染症を取り巻く基礎研究や臨床，国際保健も変化を迎えています．多岐にわたる分野の「知」を結集し，「感染症のいま」を正しく理解できる総説集！

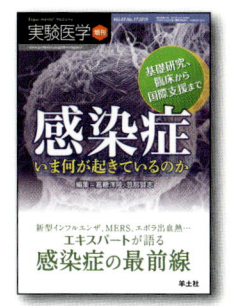

- 定価（本体5,400円＋税）　■ B5判
- 219頁　■ ISBN 978-4-7581-0350-3

実験医学別冊　もっとよくわかる！シリーズ もっとよくわかる！ 感染症
病原因子と発症のメカニズム

阿部章夫／著

感染症ごとに，分子メカニズムを軸として流行や臨床情報まで含めて解説．病原体のもつ巧妙さと狡猾さが豊富な図解でしっかりわかる！ 感染症の完全制御をめざす著者が綴る，基礎と臨床をつなぐ珠玉の1冊です！

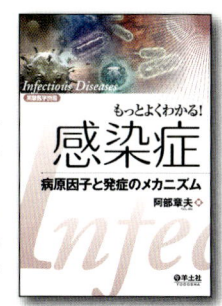

- 定価（本体4,500円＋税）　■ B5判
- 277頁　■ ISBN 978-4-7581-2202-3

発行　羊土社 YODOSHA
〒101-0052　東京都千代田区神田小川町2-5-1　TEL 03(5282)1211　FAX 03(5282)1212
E-mail：eigyo@yodosha.co.jp
URL：http://www.yodosha.co.jp/

ご注文は最寄りの書店，または小社営業部まで

羊土社のオススメ書籍

亀田流 驚くほどよくわかる 呼吸器診療マニュアル

青島正大／編

呼吸器疾患の診断,検査,治療法までを具体的に解説し,後期研修医・一般内科医に最適！熱意あふれる執筆陣が「亀田流の診療のコツ」も教えます！多様なケースに対応できる"呼吸器generalist"になろう！

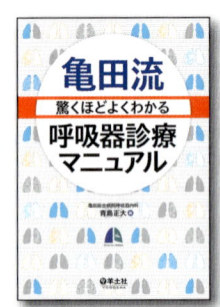

- 定価（本体5,500円＋税）　■ B5判
- 343頁　■ ISBN 978-4-7581-1770-8

目で見る感染症

見ためでここまで診断できる！
感染症の画像アトラス

原永修作,藤田次郎／編

感染症を"見ため"で的確に掴んで診断するコツを伝授！正しい診断に導くための炎症所見・検査所見の見かたを解説,さらに確定診断までのアプローチもわかる！感染症の診断力を磨きたいすべての方,必携！

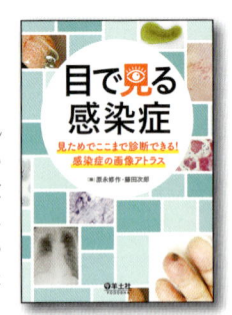

- 定価（本体4,200円＋税）　■ B5判
- 167頁　■ ISBN 978-4-7581-1774-6

もう悩まない！喘息・COPD・ACOSの外来診療

名医が教える吸入薬の使い分けと効果的な指導法

田中裕士／編

「呼吸困難を診たらどうするか？」「吸入薬を中止してしまう患者さんへの対応は？」日常診療でのよくある悩みを,ベテラン医がエビデンスと経験をもとに解決します.外来で喘息やCOPDを診る内科医・開業医必携！

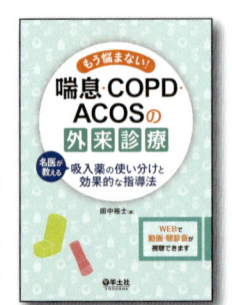

- 定価（本体4,800円＋税）　■ B5判
- 206頁　■ ISBN 978-4-7581-1785-2

Gノート増刊 Vol.3 No.2 総合診療力をググッと上げる！感染症診療

実はこんなことに困っていた！
現場の悩みから生まれた納得のコツ

濱口杉大／編

感染症にもっと強くなる！「高齢者や入院患者,終末期患者ではどうする？入院できない患者の場合は？特殊感染症だったら？検査所見の活用法は？」など専門医がいない病院・診療所でどう診るか経験豊富な医師らが解説.

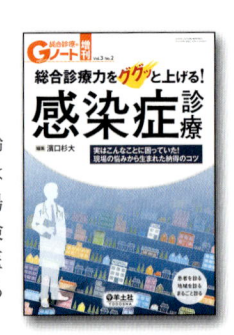

- 定価（本体4,800円＋税）　■ B5判
- 236頁　■ ISBN 978-4-7581-2312-9

発行　羊土社 YODOSHA
〒101-0052　東京都千代田区神田小川町2-5-1　TEL 03(5282)1211　FAX 03(5282)1212
E-mail：eigyo@yodosha.co.jp
URL：http://www.yodosha.co.jp/

ご注文は最寄りの書店,または小社営業部まで